がん研有明病院の

肝臓がん・胆道がん・膵臓がん治療に向きあう食事

術前術後の不安を解消します！

公益財団法人がん研究会 有明病院
監　修 比企直樹（元胃外科部長　栄養管理部部長）
食事指導 中濱孝志（栄養管理部副部長）
高木久美（栄養管理部　NST専門療法士）
医療解説 井上陽介（肝・胆・膵外科副部長）

女子栄養大学出版部

はじめに

男性の2人に1人、女性の3人に1人が、がんに罹患《りかん》するといわれる時代に、がんと栄養は切っても切れない関係であるという認識が深まりつつあります。それに伴い、栄養をとると、がんが育つのではなく、栄養がないとがんと戦う免疫すらも失ってしまうという概念が当然と考えられています。

周術期の栄養管理は、術後の感染性合併症やQuality of Life（QOL）を左右する重要な治療概念であることはいうまでもありません。肝胆膵領域でもその重要性は明らかであり、栄養の母地ともいえる肝臓を中心としたこれらの臓器を扱ううえで、栄養管理はなくてはなりません。従来、消化器外科手術後には食事摂取ができなくなり、一定の絶食期間が必要であることは周知の事実でありましたが、近年は消化管吻合《ふんごう》の安定性、絶食によるバクテリアルトランスロケーションの予防などの意義から、周術期における腸管利用の意義が唱えられています。

このように、現在推奨される栄養管理は、経口摂取をはじめとする消化管を使う栄養管理であり、これらの重要性はさらに認識され始めています。術前＋術後の免疫経腸栄養による術後感染性合併症の減少、早期経腸栄養による術後管理などの周術期経腸栄養管理の研究が多くなされています。さらに理想的な経口摂取である食事療法も進化し、術後早期に理想的な栄養素をふまえた食事療法が確立されつつあります。

本書では、今まで確立されていなかった理想的な肝臓、胆道、膵臓領域における食事療法、栄養療法が提唱されています。術前術後のＱＯＬを高めるためにお使いいただきたいのはもちろんのこと、また、栄養管理の立場のかたがたにも臨床においてぜひお役立てください。

２０１５年11月

比企直樹

●がん研有明病院　栄養管理部について

がん研有明病院の栄養管理部では、がん患者さんが元気でいられるため、有効な治療を受けられるための栄養を考えつつ、おいしく、楽しい食を目指しています。

2013年からは、栄養サポートチーム（NST）※の管理栄養士が「栄養コンシェルジュ」としてそれぞれ担当病棟を持ち、ベッドサイドで入院患者さん一人一人の不安や苦痛を聞きとり、より食べやすく栄養価の高い食事ができるようくふうしています。

※患者さんの栄養療法を担う医療体制。チームのメンバーは、医師、歯科医師、看護師、管理栄養士、薬剤師、臨床検査技師、理学療法士、歯科衛生士などです。

がん研有明病院の

肝臓がん・胆道がん・膵臓がん治療に向きあう食事

もくじ

料理ページの見方

●栄養士からのアドバイス

食材の選び方や調理法、食べ方など、栄養士からのアドバイスです。この時期に食べてもらいたいもの、気をつけてほしいものなど、やさしくていねいにお答えします。

●計量器具

本書で使用している計量器具は、1カップ＝200mℓ、大さじ1＝15mℓ、小さじ1＝5mℓ、ミニスプーン1＝1mℓです。いずれも、女子栄養大学代理部（TEL 03-3949-9371）で販売しています。本書のカバーうらに掲載の「標準計量カップスプーンによる重量一覧」とあわせてお使いください。なお、ミニスプーン$\frac{1}{5}$よりも少ない量は、「少量」としています。

※本書の料理で使用した塩は、小さじ1＝5gのものです。

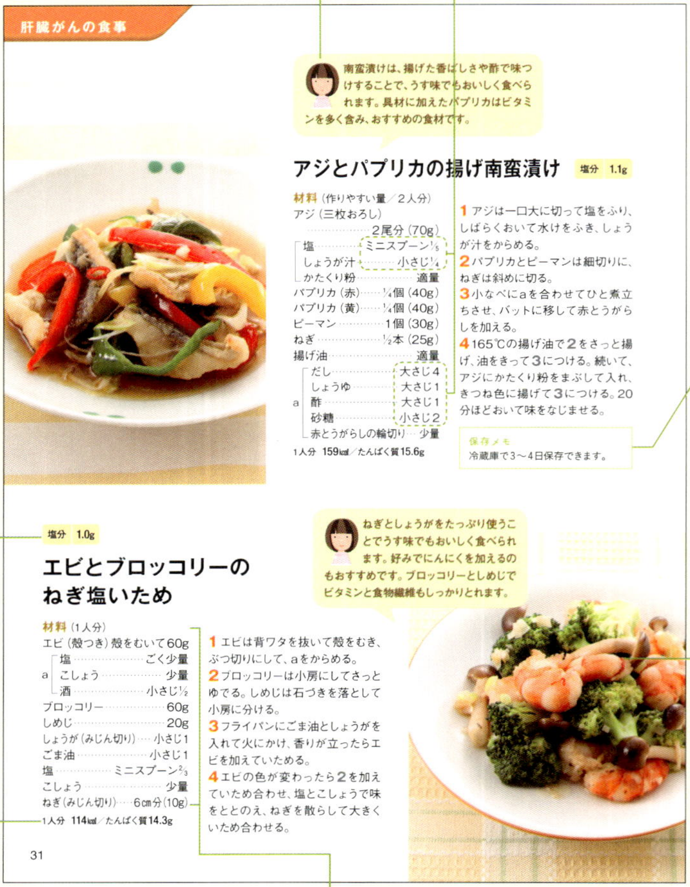

肝臓がんの食事

南蛮漬けは、揚げた香ばしさや酢で味つけすることで、うす味でもおいしく食べられます。具材に加えたパプリカはビタミンを多く含み、おすすめの食材です。

アジとパプリカの揚げ南蛮漬け　塩分 1.1g

材料（作りやすい量／2人分）

アジ（三枚おろし）……2尾分（70g）

- 塩……ミニスプーン$\frac{1}{5}$
- しょうが汁……小さじ$\frac{1}{4}$
- かたくり粉……適量

パプリカ（赤）……$\frac{1}{4}$個（40g）

パプリカ（黄）……$\frac{1}{4}$個（40g）

ピーマン……1個（30g）

ねぎ……$\frac{1}{2}$本（25g）

揚げ油……適量

a
- だし……大さじ4
- しょうゆ……大さじ1
- 酢……大さじ1
- 砂糖……小さじ2
- 赤とうがらしの輪切り……少量

1人分 159kcal／たんぱく質15.6g

1 アジは一口大に切って塩をふり、しばらくおいて水けをふき、しょうが汁をからめる。

2 パプリカとピーマンは細切りに、ねぎは斜めに切る。

3 小なべにaを合わせてひと煮立ちさせ、バットに移して赤とうがらしを加える。

4 165℃の揚げ油で2をさっと揚げ、油をきって3につける。続いて、アジにかたくり粉をまぶして入れ、きつね色に揚げて3につける。20分ほどおいて味をなじませる。

保存メモ

冷蔵庫で3〜4日保存できます。

ねぎとしょうがをたっぷり使うことでうす味でもおいしく食べられます。好みでにんにくを加えるのもおすすめです。ブロッコリーとしめじでビタミンと食物繊維もしっかりとれます。

塩分 1.0g

エビとブロッコリーのねぎ塩いため

材料（1人分）

エビ（殻つき）殻をむいて60g

a
- 塩……ごく少量
- こしょう……少量
- 酒……小さじ$\frac{1}{2}$

ブロッコリー……60g

しめじ……20g

しょうが（みじん切り）……小さじ1

ごま油……小さじ1

塩……ミニスプーン$\frac{2}{3}$

こしょう……少量

ねぎ（みじん切り）……6cm分（10g）

1人分 114kcal／たんぱく質14.3g

1 エビは背ワタを抜いて殻をむき、ぶつ切りにして、aをからめる。

2 ブロッコリーは小房にしてさっとゆでる。しめじは石づきを落として小房に分ける。

3 フライパンにごま油としょうがを入れて火にかけ、香りが立ったらエビを加えていためる。

4 エビの色が変わったら2を加えていため合わせ、塩とこしょうで味をととのえ、ねぎを散らして大きくいため合わせる。

31

●保存メモ、作りおきメモ

作りおき可能な料理の保存法、保存期間の目安です。

●調理メモ

代用できる材料や調理のさいの注意点など、知っておくと役立つことをまとめました。

●でき上がりの料理写真

材料の切り方、盛りつけの具合など、調理のさいの参考に。

●栄養価

1人分あたりの栄養成分値です。エネルギーと塩分のほか、たんぱく質や脂質の量も表示しました。126〜133㌻に掲載の詳細な栄養成分値一覧も参考にしてください。

●材料表

基本的に1人分の量で紹介していますが、1人分では作りにくいものは「作りやすい量」で紹介しています。各材料の分量はいずれも、食べられない皮や骨、種などを除いた正味重量です。

電子レンジの加熱時間は、600Wのものを使用した場合です。ほかのW数のレンジを使う場合は、適宜加減してください。

肝臓がん　治療法と食事

◎治療法については（8～15㌻）

まず、8㌻からの「肝臓がんの種類と治療法」をご覧ください。肝臓の働きや肝細胞がんに至るプロセスから説き起こし、病期や肝障害の程度に応じた治療法を紹介しています。医師と話をするときの参考にしてください。また、ご自身の病気を理解し、食事療法のたいせつさに気づくきっかけになると思います。

◎食事については（16～46㌻）

治療法が決まり、入院日が決まったら、16㌻の「入院前の食事アドバイス」を、退院日が決まったら18㌻からの「退院後の食事アドバイス」を参考に、退院後すぐから食べられるおすすめメニューは24㌻から紹介しています。
職場や日常生活に戻ったら、36㌻からの「社会復帰後の食事アドバイス」を役立ててください。お弁当作りのコツや、外食中食の賢い活用法も参考にしてください。

肝臓がんの種類と治療法

井上陽介／がん研有明病院　肝・胆・膵外科副部長

1　肝臓の構造とがんの種類

肝臓にできたがんの95%が肝細胞がんです

肝臓がんは、「原発性肝がん」と「転移性肝がん」に大きく分けられます。原発性肝がんは、肝臓そのものに発生したがんです。これに対して転移性肝がんは、本来は肝臓とは関係のなかったほかの臓器で発生したがんが、血液の流れに乗って肝臓に転移したものです。

本書でとり上げる肝細胞がんは、原発性肝がんの95%を占めます。もともとは肝炎ウイルスを原因とする慢性肝炎、肝硬変に付随して起こるがんとして認識されていましたが、近年ではウイルスのない肝臓での発生が増えており、食生活や生活習慣の変化に伴う脂肪肝の増加、アルコール性肝障害の増加が一因といわれています。

とはいえ、肝細胞がんの半数以上は、肝炎や肝硬変で肝予備能（注1）が低下した肝臓を背景として発生しています。そのため、肝がんの治療はがんそのものの状態と同時に、肝臓の状態に合わせた治療法（手術、ラジオ波焼灼療法、肝動脈化学塞栓療法）を選択する必要が出てきます。

一方、転移性肝がんは肝臓そのものは正常であることが多く、特に大腸がんの肝転移に対しては、手術を中心とした積極的な治療が選択されます。

注1　肝予備能：手術で何%まで肝臓が小さくなってもだいじょうぶかの目安となる、肝臓の余力のことをいいます。肝受容体シンチや、ICG排泄率検査で測定します。

肝細胞がんは肝硬変の終着点です

肝細胞がんの最大の原因であるウイルス性慢性肝炎には、おもにB型肝炎、C型肝炎の2種類があります。

特にC型肝炎は、体内でウイルスをやっつける抗体ができにくく、ほとんどの患者さんで慢性化し、数十年にわたって肝臓をいため続けます。ウイルスによって引き起こされる肝内の炎症により肝細胞が少しずつ破壊され、肝細胞が有する再生力によって少しずつ修復される、という過程が体内でつねに続いているわけです。

そうして、肝細胞の破壊と再生という過程が続けば続くほど、肝内には正常肝細胞に対して線維構造が徐々に増えていき、慢性肝炎から肝線維症という状態になります。線維構造が増えすぎて不可逆な状態になったものが肝硬変です。さらに悪化すると、肝の再生力が枯渇し、肝不全という状態になり生命にかかわります。

一方、慢性肝炎、肝線維症、肝硬変と、肝臓の状態が悪くなるほど、肝細胞がんが発生しやすくなります。ただ近年、B型肝炎のみならず、難治性といわれたC型肝炎でも、ウイルスの駆除が9割以上達成可能な新しい治療が行なわれるようになりました。肝炎ウイルスの駆除は、肝硬変の予防であるとともに、肝細胞がん発生の予防でもあります。

図1　肝臓と周辺の臓器の構造

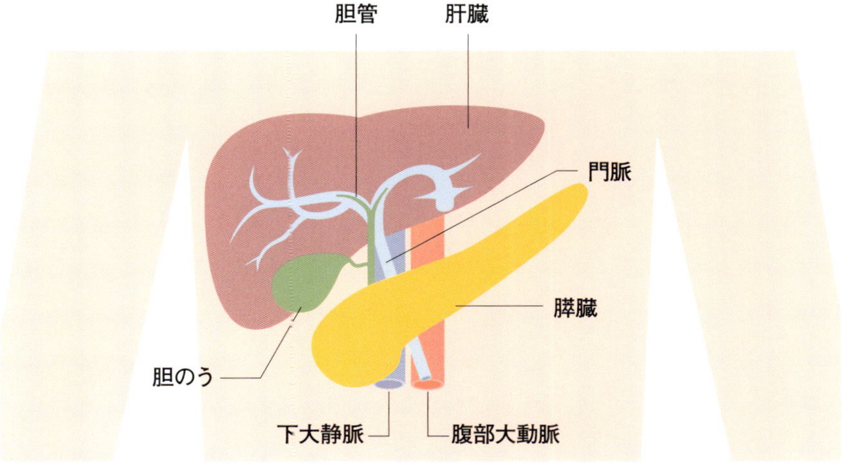

2 肝細胞がんの治療法

治療法は、がんの進行と肝障害の程度によって異なります

前述のように、肝細胞がんは状態の悪くなった肝臓に発生していることが多く、がんをやっつけるだけでなく、弱くなっている肝臓を守りながら治療を行なう必要があります。

現在、肝細胞がんの標準治療は、肝切除術、焼灼療法、肝動脈塞栓療法の3つといわれています。がんの状態と肝予備能に合わせて棲み分けが決まっており、現在日本では、おもに日本肝臓学会の肝癌診療ガイドラインの治療アルゴリズム(手順)にのっとって治療法が選択されています。

大まかにいうと、肝機能が良好であれば肝切除術が第一選択。肝切除術は、大きな腫瘍や脈管侵襲(注2)を伴うような進行がんに対しても有効です。腫瘍の数が少なく、小さい場合は、局所療法として焼灼療法が選ばれます。小さく、数の少ない肝細胞がんに対しては、切除術と同等の治療成績といわれていますが、現在両者を比較するため

表1　肝細胞がんの病期分類

	T1	T2	T3	T4
①腫瘍が1個に限られる ②腫瘍の大きさが2cm以下 ③脈管（門脈、静脈、胆管）に広がっていない	①②③すべて合致	2項目合致	1項目合致	すべて合致せず
リンパ節・遠隔臓器に転移がない	Ⅰ期	Ⅱ期	Ⅲ期	ⅣA期
リンパ節転移はあるが、遠隔転移はない	ⅣA期			
遠隔転移がある	ⅣB期			

の臨床試験が進行中であり、治療成績の優劣については決着がついていません。腫瘍の数が4個を超えるような場合は、肝動脈塞栓療法が選択されます。肝移植や抗がん剤の対象となるのはまだ少数です。

注2　脈管侵襲：肝細胞がんは、肝実質（12㌻）から発生しますが、増大してやがて脈管に食い込み、脈管内を鋳型状に進展することを脈管侵襲といいます。

表2　肝障害度分類

項目	肝障害度 A	肝障害度 B	肝障害度 C
腹水	ない	治療効果あり	治療効果少ない
血清ビリルビン値（mg／dℓ）	2.0未満	2.0−3.0	3.0超
血清アルブミン値（g／dℓ）	3.5超	3.0−3.5	3.0未満
ICGR15分値（%）	15未満	15−40	40超
プロトロンビン活性値（%）	80超	50−80	50未満

参考資料（表1、2とも）：日本肝癌研究会編「臨床・病理　原発性肝癌取扱い規約 2009年6月［第5版補訂版］」

図2　肝細胞がんの状態・肝障害度と治療

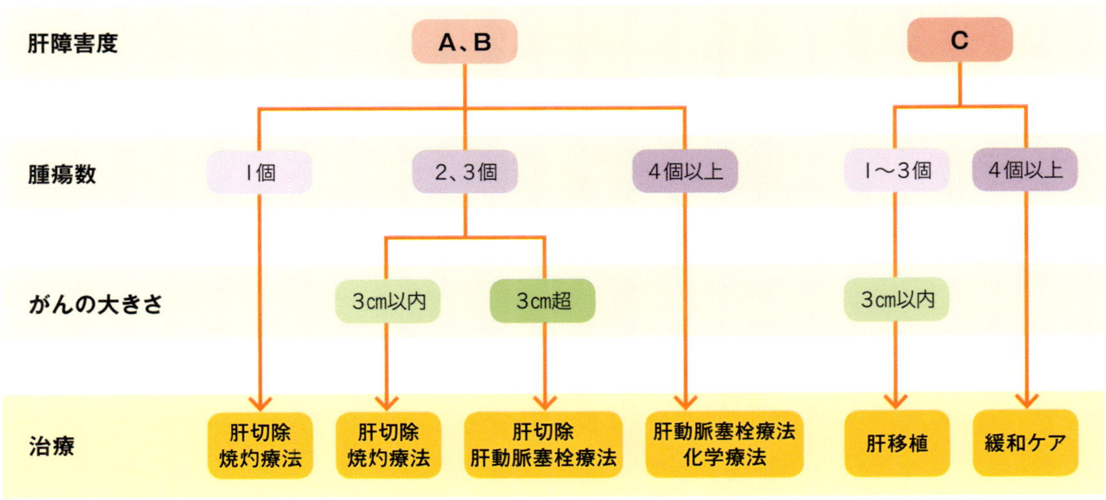

参考資料：日本肝臓学会編「科学的根拠に基づく肝癌診療ガイドライン2013年版」

肝切除の適応は、病期と肝予備能で決まります

肝切除術は、がん病変を直接取り去ってしまう、最も強力な治療法であり、腫瘍の数が3個以下である場合は第一選択となります。いろいろな腫瘍の大きさや位置のむずかしさにも対応可能であり、がん研有明病院では肝細胞がんの治療として、肝予備能が許せば切除を第一選択に考えています。

図3　肝臓の解剖図

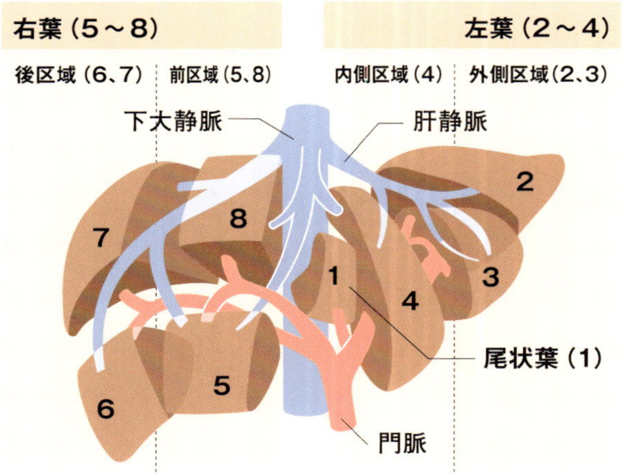

一見境界の見えない肝臓だが、肝門部から流入する栄養脈管（動脈、門脈、胆管）は枝分かれをくり返し、やがて8か所の番地に分かれて広がっていきます。この8つの番地が肝臓の「亜区域」です。肝門部より手前の7区域＋肝門部より背側の1区域（尾状葉）に分かれます。亜区域をまとめて「区域」、区域をまとめて「葉」と称します。

しかし肝切除術は、腹部手術の中でも最も難易度の高い手術の一つといわれており、手術手技にも、入院から手術、術後の回復期に至るまでの周術期管理にも注意が必要です。

肝臓は、血液を含んだスポンジのような臓器であり、不用意に切り込むと大量に出血してしまいます。肝臓外科の歴史は、出血コントロールの歴史ともいえ、いかに肝切除術中の出血を減らすかがここ数十年のテーマでした。しかし昨今、技術的な進歩、手術器具の進歩により、ほとんどの肝切除術で輸血を必要としなくなっています。

同時に肝予備能によって、切除できる肝臓の割合が限られてくるため、肝予備能が低下した症例では、なるべく肝実質（注3）が残るように、複雑な肝切除を要する場合もあります。

注3　肝実質：肝臓の「実」の部分。おもに肝細胞が詰まっており、栄養分の代謝や貯蔵、血液中の解毒、消化液（胆汁）の産生など、さまざまな機能を有しています。

外科手術後の後遺症と合併症

肝切除術後の合併症として、術後早期の後出血や胆汁漏れ、ばい菌感染などがあげられます。以前は術後に肝予備能が著しく低下して致命的となる肝不全が少なからず見られました。しかし現在

は、術前の肝機能評価や術中の出血量低下によって手術による肝臓への負担が軽くなったため、肝不全はほとんど見られません。肝臓手術を数多く行なう専門病院では、肝切除術後の術関連死率は1％以下となっています。また、胃や大腸の手術と異なり、消化管には手をつけないため、腸閉塞の頻度は低めです。

肝切除後は、中長期的には、手術によって低下した肝予備能に配慮した投薬、食生活が求められます。肝細胞がんは再発率が高く、くり返しの治療が必要になることもあるからです。それだけに、肝予備能を良好に保っていくことが、よりよい治療効果を獲得するうえで重要です。

Column 腹腔鏡手術の適応と限界

肝臓は右の横隔膜の真下、腹部の右隅に位置しています。肝切除を良好な視野で安全に行なうため、開腹手術では大きめの創が必要となることが多く、場合によっては右の胸をあけることもあります。

近年、1cm程度までの小孔数か所のみを開け、スコープ視野下に、細い道具を用いてがんの切除を行なう腹腔鏡手術が肝切除にも適用されています。これにより、総延長25cmにも及ぶ開腹創が、数か所の孔ですむため、術後の疼痛が少なく、回復が早くなったという報告が見られています。

しかし、一定方向の視野で立体的な肝臓に対して切除を行なうことは技術的に難しく、現時点では、肝臓の表側に位置しており、かつ大きさの小さいものに適応を限っている施設がほとんどです。

局所療法の種類と合併症

肝細胞がんに対する局所療法は、現在、おもにラジオ波焼灼療法（ＲＦＡ）が行なわれています。これは体外から経皮的に針を肝臓に刺して病変に達し、針先からラジオ波を発して病変を限局的に焼いてやっつけるというものです。以前は、病変に対して針を刺してエタノールを打ち込むエタノール注入療法が主流でしたが、治療成績が優れるＲＦＡがとって代わりました。

ＲＦＡの最大の特徴は、肝実質を喪失せずにすむため、肝予備能の低下した症例にまで幅広く適応できる点です。しかし、超音波画像で見ながら体の外から腫瘍に針を刺す技術は高度であり、施術者の熟練度によって治療の確実性が異なるともいわれています。

また、肝切除と比べると、病変が体内に残っているため、再発率が高く、頻回の治療が必要になるケースもあります。現状で、ＲＦＡが手術と同等の生存成績が得られるのは、腫瘍のサイズが3cm以下、個数が3個以下の場合といわれています。

進行がんには肝動脈を使う治療が行なわれます

肝動脈塞栓療法の主流は肝動脈化学塞栓療法（TACE）です。これはカテーテルを肝臓の動脈まで進め、腫瘍に直接抗がん剤と塞栓物質を流し込む治療法です。これにより、腫瘍に抗がん剤が流れ込むと同時に、がんに栄養を運んでいる血流が遮断され、腫瘍が「兵糧攻め」のような状態となり死滅します。

TACEは、標準治療の中では最も患者さんの負担の少ない治療であり、肝内に腫瘍が多発するような進行例でも、まんべんなく治療効果が得られます。しかし、再発率は切除術、RFAと比べると高く、くり返し行なったり、RFAとの組み合わせが必要となることが多いです。

TACEと似た治療として、肝動脈注入療法というものもあります。これはカテーテルを肝動脈に長期的に留置して、定期的に抗がん剤を肝内に流し込む治療です。全身化学療法と異なり、薬剤が全身を回らないため、副作用が出にくい治療ですが、がんの根治治療ではなく、縮小させて切除術に持ち込む場合や、肝予備能が著しく低下した症例に対して行なうなど、適応は限られています。

図4　肝動脈化学塞栓療法（TACE）

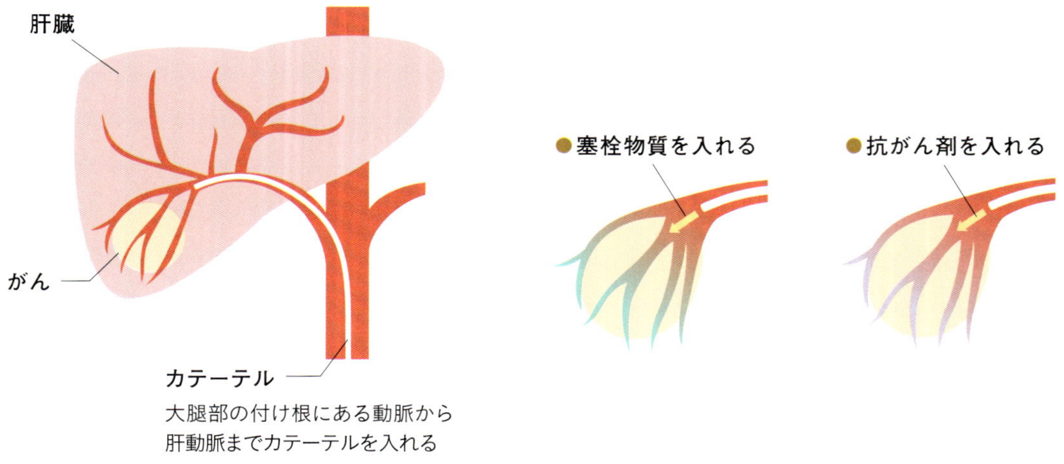

放射線治療や全身化学療法も試みられています

その他の局所的治療として、放射線治療、中でも陽子線治療、重粒子線治療が注目されています。まだ報告数は少ないため標準治療にはなっていませんが、5㎝以上ある腫瘍に対しても治療効果が出ることがあり、切除の適応とならない肝予備能低下例や、全身状態の厳しい患者さんが対象になります。ただし、まだわが国では保険適応となっていません。

肝外にまで転移が及んでしまっている場合は、原則として切除術、RFA、TACEの適応にはなりません。抗がん剤（ソラフェニブ）の内服による治療が第一選択となります。ただ、肝細胞がんの抗がん剤はまだ種類が少なく、今後のさらなる開発が期待されています。

再発時も、初発と同じ基準で治療法が選べます

肝細胞がんは再発率の高い病気です。C型肝炎・肝硬変に伴う肝細胞がんでは、最も確実といわれる肝切除を行なったとしても、5年間での再発率は7割にも上ります。

長期生存を得るためには、再発に対しても積極的な治療を行なう必要があります。再発した時点で、病変の個数、サイズ、肝予備能を評価し、初回手術時と同等の基準で治療法を選択します。4回、5回と肝切除を行ない、10年以上の生存を得る患者さんもいます。

再発時に肝予備能が低下している場合は、手術以外のRFA、TACEを選択することが多くなります。肝外に転移をきたした場合は、抗がん剤治療が第一選択ですが、部位（肺、リンパ、腹膜など）と個数（原則として1か所）によっては切除を行なうことがあります。

Column

肝炎、肝硬変は再発のリスクです

肝がんに対する治療がうまく完了した場合でも、肝炎、肝硬変は肝細胞がんの発生母地と呼ばれ、正常な肝臓に発生した肝細胞がんに比べて再発率が高いといわれています。

術後の再発をおさえるためには、可能な範囲で肝炎、肝硬変を改善させる必要があります。ウイルス性肝炎であれば、抗ウイルス療法の開始、継続。アルコール性肝障害や脂肪肝であれば、食生活、生活習慣の改善が重要になるでしょう。

肝臓がんの食事

入院前の食事アドバイス

肝臓は食べた食品の栄養を体内で利用できるように分解したり、再合成したりする働きがあります。不規則な食事は肝臓への負担となります。手術に向けて、肝臓に負担のない食事を心がけましょう。

1日3食、規則正しく食べましょう

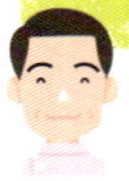

摂取された食べ物は胃や腸で消化・吸収されたのち、肝臓に運ばれてエネルギー源となる物質に作りかえられます。そのため、食べたり食べなかったりと不規則な食事は肝臓に負担をかけます。1日3食、規則正しく食べることを心がけましょう。1回の食事量が多すぎたり少なすぎたりすることも肝臓に負担をかけます。腹八分目を意識しましょう。

バランス良く食べましょう

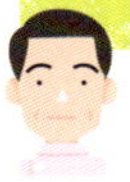

また、肝臓の機能が低下すると、体内での栄養の分解や再合成の力が低下します。体に必要な栄養素であるたんぱく質、脂質、糖質、ビタミン、ミネラル、食物繊維をまんべんなくとりましょう。

Column

入院中の食事は

肝臓がんの手術後は点滴と食事で栄養をとります。食事は、おなかの動きや食欲に合わせて流動食、五分がゆ食へとレベルアップします。回復とともに食事量が増えてきたら、点滴からの栄養を徐々に減らしていきます。

退院を迎えるときには全がゆ食や常食となります。病院食は栄養のバランスが整い、塩分量が考えられた食事となっています。量や味つけなどよく観察し、退院後の食事の参考としてください。

入院前のおすすめメニュー

たんぱく質と野菜をバランスよくとれるメニューです。塩分も控えめで、退院後のメニューとしても活用できます。

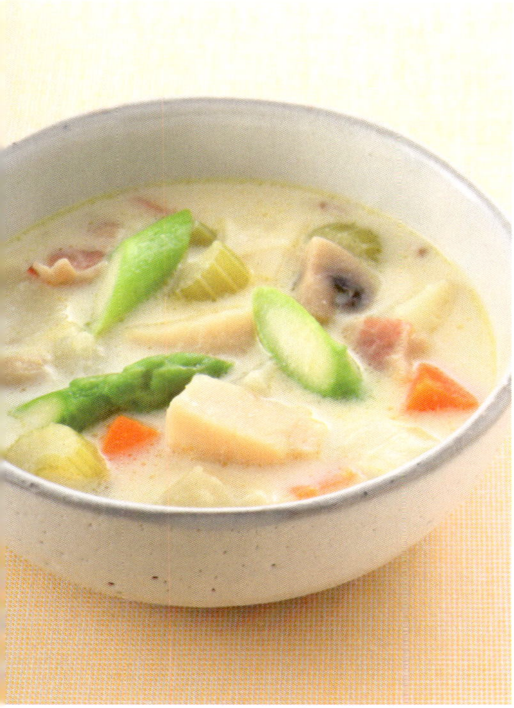

ホタテ貝柱の和風チャウダー　塩分 1.1g

材料（作りやすい量／2人分）

ホタテ貝柱……4個（100g）
ベーコン（1cm幅に切る）…1枚
グリーンアスパラ…2本（40g）
a ねぎ（1cm輪切り）…¼本（30g）
a セロリ（1cm幅に切る）…25g
a にんじん（2cm角切り）…30g
b じゃが芋（2cm角切り）…小1個（75g）
b マッシュルーム（4つに切る）…2個
バター……大さじ½
小麦粉……小さじ2
c 水……¾カップ
c 顆粒ブイヨン…ミニスプーン1
牛乳……½カップ
白甘みそ……大さじ1弱
d 塩……ミニスプーン⅕
d こしょう……少量

1人分 222kcal／たんぱく質14.5g

1 ホタテ貝柱は1個を4つに切る。アスパラはかたい軸を落として熱湯でゆで、斜めに2cm長さに切る。
2 なべにバターをとかし、aとベーコンを加え、弱火でいため、bを加えていためる。
3 小麦粉をふり入れて焦がさないようにいため、粉けがなくなったらcを加え、なめらかに混ぜる。ふたをして煮立ったら火を弱め、じゃが芋に火が通るまで煮る。
4 ホタテを入れて火が通ったら牛乳とアスパラを加える。みそをとき入れ、dで味をととのえる。

野菜たっぷり麻婆豆腐　塩分 1.2g

材料（1人分）

もめん豆腐（2cm角に切る）…100g
豚ひき肉……40g
なす……1個
にら（2cm長さに切る）…25g
サラダ油……小さじ½
a にんにくのみじん切り…小さじ¼
a しょうがのみじん切り…小さじ½
豆板醤……ミニスプーン1
b 甜麺醤……小さじ1
b しょうゆ・酒…各小さじ1
b 顆粒鶏がらだしのもと…ミニスプーン1
b 水……⅖カップ
水どきかたくり粉…小さじ2
ねぎのみじん切り…5cm分
ごま油……小さじ¼

1人分 251kcal／たんぱく質16.5g

1 なすはへたを除いてラップに包み、電子レンジで1分30秒加熱し、1cm幅の輪切りにする。
2 小なべに豆腐を入れて水をかぶるまで加え、火にかける。煮立つ直前に火を消してそのままおく。
3 フライパンにサラダ油とaを入れて火にかけ、香りが立ったらひき肉を加えていためる。豆板醤を加えて香りを立たせ、なすとにらを加えていためる。
4 bを加え、**2**を水けをきって加え、3～4分煮る。
5 水どきかたくり粉でとろみをつけ、ねぎとごま油を加える。

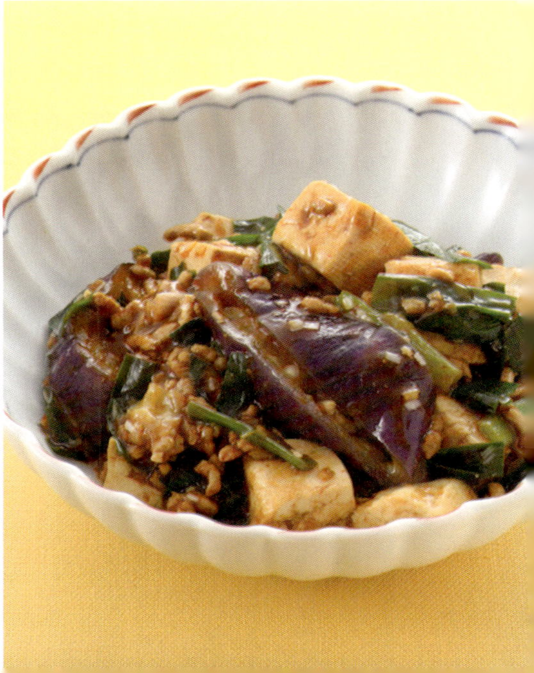

退院後の食事アドバイス

手術によって肝臓の機能が低下します。肝臓に負担をかけない食生活を心がけましょう。肝臓がんは再発することが少なくありません。肝臓の機能を維持することが、今後の治療をするうえでとてもたいせつです。

ポイント1　規則正しく食べましょう

糖質は消化吸収されてブドウ糖となり、エネルギーとして利用されます。余分なブドウ糖は肝臓でグリコーゲンとして貯蔵され、血糖値が下がると、グリコーゲンはブドウ糖として血液中に放出され、血糖値を調節します。肝臓の機能が低下するとグリコーゲンをうまく貯蔵できなくなり、食事と食事の時間が空きすぎるとエネルギーが不足し、肝臓は筋肉を分解してエネルギー源としてしまいます。食事を規則正しくとることがたいせつです。

さらに肝機能が低下すると、3食だけでなく、寝る前に糖質中心の軽食をとって筋肉の分解を防ぐ夜食療法（LES食、34ページ）が必要な場合もあります。その場合は医師から指示があります。

ポイント2　肥満を改善し、適正体重を維持しましょう

肥満は、脂肪肝の原因となります。脂肪肝は肝臓に脂肪が過剰にたまった状態です。肝臓に負担がかかり、肝機能の低下を招きます。

自身の適正体重と、それを保つための食事の適量を知っておきましょう。

なお、食事のエネルギー量をそのつど計算するのがたいへんな場合は、体重を定期的に測り、その増減で食事量を加減するとよいでしょう。

あなたの適正体重は？

適正体重（　　kg）＝ 身長（　　m）× 身長（　　m）× 22（BMI値）

1日の適正エネルギー量は？

1日の適正エネルギー量（　　kcal）＝ 適正体重（　　kg）× 25～30kcal

ポイント3
たんぱく質を適量とりましょう

たんぱく質は肝細胞をはじめとする体細胞の主材料であり、術後の回復を促すために欠かせない栄養素です。

たんぱく質は多くの食品に含まれていますが、特に肉、魚、卵、大豆製品に多く含まれます。適量のたんぱく質をとるための食品の目安量を22ページに掲載したので、参考にしてください。

ポイント4
甘い菓子や、ジュースのとりすぎに注意しましょう

ポイント1で紹介したように、肝臓はグリコーゲンを貯蔵し、血糖値が下がるとグリコーゲンはブドウ糖として血液中に放出され、血糖値をコントロールします。甘い菓子やジュースに含まれる糖質は吸収されやすく、急激に血糖値が上がります。上がった血糖値を下げようとインスリンが大量に分泌され、その作用は肝臓に脂肪を蓄えるための信号として働き、脂肪肝を引き起こしやすくなります。

ポイント5
肝臓の代謝を助けるビタミンを充分にとりましょう

ビタミンは、肝臓において体内で働きやすい形に変換されます。そのため肝臓の機能が低下すると、ビタミンを変換できなくなり、体内での働きも低下し、ビタミン不足に陥りやすくなります。

肝臓はビタミンAを貯蔵していますが、肝臓の機能が低下するとその貯蔵力も低下します。また、ビタミンB群やCは体内に蓄えておくことのできないビタミンのため、毎日とることがたいせつです。それぞれしっかりとりましょう。

ポイント6
便秘予防に食物繊維をとりましょう

肝臓がたんぱく質を代謝する過程でアンモニアが生成されますが、肝臓はアンモニアを無毒な尿素に変換して尿中に排出します。肝機能が低下すると肝臓でのアンモニアの処理が間に合わなくなり、肝性脳症を引き起こします。

腸に便がたまるとアンモニアが発生します。便秘を防ぐために、食物繊維の多い野菜や芋、きのこ、豆類、海藻やこんにゃくを積極的にとりましょう。水分も不足しないように充分とります。

食物繊維が多い食品

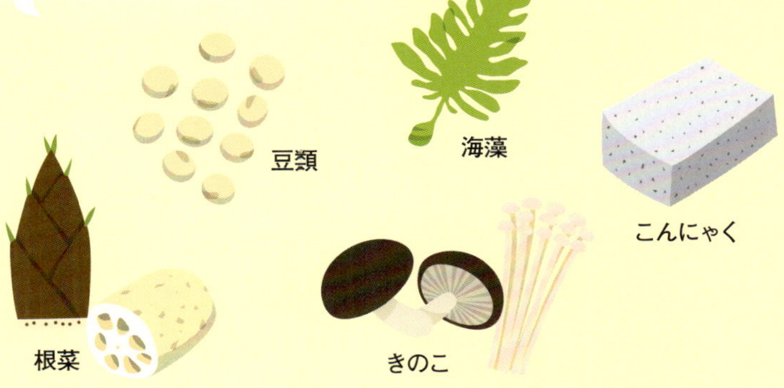

ポイント7 塩分を控えましょう

肝臓の機能が低下すると、浮腫（むくみ）やおなかに体液がたまる腹水が起こることがあります。

浮腫や腹水の治療にも予防にも、塩分の制限が欠かせません。特に、肝機能が大きく低下している術後は、塩分を制限して、浮腫や腹水を予防しましょう。

1日にとる塩分の目安量は6gです。塩分の多い食品を減らし、酸味やだしのうま味、香辛料など、塩味に代わる味を活用することで、おいしさを損なわずに減塩できます。

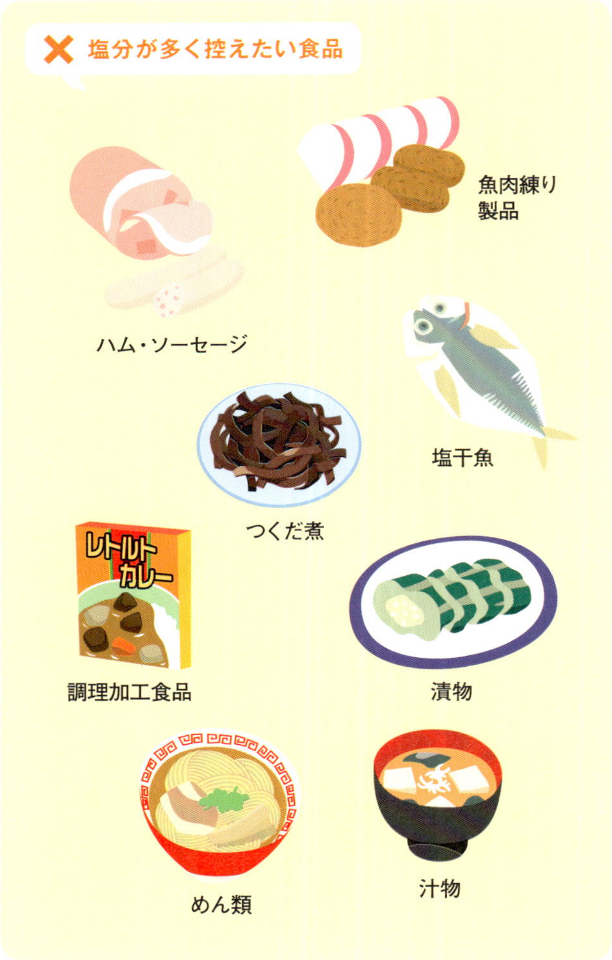
✕ 塩分が多く控えたい食品
魚肉練り製品
ハム・ソーセージ
塩干魚
つくだ煮
レトルトカレー
調理加工食品
漬物
めん類
汁物

ポイント8 C型肝炎の人は、鉄を控えましょう

体内の鉄は7割が血管や筋肉に存在し、酸素の運搬に役立っています。2割は肝臓に貯蔵鉄として蓄えられ、体内で鉄を最も多く貯蔵しているのが肝臓です。

鉄が不足すると貧血などを引き起こすため必要な栄養素である反面、鉄は活性酸素の発生源であり、その活性酸素は肝臓を攻撃して肝機能を悪化させます。C型肝炎では鉄が吸収されやすくなり肝炎を進行させてしまいます。

したがってC型肝炎のかたで血清フェリチン値が高い場合は、鉄を1日7mg以下に控えます。ただ、必要以上に厳しく制限すると、食事のバランスをくずし、回復力を損なう心配があります。21㌻を参考に調整してください。

ポイント9 飲酒は医師に確認を

アルコールを過剰に長期にわたって摂取すると、アルコール性肝障害を引き起こします。飲酒については医師に確認し、適切な指導を受けましょう。

C型肝炎の人に

鉄のとりすぎを防ぐ食事のポイント

20ページで紹介したように、C型肝炎の人は、鉄をとりすぎると肝臓に大きな負担をかけるため、控える必要があります。鉄は肉や魚、大豆、野菜と幅広い食品に含まれています。必要な栄養素をとりつつ、鉄を減らすコツを紹介します。

動物性食品に含まれるヘム鉄を減らしましょう

ヘム鉄の多い食品　※1食50g分の鉄の含有量

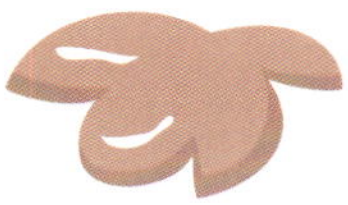

豚レバー　6.5mg
鶏レバー　4.5mg
牛レバー　2.0mg

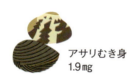

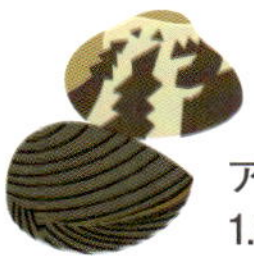

アサリむき身
1.9mg

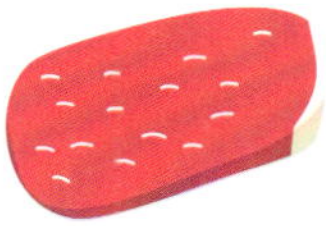

牛もも肉
1.4mg

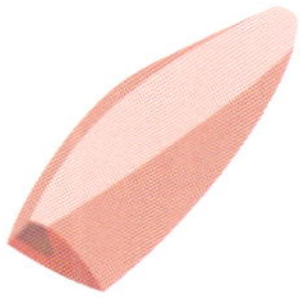

カツオ　0.8mg

食品中の鉄には、動物性食品に含まれるヘム鉄と、植物性食品に含まれる非ヘム鉄があります。

動物性食品に含まれるヘム鉄は吸収されやすい鉄です。特に含有量の多いレバーや貝類は控えましょう。

植物性食品中の非ヘム鉄はとり方をくふうしましょう

非ヘム鉄は、植物性食品に含まれる鉄で、ひじきや大豆製品、青菜に豊富です。ただ、ヘム鉄に比べて吸収されにくいので、極端にたくさんとらなければだいじょうぶです。

また、非ヘム鉄を多く含む食品は、体に必要なビタミンや食物繊維も多く含むため、鉄を吸収しにくくするくふうをしながら食べましょう。

非ヘム鉄の多い食品

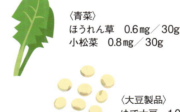

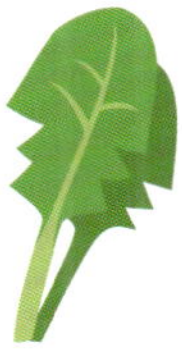

〈青菜〉
ほうれん草　0.6mg／30g
小松菜　0.8mg／30g

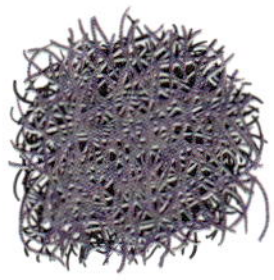

干しひじき
2.7mg／5g

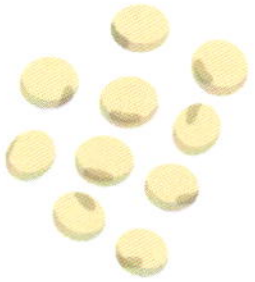

〈大豆製品〉
ゆで大豆　1.0mg／50g
納豆　1.0mg／30g

鉄のとりすぎを防ぐ食べ方のコツ

お茶やコーヒーに含まれるカフェインは鉄を吸収しにくくする働きがあります。食事のときには、お茶やコーヒーをとりましょう。また、果物に豊富なビタミンCは鉄の吸収を促します。鉄の吸収を促さないように、食後しばらくたってからデザートとして食べたり、もしくは間食に回しましょう。

手術後1か月くらいまでの食事量

1日になにをどのくらい食べたらいいのかをイラストで紹介します。主食の目安量は身長によって異なりますので、主食の欄にある表を参考にしてください。たいせつなことは、主菜、副菜、主食のグループの食品を毎食バランスよくとることです。

朝・昼・夕食 1日合計 ＝ 1400～1600kcal

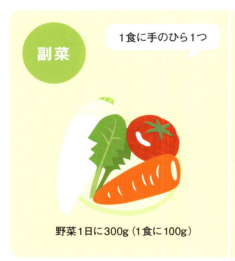

副菜

1食に手のひら1つ

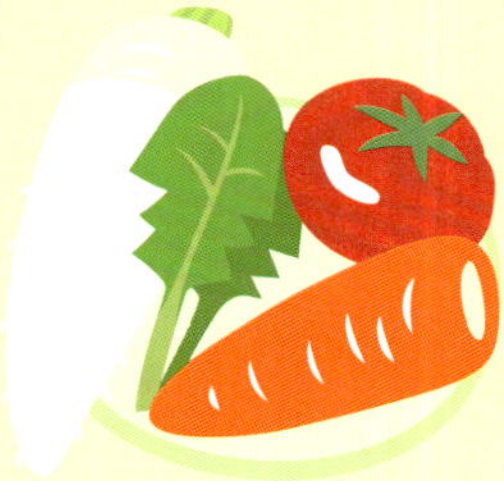

野菜1日に300g（1食に100g）

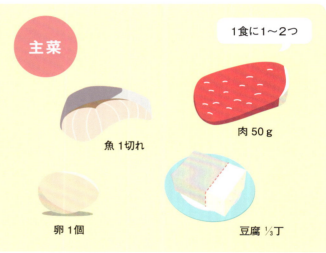

主菜

1食に1～2つ

魚 1切れ

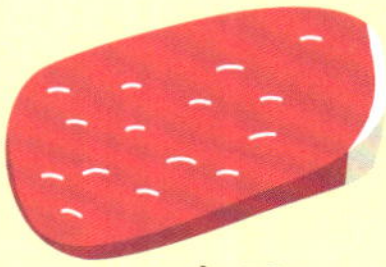

肉 50g

卵 1個

豆腐 ⅓丁

間食 1日 200～300kcal

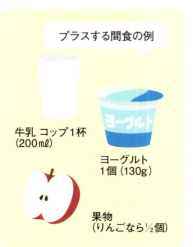

プラスする間食の例

牛乳 コップ1杯（200㎖）

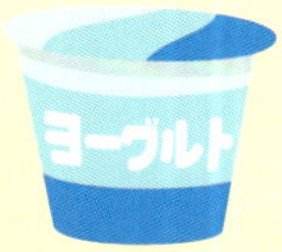

ヨーグルト 1個（130g）

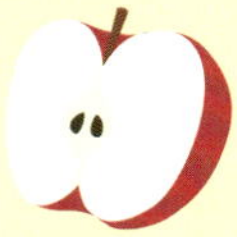

果物（りんごなら½個）

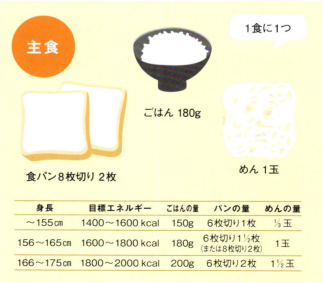

主食

1食に1つ

ごはん 180g

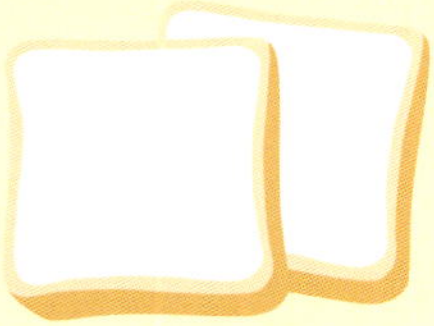

食パン8枚切り 2枚

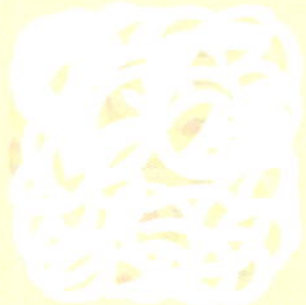

めん 1玉

身長	目標エネルギー	ごはんの量	パンの量	めんの量
～155㎝	1400～1600 kcal	150g	6枚切り1枚	⅓玉
156～165㎝	1600～1800 kcal	180g	6枚切り1½枚（または8枚切り2枚）	1玉
166～175㎝	1800～2000 kcal	200g	6枚切り2枚	1½玉

夜食療法（LES食）の場合

朝食　500kcal

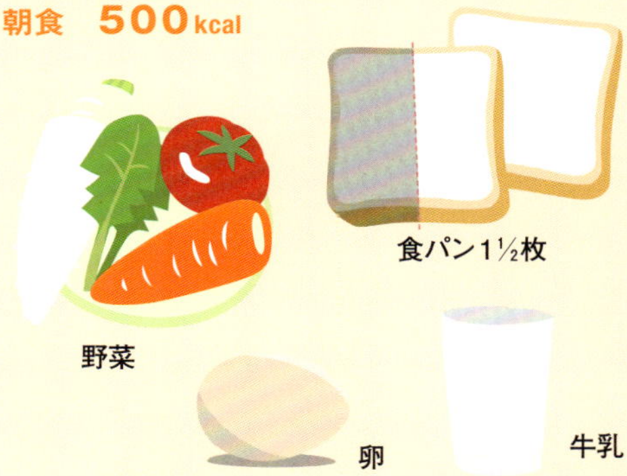
野菜
食パン1½枚
卵
牛乳

昼食　550kcal

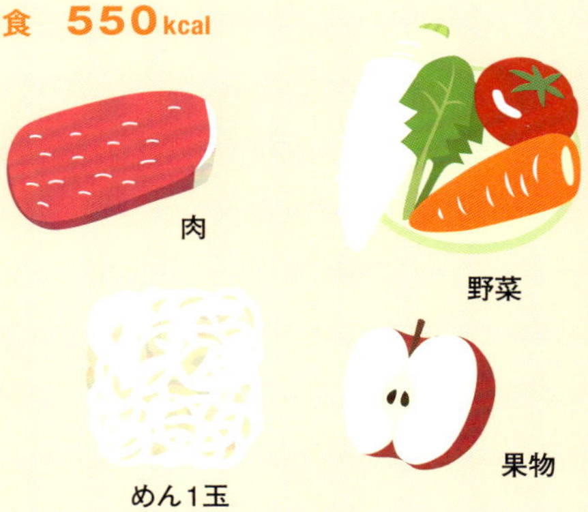
肉
野菜
めん1玉
果物

夕食　550kcal

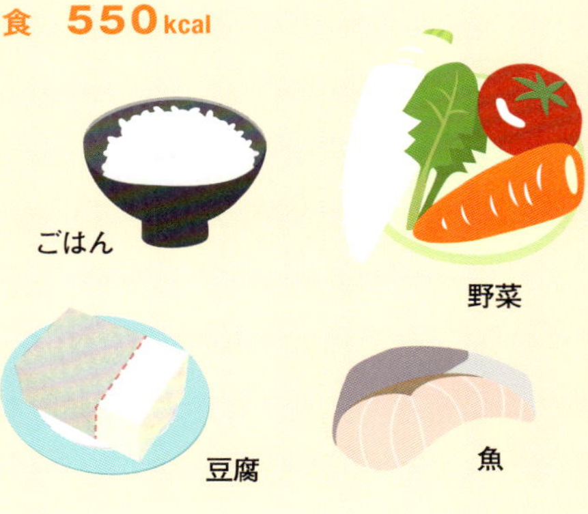
ごはん
野菜
豆腐
魚

夜食　200kcal

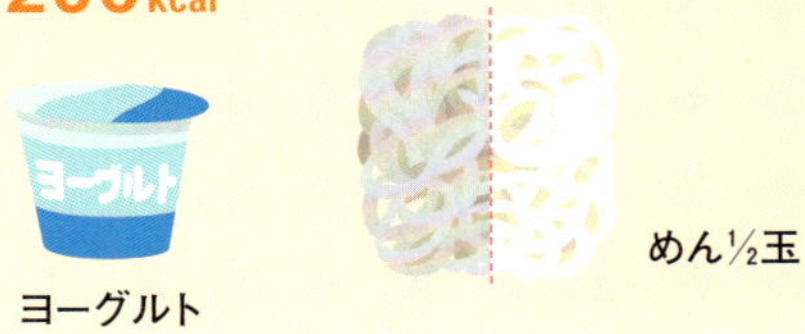
ヨーグルト
ヨーグルト
めん½玉

1日3回食の配分

朝食　600kcal

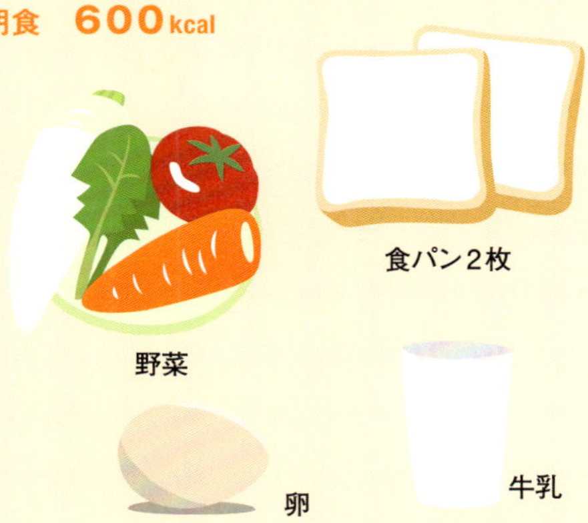
野菜
食パン2枚
卵
牛乳

昼食　600kcal

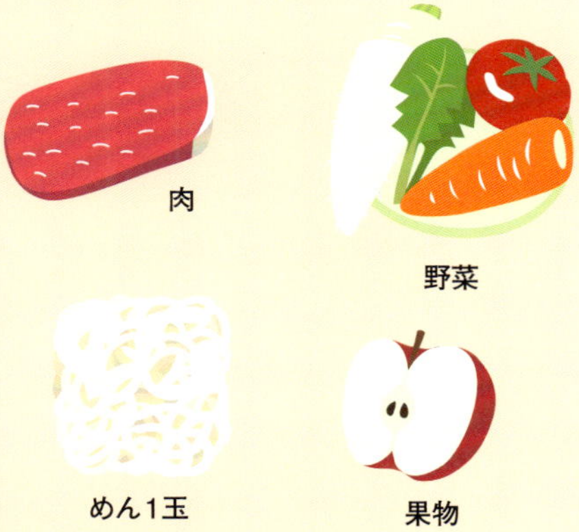
肉
野菜
めん1玉
果物

夕食　600kcal

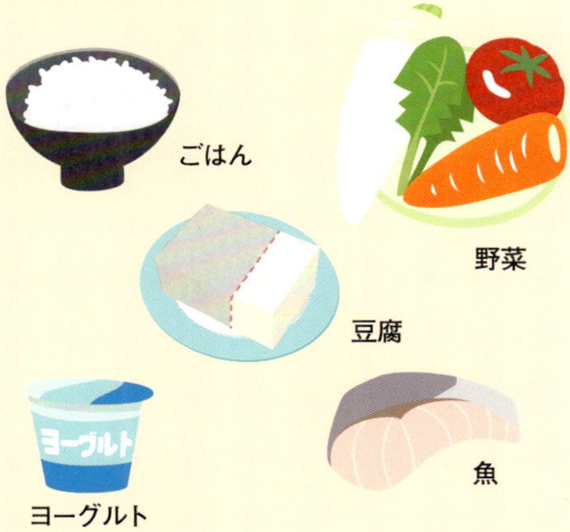

退院直後のおすすめ献立

たんぱく質、ビタミン、ミネラル、食物繊維をしっかりとる一方で、塩分は１日6g以下を目指します。３食を和・洋・中と、調味料や調理法に変化をつけると、無理なくおいしく、減塩できます。

ポタージュはみそ汁やコンソメスープに比べて牛乳と油でこくを感じられるため、調味の食塩が控えやすい料理です。

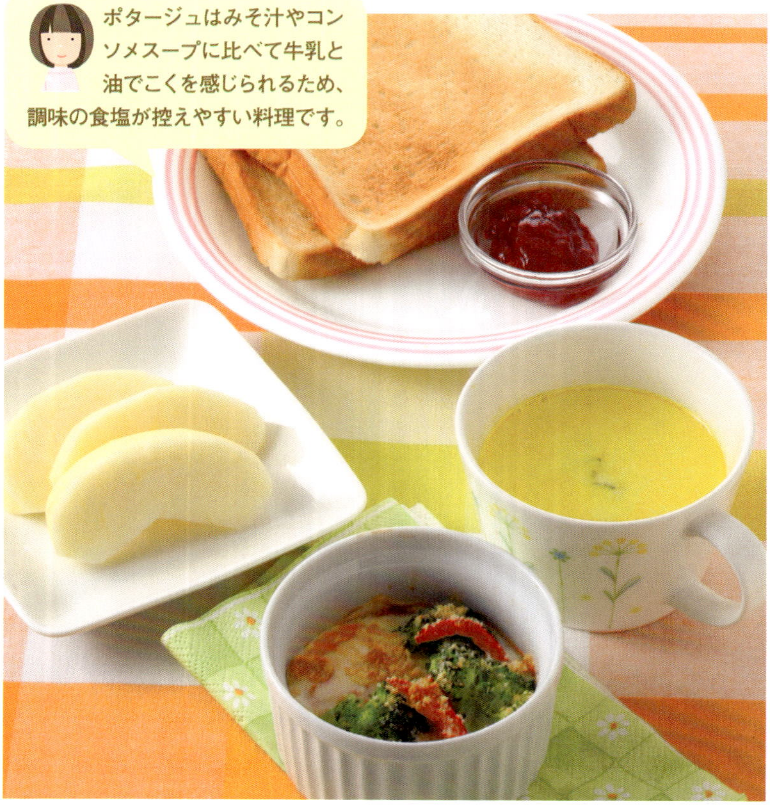

卵とブロッコリーのチーズ焼き

材料（１人分）

卵……1個
ブロッコリー（小房に分ける）…20g
パプリカ（赤、薄切り）……10g
粉チーズ……小さじ1

1 ブロッコリーはラップに包んで電子レンジで20秒加熱する。
2 耐熱容器に卵を割り入れ、卵黄を避けてブロッコリーとパプリカを入れ、粉チーズをふる。
3 高温に熱したオーブントースターに入れて７～８分、卵の白身がかたまるまで焼く。

かぼちゃの簡単ポタージュ

材料（作りやすい量／２人分）

かぼちゃ……120g
玉ねぎ（みじん切り）…1/8個（25g）
オリーブ油……小さじ1
水……1/2カップ
顆粒ブイヨン……ミニスプーン1
牛乳……1カップ
a 塩……ミニスプーン1
a 砂糖……ひとつまみ
a こしょう……少量

1 かぼちゃは一口大に切る。
2 なべにオリーブ油を熱して玉ねぎをいため、かぼちゃを加えて水とブイヨンを加え、ふたをして煮る。
3 かぼちゃが煮くずれたらへらでつぶし、牛乳を加え、aで調味する。

ジャムトースト

材料（１人分）

食パン（８枚切り）……2枚
ジャム（いちご）……小さじ2

●**りんご**（１人分）……1/4個（70g）

Column

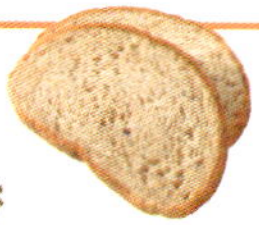

ブラウンパンで食物繊維とビタミンアップ

パンを小麦胚芽や全粒粉を使ったパンにすると、食物繊維とビタミンB群が倍増。香ばしさも増します。ただ、全粒粉は鉄も多いので、C型肝炎の人は控えめに。

朝食 Breakfast menu

塩分 1.8g

卵とブロッコリーのチーズ焼き
かぼちゃの簡単ポタージュ
ジャムトースト
果物（りんご）

１人分 478kcal／たんぱく質19.1g

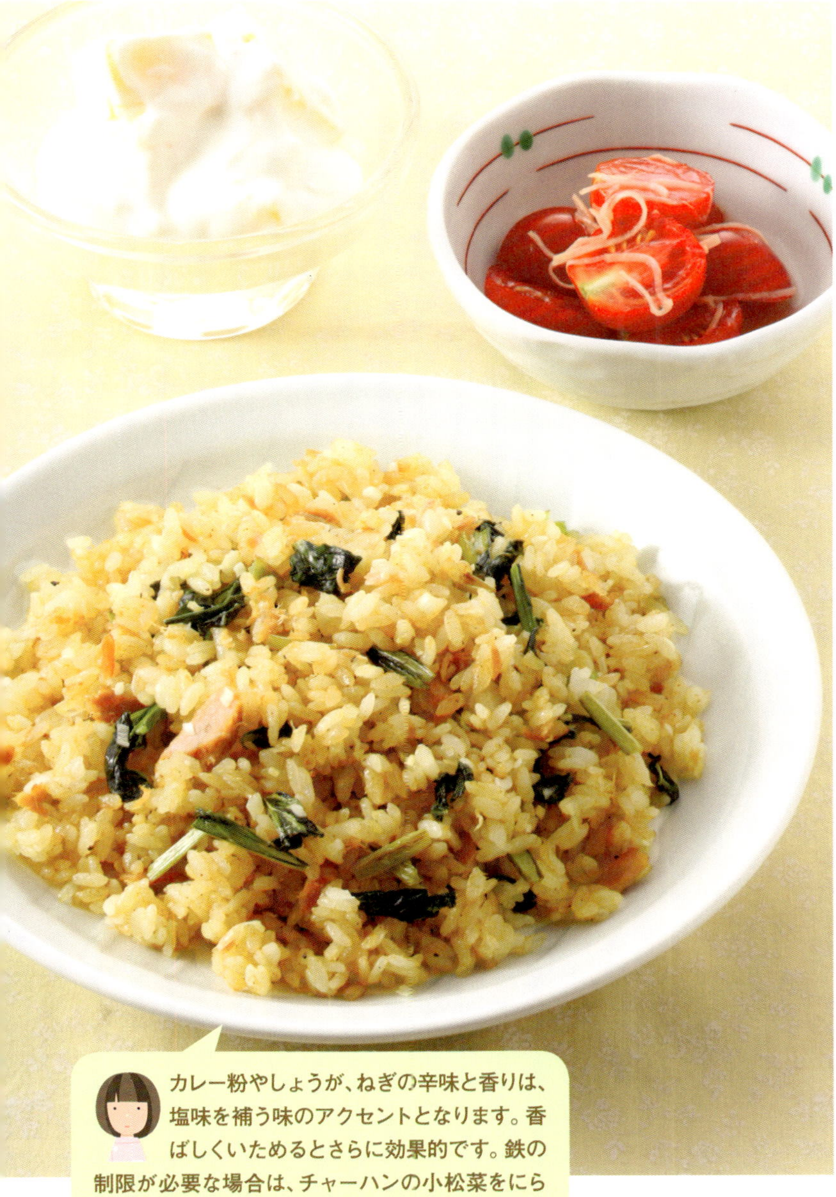

昼食 Lunch menu

塩分 1.9g

カレーチャーハン
ミニトマトのマリネ
パイナップルヨーグルト

1人分 564kcal／たんぱく質16.1g

カレーチャーハン

材料（1人分）

温かいごはん……200g
ツナ水煮缶……1/2缶（35g）
小松菜……2株（30g）
ごま油……小さじ2
しょうが（みじん切り）……1枚分（2g）
カレー粉……小さじ1/3
塩……ミニスプーン1/2
こしょう……少量
ねぎ（みじん切り）……10g
しょうゆ……小さじ1/3

1 ツナは缶汁をきってほぐす。小松菜は1cm幅に切る。
2 フライパンにごま油としょうがを熱し、ツナと小松菜を入れていため合わせる。
3 ごはんを加えてほぐしながらいため、カレー粉、塩、こしょうをふる。
4 ねぎを散らしてしょうゆをまわし入れ、香ばしくいため合わせる。

カレー粉やしょうが、ねぎの辛味と香りは、塩味を補う味のアクセントとなります。香ばしくいためるとさらに効果的です。鉄の制限が必要な場合は、チャーハンの小松菜をにらやピーマン、レタスにかえるとよいでしょう。

ミニトマトのマリネ

材料（1人分）

ミニトマト……60g
しょうがの薄切り……1枚
a はちみつ……小さじ1/2
a レモン汁……小さじ1
a 塩……ミニスプーン1/5
a こしょう……少量

1 ミニトマトはへたを除いて半分に切る。しょうがはせん切りにする。
2 ボールにaを合わせ、1を入れてしばらくおき、味をなじませる。

保存メモ

ミニトマトのマリネは冷蔵庫で2〜3日はもつので、多めに作って常備菜に。

パイナップルヨーグルト

材料（1人分）

プレーンヨーグルト……100g
パイナップル（生）……50g

パイナップルを一口大に切って器に盛り、ヨーグルトをかける。

野菜をふんだんに使った便秘予防に効果的な献立です。塩分控えめでおいしく食べられるポイントは、酢やゆずの酸味、なすを揚げた香ばしさと油のこく、だしのうま味です。

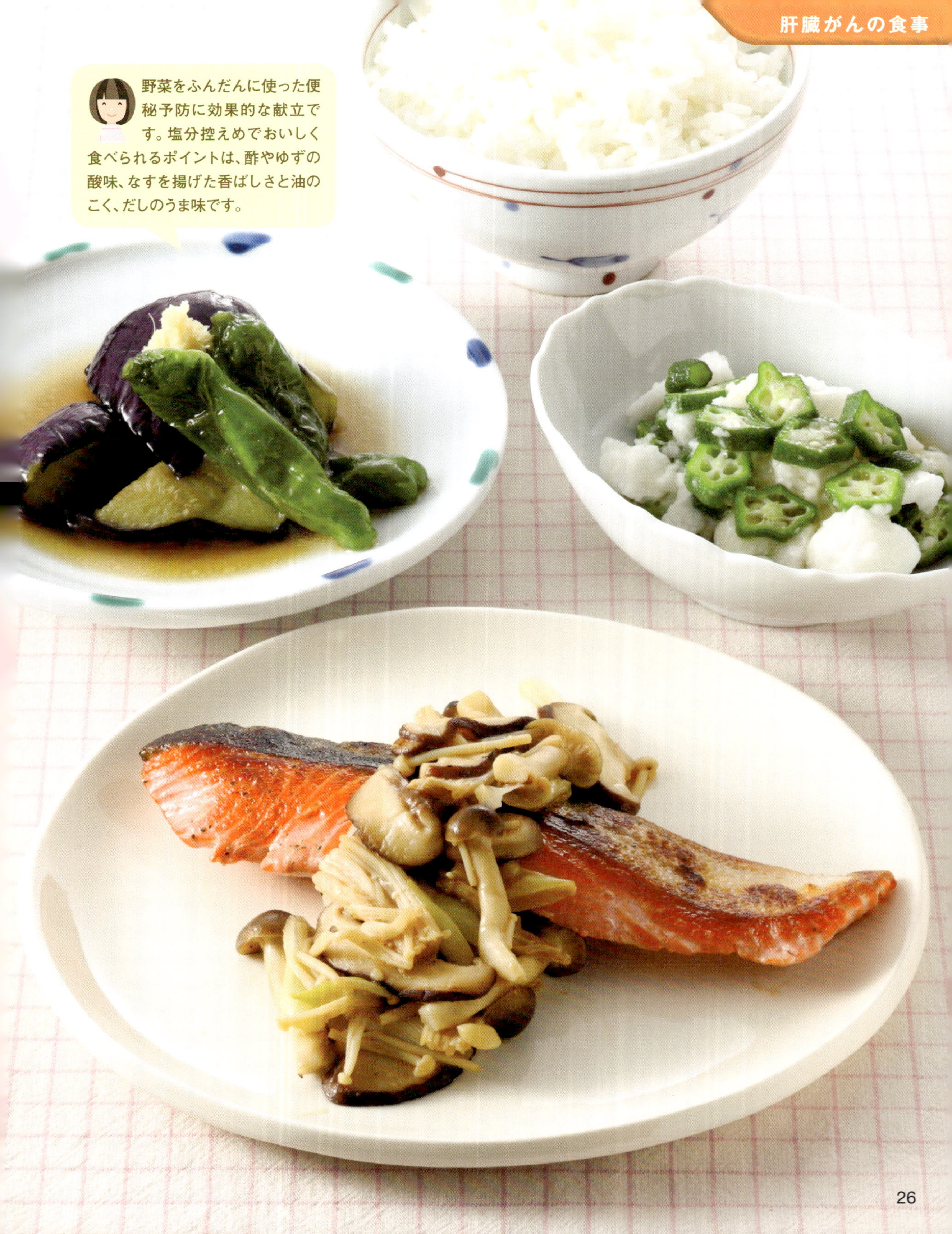

Column

ごはんも胚芽米や七分つき米で、食物繊維＆ビタミンB群アップ

ごはんも、精白度が低いほど食物繊維とビタミンB群が多くとれます。ただ、玄米は鉄も多いので、胚芽米か七分つき米がおすすめ。雑穀も、アマランサスやあわなど、鉄の多いものが含まれるので、注意しましょう。

夕食 Dinner menu　塩分 2.0g

生ザケのソテー
和風きのこソース
オクラとたたき長芋の甘酢あえ
なすとししとうの揚げ浸し
ごはん

1人分 673kcal／たんぱく質27.4g

なすとししとうの揚げ浸し

材料（1人分）

なす……1個（90g）
ししとうがらし……2個
揚げ油……適量
a だし……大さじ3
a みりん……小さじ1
a しょうゆ……小さじ1
おろししょうが……少量

1 なすは皮つきのまま乱切りにし、水にさらして水けをふく。ししとうは金串などで数か所刺して空気穴をあける。
2 aを小なべに合わせてひと煮立ちさせ、バットなどにとる。
3 揚げ油を170℃に熱し、なすとししとうを入れて色よく揚げ、**2**に浸して味をなじませる。器に盛り、おろししょうがをのせる。

●**ごはん**（1人分）……180g

オクラとたたき長芋の甘酢あえ

材料（1人分）

オクラ……2個（18g）
長芋……40g
a だし……小さじ2
a 酢……小さじ1
a しょうゆ……ミニスプーン1
a 砂糖……小さじ1/2

1 オクラは熱湯でさっとゆで、小口切りにする。
2 長芋は皮をむいてポリ袋に入れ、袋の外からめん棒などでたたいてくだく。
3 **1**と**2**を器に盛り、aを混ぜ合わせてかける。

生ザケのソテー 和風きのこソース

材料（1人分）

生ザケ……小1切れ（80g）
a 塩……ミニスプーン1/5
a こしょう……ごく少量
サラダ油……小さじ1/2
生しいたけ……1個
しめじ・えのきたけ……各20g
ねぎ……5cm
バター……小さじ1
酒……小さじ1
b 塩……ミニスプーン1/5
b こしょう……少量
b しょうゆ……小さじ1/2
ゆず（またはレモン）の搾り汁……小さじ1/2

1 サケは水けをふいてaをふる。
2 きのこはいずれも石づきを除き、しいたけは薄切りにし、しめじは小房に分け、えのきたけは3cm長さに切る。ねぎは斜め薄切りにする。
3 フライパンに油を熱し、サケを両面こんがりと焼き、器にとる。
4 あいたフライパンをキッチンペーパーでさっとふき、バターを入れてとかす。**2**を加えてしんなりするまでいため、酒をふってアルコールをとばし、bで調味する。最後にゆずの搾り汁をふり、**3**のサケにのせる。

〔野菜たっぷり&塩分控えめ〕

肉の主菜

肉料理はつい食べすぎてしまいがちです。肉の適量は1食50〜100gです。少なめの肉でも野菜をいっしょに調理すれば、ボリュームが出て見た目にも満足できます。

塩分 0.7g

鶏肉のトマトシチュー

材料（作りやすい量／2人分）

鶏もも肉……140g
a［塩……ミニスプーン1/5
　 こしょう……少量
玉ねぎ（くし形切り）……1/2個
にんじん（乱切り）……1/2本（50g）
じゃが芋（一口大）…中1個（120g）
セロリ（1cm幅の斜め切り）……25g
にんにく（みじん切り）……1/4かけ
オリーブ油……小さじ1 1/3
トマト水煮缶……大1/2缶
b［水……1/2カップ
　 顆粒ブイヨン……ミニスプーン1
塩……ミニスプーン2/3
こしょう……少量
パセリ（みじん切り）……適宜

1人分 264kcal／たんぱく質14.1g

1 鶏もも肉は余分な脂身を除き、一口大に切ってaをふっておく。
2 なべにオリーブ油小さじ1/3を熱し、鶏肉の皮目を下にして並べ、こんがりと焼き、一度とり出す。
3 あいたなべにオリーブ油小さじ1とにんにくを入れて弱火にかけ、香りが立ったら玉ねぎ、にんじん、じゃが芋、セロリを加えていためる。
4 野菜につやが出たらトマト缶とbを加え、沸騰したら鶏肉を戻し、ふたをして火を弱めて10分、煮る。
5 塩とこしょうで調味し、器に盛ってパセリを散らす。

保存メモ
冷蔵庫で2〜3日保存できます。

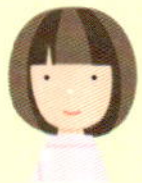

トマトはビタミンを豊富に含むうえ、うま味もあります。トマトシチューは、トマトの酸味とうま味でこくが増し、うす塩でもおいしく食べられます。

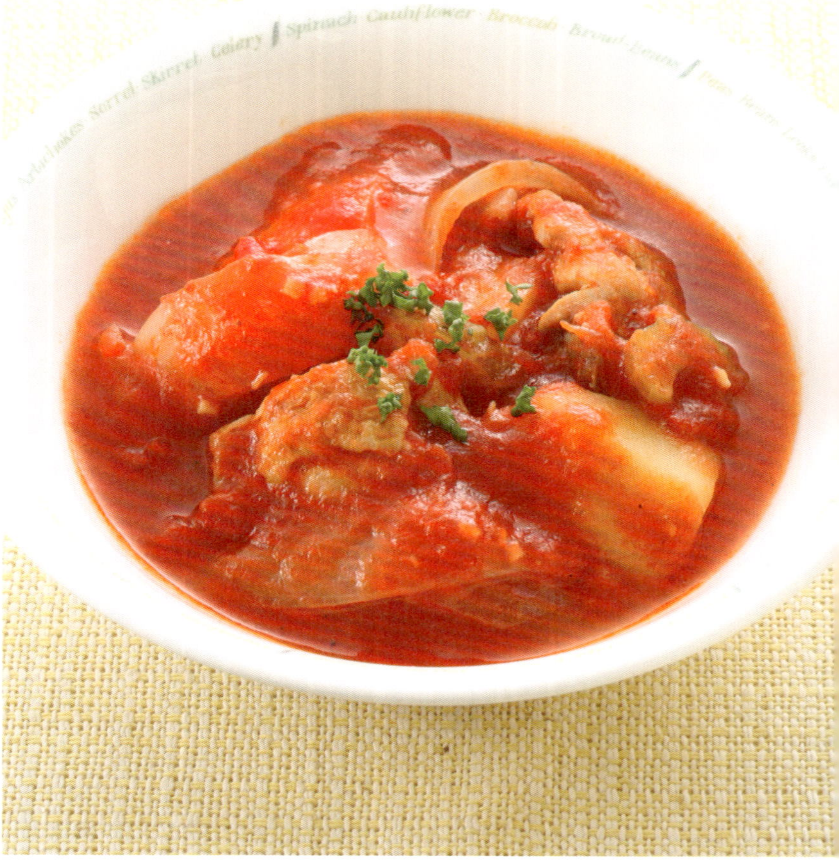

牛肉の野菜巻き

塩分 0.8g

60gの牛肉は薄切りで2～3枚ですが、野菜を芯にして巻けば、ボリューム満点です。照り焼きの汁けを少しだけ残して表面にからめると、見た目にも舌にも満足度が増します。

材料（1人分）

- 牛肩ロース薄切り肉……60g
- a
  - 塩……ごく少量
  - こしょう……少量
- にんじん（細切り）……20g
- エリンギ（細切り）……小1本
- ねぎ（薄切り）……¼本（20g）
- サラダ油……小さじ⅓
- b
  - だし……大さじ2
  - 酒……大さじ1
  - しょうゆ……小さじ⅔
  - 砂糖……小さじ⅔
- 七味とうがらし（好みで）…適宜
- ゆでさやえんどう（あれば）……2枚

1人分 239kcal／たんぱく質11.7g

1 にんじんはラップに包んで電子レンジで20～30秒加熱する。
2 肉は重ねながら縦長に一枚に広げ、aをまんべんなくふる。1とエリンギ、ねぎを手前に横長に置き、手前からくるくると巻く。
3 フライパンに油を熱し、2を巻き終わりを下にして入れ、表面に焼き色をつける。
4 フライパンに出た余分な脂をふきとり、bを入れてふたをし、フライパンを揺すって転がしながら中まで火を通す。
5 食べやすく切って器に盛り、フライパンに残った汁をかけ、七味とうがらしをふる。あれば、さっとゆでたさやえんどうを添える。

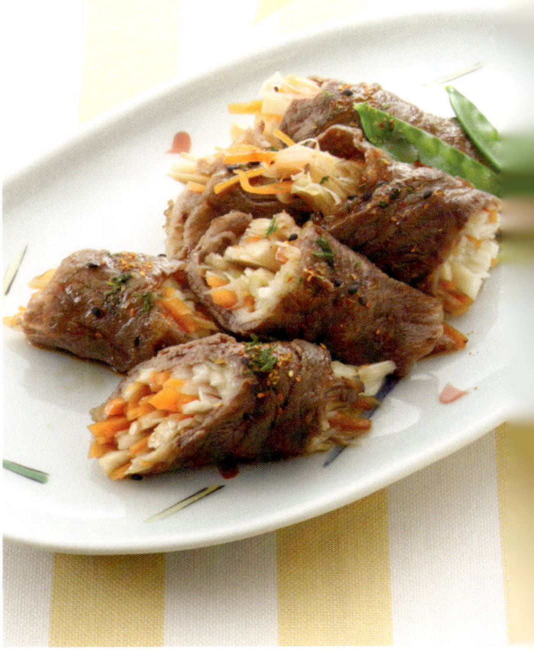

豚ヒレ肉は脂質が少なく、エネルギー代謝を促すビタミンB_1を豊富に含んでいます。また、豆には食物繊維が多く含まれています。

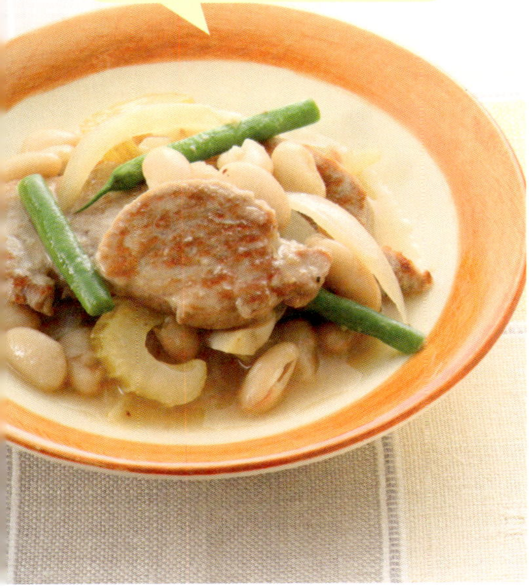

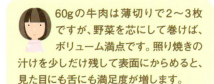

塩分 0.9g

豚肉と白いんげん豆の白ワイン煮

材料（作りやすい量／2人分）

- 豚ヒレ肉（カツ用厚切り）……120g
- a
  - 塩……ミニスプーン½
  - こしょう……少量
- オリーブ油……小さじ½
- 白いんげん豆の水煮……100g
- 玉ねぎ（くし形切り）……½個
- セロリ（斜め切り）¼本（25g）
- 白ワイン……¼カップ
- 水……¼カップ
- 顆粒ブイヨン…ミニスプーン1
- 塩……ミニスプーン1
- こしょう……少量
- ゆでさやいんげん（3㎝長さに切る）……30g

1人分 177kcal／たんぱく質18.9g

1 豚ヒレ肉はaをふる。
2 なべにオリーブ油を熱して1の肉を並べて両面に焼き色をつけ、とり出す。
3 あいたなべに玉ねぎとセロリを入れてさっといため、2の肉を戻す。白ワインを注いでアルコールをとばし、水とブイヨンを加える。ふたをして煮立ったら弱火で15分煮る。
4 白いんげん豆を加えて5分煮、塩とこしょうで味をととのえる。ゆでさやいんげんを加えて器に盛る。

保存メモ
冷蔵庫で2～3日保存できます。

〔 野菜たっぷり＆塩分控えめ 〕

魚と豆腐の主菜

魚介類はナトリウム由来の塩分を含んでいます。特にエビやイカには塩分が多いので、その分も計算に入れて調味しましょう。また、豆腐は水分が多いほど味がうすまってしまうので、水けを絞ってから使うのがコツです。

塩分 0.9g

ゴーヤーチャンプルー

材料（1人分）

もめん豆腐	100g
豚ロース薄切り肉	25g
a 塩	少量
a こしょう	少量
ゴーヤー	50g
玉ねぎ（薄切り）	25g
にんじん（短冊切り）	15g
生しいたけ（薄切り）	1個
にんにく（せん切り）	少量
サラダ油	小さじ1
酒	大さじ1
塩	ミニスプーン½
こしょう	少量
しょうゆ	ミニスプーン1
とき卵	½個
削りガツオ	小½袋（2.5g）

1人分 250kcal／たんぱく質18.1g

1 豆腐はキッチンペーパーに包んで10分おいて水けをきる。
2 豚肉は一口大に切り、aをふる。
3 ゴーヤーは種をワタごと除き、5mm幅に切る。
4 フライパンに油とにんにくを入れて熱し、香りが立ったら豚肉を入れていため、色が変わったらゴーヤー、玉ねぎ、にんじん、しいたけ、1の豆腐を順に加えていため合わせる。酒を加えてひといためし、塩、こしょう、しょうゆで調味する。
5 とき卵をまわし入れ、火を消して削りガツオをふって大きく混ぜる。

調理メモ

加熱前に肉や魚にふる下塩は、肉や魚の身をしめて、うま味を増す効果があります。減塩しようと省くと、料理全体の味がぼやけて仕上げの調味料を足したくなり、逆効果です。

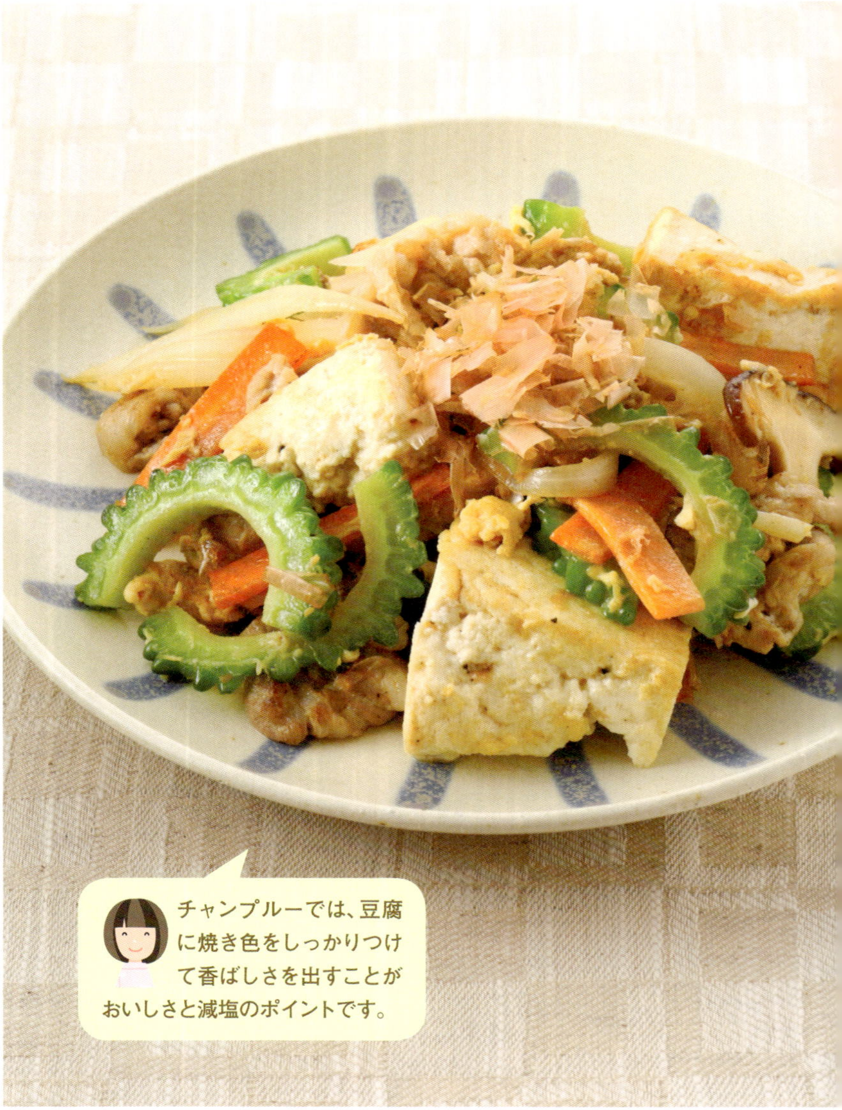

チャンプルーでは、豆腐に焼き色をしっかりつけて香ばしさを出すことがおいしさと減塩のポイントです。

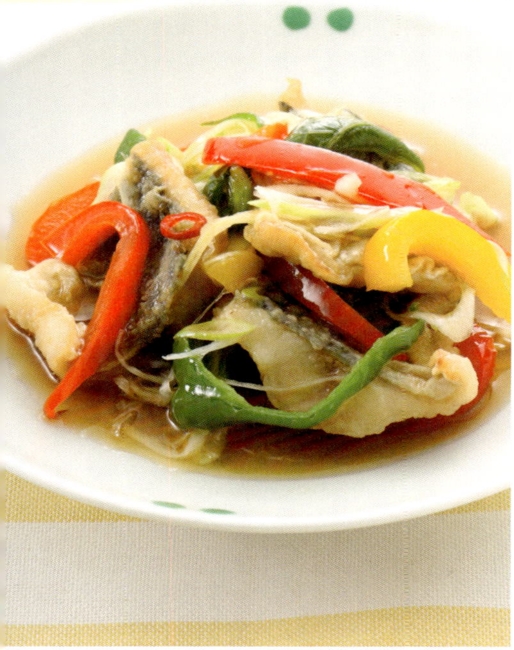

南蛮漬けは、揚げた香ばしさや酢で味つけすることで、うす味でもおいしく食べられます。具材に加えたパプリカはビタミンを多く含み、おすすめの食材です。

アジとパプリカの揚げ南蛮漬け　塩分 1.1g

材料（作りやすい量／2人分）

アジ（三枚おろし）……2尾分（70g）
- 塩……ミニスプーン⅕
- しょうが汁……小さじ¼
- かたくり粉……適量

パプリカ（赤）……¼個（40g）
パプリカ（黄）……¼個（40g）
ピーマン……1個（30g）
ねぎ……½本（25g）
揚げ油……適量

a
- だし……大さじ4
- しょうゆ……大さじ1
- 酢……大さじ1
- 砂糖……小さじ2
- 赤とうがらしの輪切り…少量

1人分　159kcal／たんぱく質15.6g

1 アジは一口大に切って塩をふり、しばらくおいて水けをふき、しょうが汁をからめる。
2 パプリカとピーマンは細切りに、ねぎは斜めに切る。
3 小なべにaを合わせてひと煮立ちさせ、バットに移して赤とうがらしを加える。
4 165℃の揚げ油で**2**をさっと揚げ、油をきって**3**につける。続いて、アジにかたくり粉をまぶして入れ、きつね色に揚げて**3**につける。20分ほどおいて味をなじませる。

保存メモ
冷蔵庫で3～4日保存できます。

ねぎとしょうがをたっぷり使うことでうす味でもおいしく食べられます。好みでにんにくを加えるのもおすすめです。ブロッコリーとしめじでビタミンと食物繊維もしっかりとれます。

エビとブロッコリーのねぎ塩いため　塩分 1.0g

材料（1人分）

エビ（殻つき）殻をむいて60g

a
- 塩……ごく少量
- こしょう……少量
- 酒……小さじ½

ブロッコリー……60g
しめじ……20g
しょうが（みじん切り）……小さじ1
ごま油……小さじ1
塩……ミニスプーン⅔
こしょう……少量
ねぎ（みじん切り）……6cm分（10g）

1人分　114kcal／たんぱく質14.3g

1 エビは背ワタを抜いて殻をむき、ぶつ切りにして、aをからめる。
2 ブロッコリーは小房にしてさっとゆでる。しめじは石づきを落として小房に分ける。
3 フライパンにごま油としょうがを入れて火にかけ、香りが立ったらエビを加えていためる。
4 エビの色が変わったら**2**を加えていため合わせ、塩とこしょうで味をととのえ、ねぎを散らして大きくいため合わせる。

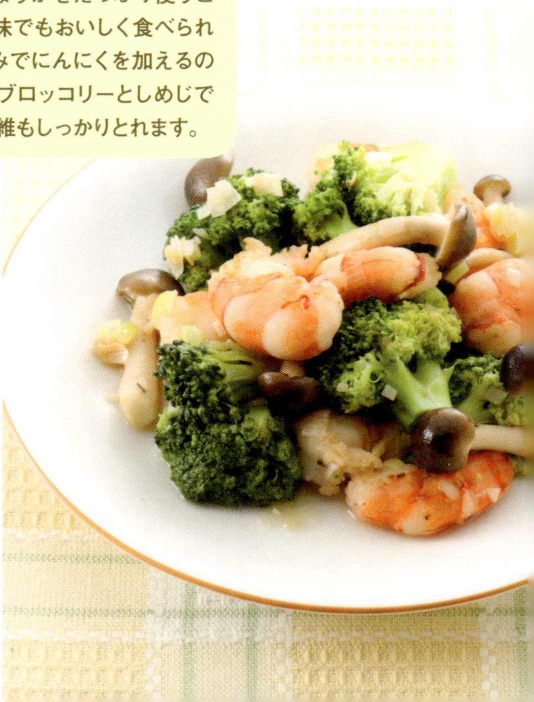

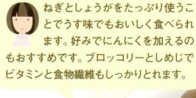

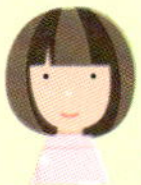

かぼちゃはビタミンが豊富に含まれており、おすすめの食材です。かぼちゃとはちみつの甘味により、うす塩でもおいしく、酸味が苦手なかたにも食べやすい味つけです。

［塩分控えめ］野菜の副菜

野菜は食物繊維やビタミンが多いため、しっかり食べてほしい食材です。しかし、水分が多いので、量が多くなるほど塩味も多くなりがちです。塩味に頼らずにすむよう、うす塩でもおいしく食べられるコツを紹介します。

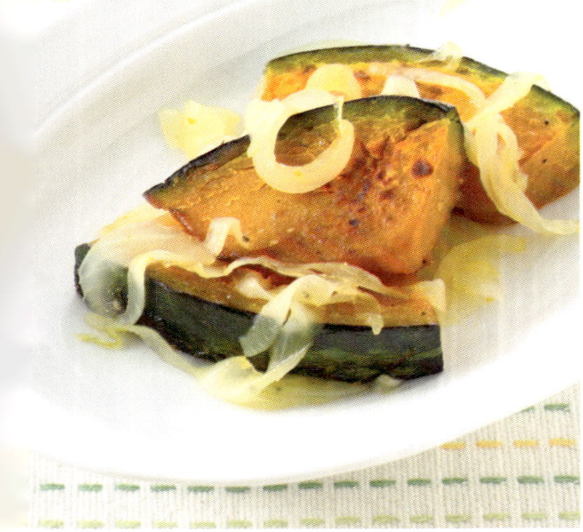

かぼちゃと玉ねぎのビネガー風味　塩分 0.2g

材料（作りやすい量／2人分）

- かぼちゃ……120g
- 玉ねぎ……⅛個（25g）
- オリーブ油……小さじ1
- a
  - 酢……大さじ½
  - はちみつ……小さじ1
  - 塩……ミニスプーン½
  - こしょう……少量

1人分　89kcal／たんぱく質1.3g

1 かぼちゃはラップに包み、電子レンジで1分30秒加熱し、1cm厚さのくし形に切る。玉ねぎは薄切りにする。

2 フライパンにオリーブ油を熱し、かぼちゃを並べて両面をこんがりと焼く。あいているところに玉ねぎを加えていため、かぼちゃに火が通ったらaを加えて全体にからめながら、汁けをとばす。

保存メモ
冷蔵庫で2～3日はもちます。冷たいままサラダとして食べても、トーストにのせて焼いても合います。

にんじんのタラコしりしり　塩分 0.6g

材料（作りやすい量／3人分）

- にんじん……小1本（130g）
- タラコ……30g
- サラダ油……小さじ1
- 酒……大さじ1
- 塩……ミニスプーン⅕

1人分　43kcal／たんぱく質2.7g

1 にんじんは細切りにする。

2 タラコは薄皮を除く。

3 フライパンに油を熱し、にんじんをしんなりするまでいためる。タラコを加えて全体に混ぜ、酒をふってタラコの色が変わるまでいためる。最後に塩で味をととのえる。

保存メモ
冷蔵庫で3日保存できます。

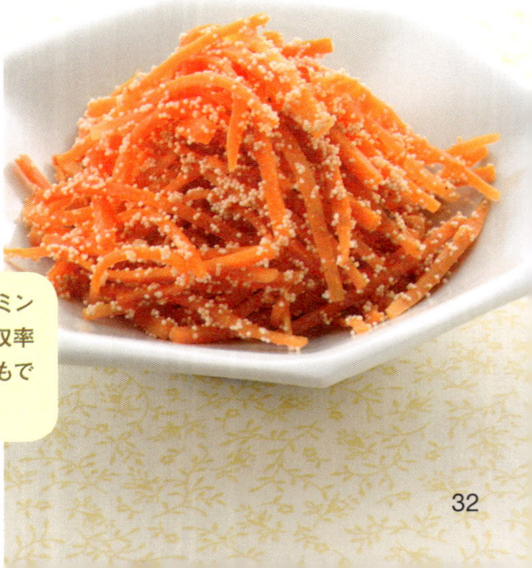

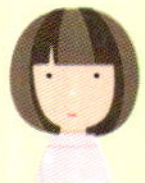

にんじんはカロテンなどのビタミンがたっぷり。油でいためると吸収率がアップします。冷蔵庫で保存もできるので、常備菜としても役立ちます。

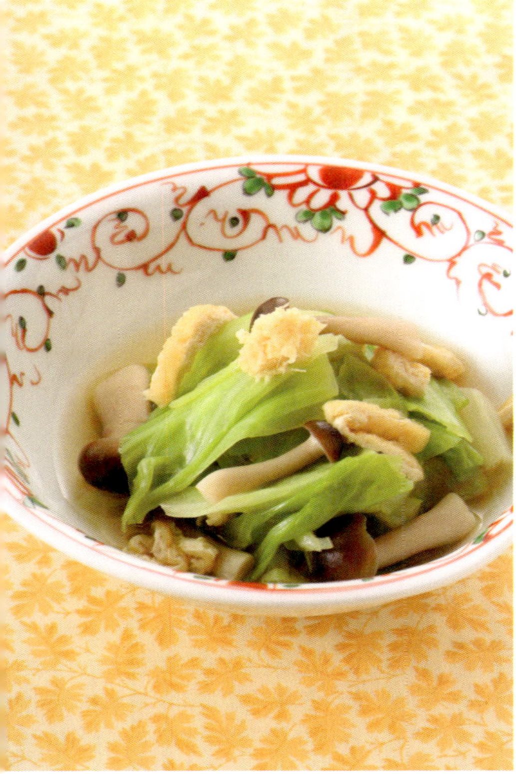

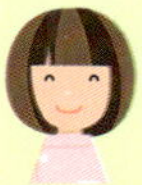

キャベツやなす、青菜、大根、かぶなど、あっさりとした味の野菜の煮物やあえ物には、おろししょうがを少量添えると、味のアクセントとなり、うす味でもおいしく食べられます。

キャベツとしめじの煮浸し　塩分 0.5g

材料（1人分）

キャベツ		60g
しめじ		20g
油揚げ		1/8枚（8g）
a	だし	1/4カップ
	しょうゆ	小さじ1
	みりん	小さじ1/2
	酒	小さじ1
おろししょうが		少量

1人分　55kcal／たんぱく質3.1g

1 キャベツは一口大に切り、しめじは石づきを除いて小房に分ける。

2 油揚げは湯をかけて油抜きをして短冊に切る。

3 なべにaを合わせて煮立て、**1**と**2**を入れてさっと煮る。キャベツがしんなりしたら火を消し、そのままあら熱がとれるまでおいて味をなじませる。器に盛り、おろししょうがをのせる。

ごぼうやれんこんには食物繊維が多く含まれており、便秘予防に最適です。市販の総菜は味が濃いので、手作りがおすすめ。細く切るのがたいへんなら、カット野菜を利用するとよいでしょう。

ごぼうとれんこんのきんぴら　塩分 0.6g

材料（作りやすい量／3人分）

ごぼう		50g
れんこん		100g
にんじん		20g
ごま油		小さじ1
a	しょうゆ	小さじ2
	砂糖	小さじ1
	酒	大さじ1
いり白ごま		小さじ1

1人分　61kcal／たんぱく質1.5g

保存メモ
保存がきくので多めに作っても。冷蔵庫で2〜3日保存できます。

1 ごぼうは4cm長さの細切りにする。れんこんは斜め薄切りにしてから細く切る。にんじんはごぼうと同様に切る。

2 フライパンにごま油を熱し、ごぼう、にんじん、れんこんの順に加えていため合わせ、全体につやが出たらaを加える。ふたをしてときどきフライパンごと揺すりながら蒸らしいため、好みのかたさになったらごまを散らす。

調理メモ
好みでとうがらしをふるのもおすすめです。常備菜としてお弁当にも利用できる料理です。

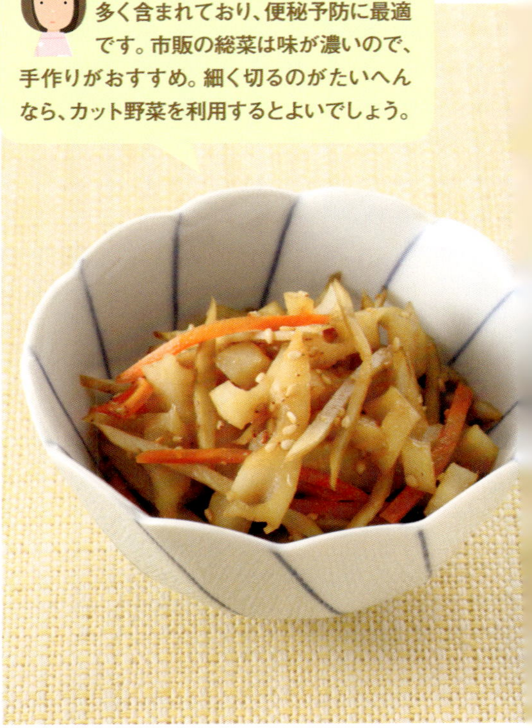

〔手軽にできて消化のよい〕夜食メニュー

肝臓の機能が低下して血糖値をコントロールする力が低下した場合、夜食療法（LES）をすすめられることがあります。手軽に作れて消化のよい夜食を紹介します。

組み合わせて200kcal を目安

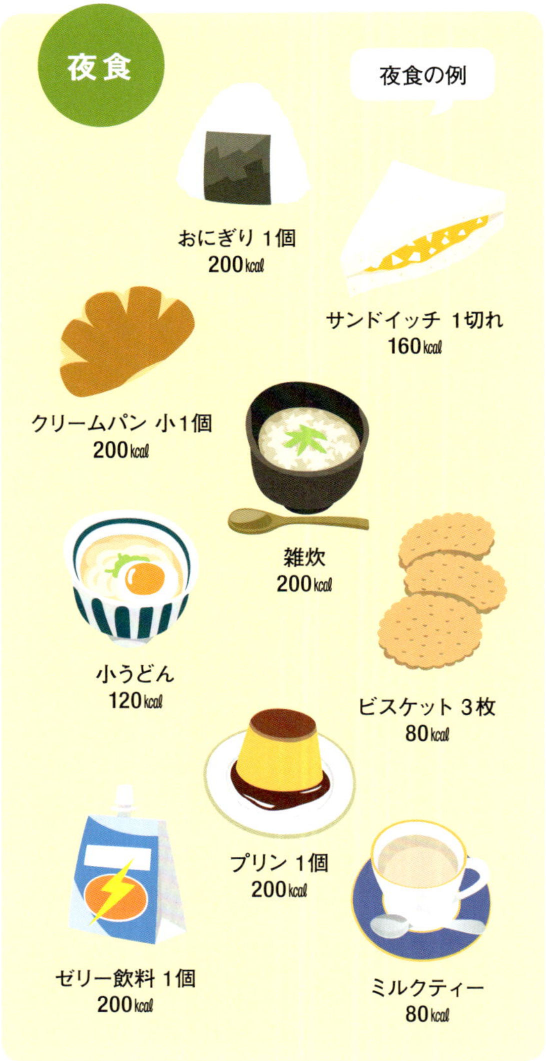
夜食
夜食の例
おにぎり 1個
200kcal
サンドイッチ 1切れ
160kcal
クリームパン 小1個
200kcal
雑炊
200kcal
小うどん
120kcal
ビスケット 3枚
80kcal
プリン 1個
200kcal
ゼリー飲料 1個
200kcal
ミルクティー
80kcal

夜食療法（LES）とは

血糖値をコントロールする力が低下すると、食後は高血糖に、空腹時は低血糖になりやすくなります。とくに夕食後から朝食までは時間が長いために、早朝に低血糖になり、エネルギー不足から筋肉がやせてきたり、こむらがえり、むくみなどを生じることもあります。

そこで、睡眠前に夜食をとることで早朝の低血糖や筋肉がやせることを予防します。

夜食のボリュームは200kcalを目安にします

夜食は、主食などの炭水化物食品を中心に消化のよい料理や食品を選びます。200kcal分を目安にとりますが、1日にとる総量が増えないよう、朝、昼、夕食の主食を少しずつ減らしましょう。また、塩分が増えないよう、夜食はできるだけうす塩にし、1日の塩分量が過剰にならないように心がけましょう。

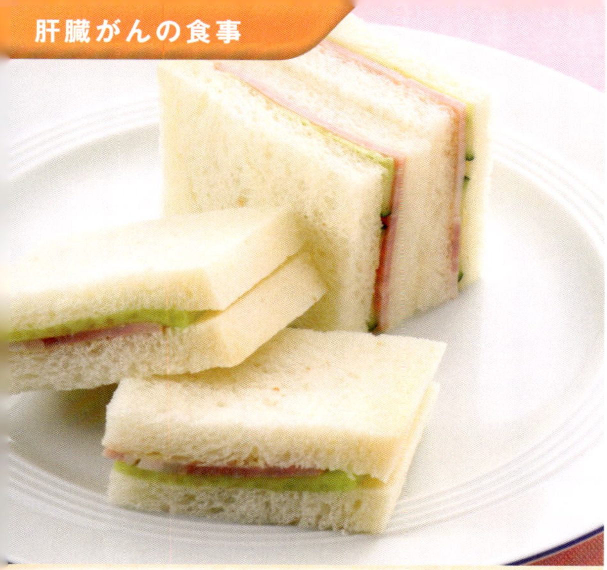

塩分 1.1g

ハムサンド

材料（1人分）

食パン（耳なし）
…12枚切り2枚（60g）

a［バター………小さじ½
　 マスタード
　 ……ミニスプーン1］

ロースハム……………1枚

きゅうりの薄切り
……………3枚（18g）

1人分 198kcal／たんぱく質7.5g

1 パンはそれぞれ片面にaを塗る。

2 パンにハムときゅうりをはさみ、皿などをのせて軽く重石をしてなじませ、食べやすく切る。

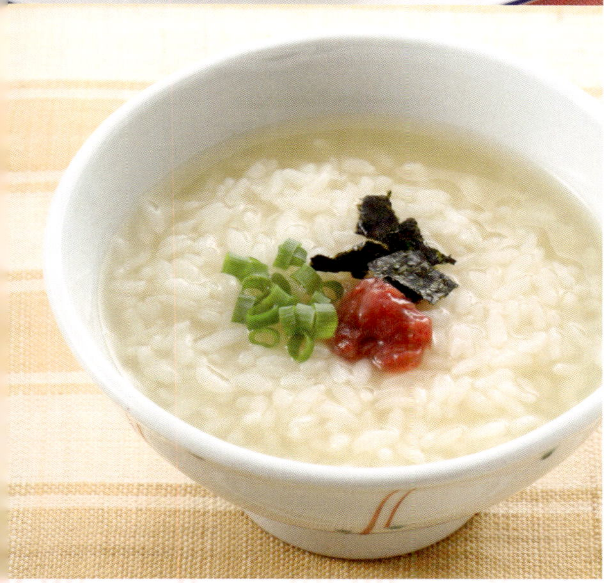

塩分 1.2g

梅雑炊

材料（1人分）

ごはん………………100g

だし………………¾カップ

a［しょうゆ………小さじ¼
　 塩……ミニスプーン½］

梅干し（11%塩分）
……………½個（4g）

小ねぎの小口切り……少量

もみのり……………少量

1人分 173kcal／たんぱく質3.1g

1 なべにだしを入れて火にかけ、ごはんを加えてほぐしながら好みのかたさになるまで煮、aで調味する。

2 梅干しは種を除いてざっとたたく。

3 器に雑炊を盛り、**2**の梅干しと小ねぎ、もみのりをのせる。

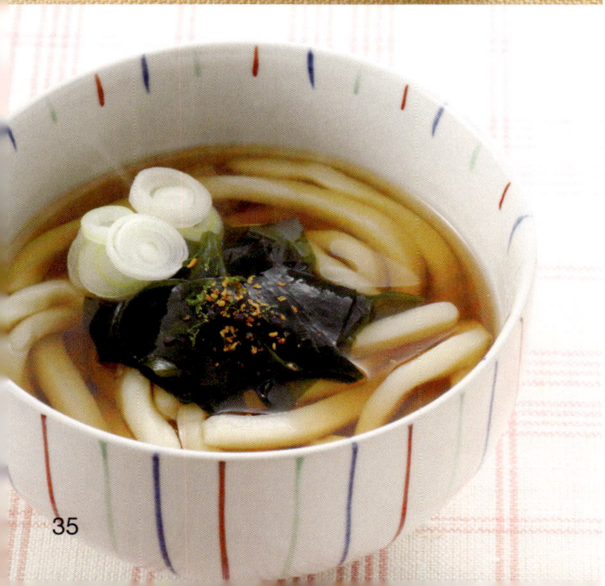

塩分 1.4g

わかめうどん

材料（1人分）

ゆでうどん……100g（½袋）

わかめ（もどして）……10g

ねぎ…………………3cm分

a［めんつゆ（2倍希釈）
　 ……………大さじ2
　 水…………⅗カップ］

七味とうがらし………適量

1人分 122kcal／たんぱく質3.7g

1 わかめは一口大に切る。ねぎは小口切りにする。

2 なべにaを合わせて沸かし、うどんを加えてひと煮立ちさせて器に注ぐ。わかめとねぎをのせ、好みで七味とうがらしをふる。

社会復帰後の食事アドバイス

日常生活に復帰できると、安心して食事療法がおろそかになりがちです。肝臓に負担をかけないためにも規則正しく食事をとりましょう。栄養を過不足なくとることもたいせつです。

規則正しく食事をとりましょう 塩分は1日7～8gを目指します

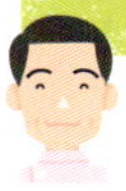

食べたり食べなかったりと不規則な食事は肝臓に負担をかけます。1日3食、規則正しく食べることを心がけましょう。1回の食事量が多すぎることも肝臓に負担をかけます。腹八分目を意識しましょう。

退院後1か月までは、塩分は1日6gを目標に減塩を心がけましたが、肝機能が回復してきて、むくみや腹水の心配がなくなったら、塩分は1日7～8g程度を目指しましょう。

外食や市販食品を利用すると、塩分がどうしても増えてしまいがちです。外食や市販品の利用が多いかたは、塩分の多い汁物は残す、かけじょうゆなど調味料を少量にするなどくふうしましょう。44～46ページの「外食の食べ方アドバイス」「中食の食べ方アドバイス」を参考にしてください。

野菜をしっかり食べましょう

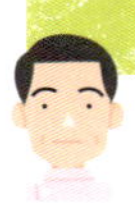

野菜には便秘予防に効果的な食物繊維、肝臓の機能が低下すると不足しがちとなるビタミン、ミネラルが含まれています。社会復帰して外食や中食を利用する頻度が増えると、野菜不足になりやすいため、野菜の量が多いメニューを選ぶ、サラダを追加するなど、調整しましょう。

●退院後1か月以降の食事ポイント

- 適正体重を維持する。
- 1日3食（指示がある場合は4食）規則正しく食べる。
- 良質なたんぱく質を含む肉、魚、卵、大豆製品のどれかを毎食とる。
- ビタミン、ミネラル、食物繊維を含む野菜を毎食とる。
- 主食の穀物を毎食とり、高血糖や肥満を招きやすい甘い菓子やジュースは控え、果物のとりすぎに注意する。
- C型肝炎の人は、鉄の多い食材を食べすぎないようにする。

●1日の食事配分（1日1800kcalとして）

朝食	600kcal
昼食	600kcal
夕食	600kcal

※間食、夜食は、1食200kcalを目安にし、その分朝昼夕の食事量を減らします。

社会復帰後のおすすめ献立

仕事や家事に復帰して忙しくなったら、下ごしらえが楽な食材を選んだり、下ごしらえをまとめてすませたり、無理なく続けられる方法を見つけましょう。手軽に作れる料理を紹介します。

朝食 Breakfast menu

塩分 2.3g

厚揚げの網焼き
ほうれん草とにんじんのごまあえ
玉ねぎのかき玉みそ汁
ごはん
果物（ぶどう）

1人分 580kcal／たんぱく質20.5g

厚揚げの網焼き

材料（1人分）

厚揚げ……80g
しょうゆ……小さじ⅔
おろししょうが……小さじ⅓

1 厚揚げは、魚焼きグリルかオーブントースターでこんがりと焼き、食べやすく切って器に盛る。
2 小皿にしょうゆとおろししょうがを入れて添える。

ほうれん草とにんじんのごまあえ

材料（1人分）

ほうれん草……40g
にんじん（せん切り）……20g
a 白すりごま……小さじ1
a しょうゆ……小さじ⅔
a 砂糖……小さじ⅔

1 熱湯を沸かしてにんじんを入れてさっとゆで、ざるにあげる。残りの湯でほうれん草をゆでて水にとり、水けを絞って3cm長さに切る。
2 aをボールに合わせてよく混ぜ、**1**をあえて器に盛る。

玉ねぎのかき玉みそ汁

材料（1人分）

玉ねぎ（薄切り）……20g
わかめ（もどして一口大に切る）……8g
だし……¾カップ
みそ……小さじ1
とき卵……½個分

1 なべにだしを煮立てて玉ねぎを加えて煮る。玉ねぎが透き通ったらみそをとき入れ、わかめを加える。
2 静かに煮立つ火加減にしてとき卵をまわし入れ、底から混ぜて卵がフワッと浮いてきたら火を消す。

●**ごはん**（1人分）……180g

●**ぶどう**（1人分）……80g

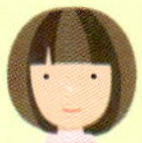

忙しい朝におすすめの手間や時間がかからない献立です。ごまあえの野菜の下ゆでは前の晩にすませておけば、さらに楽になります。みそ汁には、お弁当（38㌻）に使った卵の残り半分を加えます。

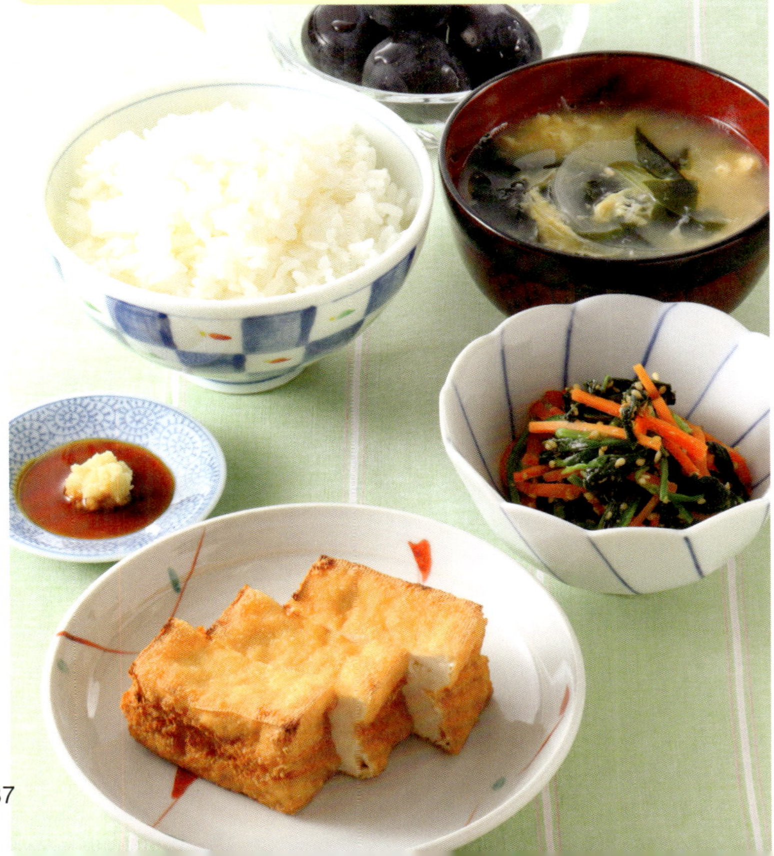

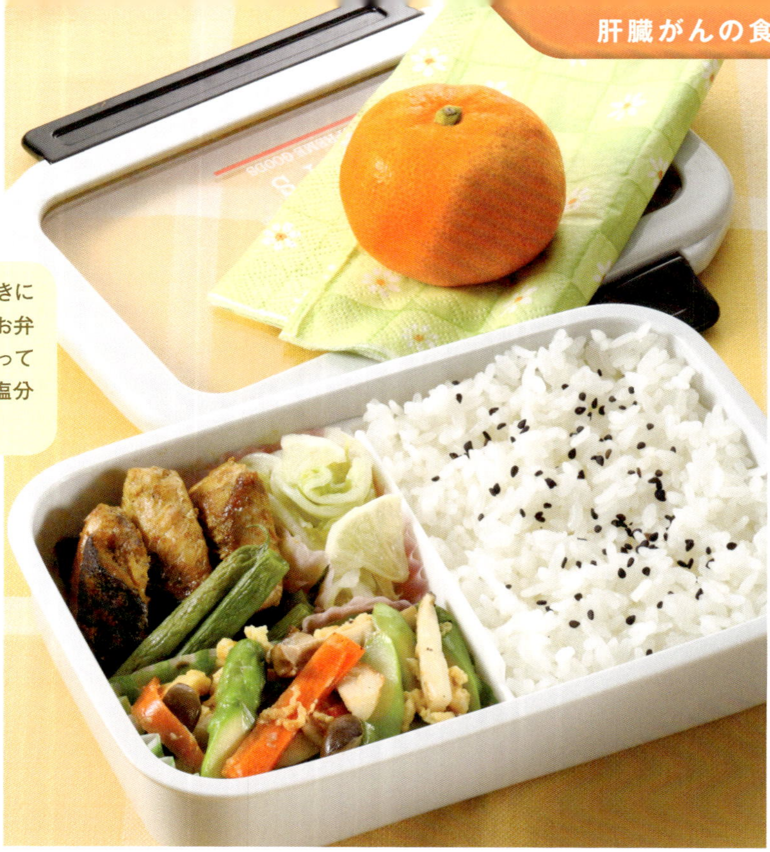

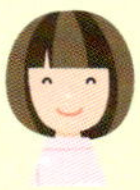

塩味をブリのカレー風味照り焼きに集中させることでごはんが進むお弁当です。ごはんには黒ごまをふってあります。ごま塩やふりかけ、梅干しは塩分が含まれるので注意しましょう。

昼食（お弁当）Lunch menu

塩分 2.1g

ブリのカレー風味照り焼き
アスパラときのこの卵いため
白菜のレモン酢あえ
黒ごまごはん
果物（みかん）

1人分 657kcal／たんぱく質27.7g

白菜のレモン酢あえ

材料（1人分）

白菜……1枚（60g）
レモンの輪切り……1枚
a ┌レモン汁……小さじ1
　│砂糖……ミニスプーン1
　│うす口しょうゆ……小さじ½
　└塩……ごく少量

1 白菜は熱湯でさっとゆでてざるにあげ、短冊に切って水けを絞る。レモンは皮を除いていちょう形に切る。
2 ボールにaを合わせて**1**をあえる。

調理メモ

さっとあえるだけですが、昼にはなじんでちょうど食べごろになります。

黒ごまごはん

材料（1人分）

ごはん……180g
いり黒ごま……少量

●**みかん**（1人分）……1個

アスパラときのこの卵いため

材料（1人分）

グリーンアスパラガス……1本
にんじん……5g
エリンギ・しめじ……各20g
サラダ油……小さじ1
塩……ミニスプーン½
こしょう……少量
a ┌とき卵……½個分
　└粉チーズ……小さじ1

1 アスパラは固い根元を落とし、斜め切り、にんじんとエリンギは薄い短冊切り、しめじは小房に分ける。
2 フライパンに油を熱し、**1**をいためる。塩とこしょうをふり、aを混ぜ合わせて流し、いため合わせる。

調理メモ

きのこは食物繊維が豊富です。食べごたえがあるので、満足感が得られます。

ブリのカレー風味照り焼き

材料（1人分）

ブリ（一口大に切る）……小1切れ（80g）
塩……ミニスプーン⅕
a ┌しょうゆ……小さじ½
　│ウスターソース……小さじ½
　│みりん……小さじ½
　│カレー粉……ミニスプーン1
　└おろししょうが……ミニスプーン1
さやいんげん（4cm長さに切る）……2本

1 ブリに塩をふり、5～6分おいて水けをふく。バットにaを合わせ、ブリを20～30分つける。
2 オーブントースターを温め、汁けをきったブリを並べる。さやいんげんをあいているところにのせ、約8分、ブリに火が通るまで焼く。

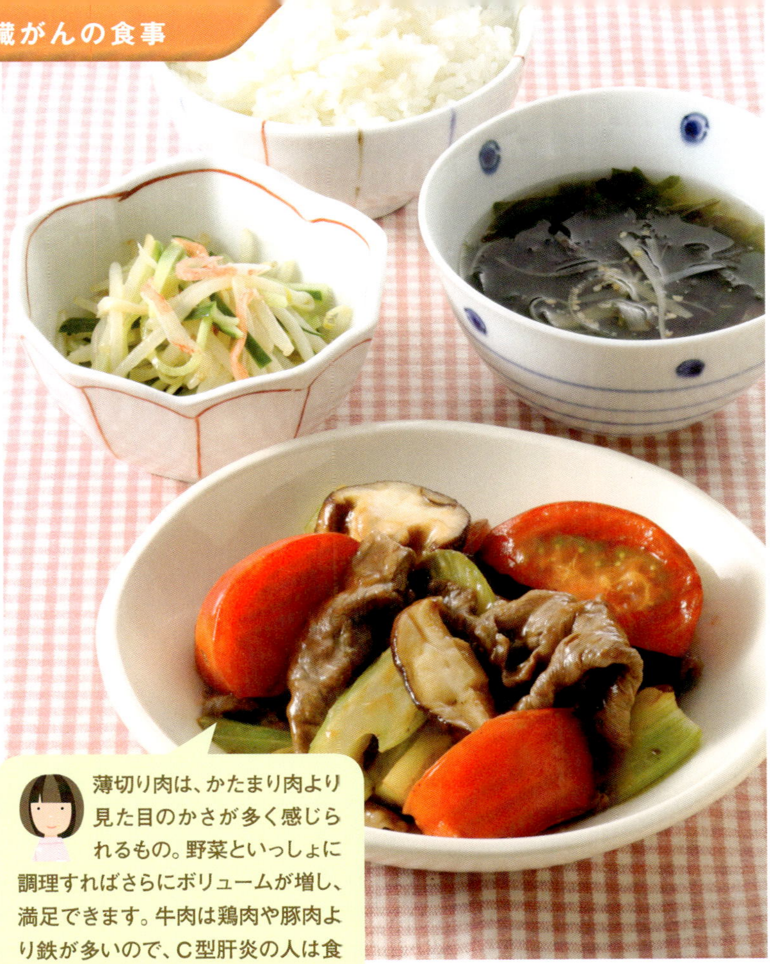

薄切り肉は、かたまり肉より見た目のかさが多く感じられるもの。野菜といっしょに調理すればさらにボリュームが増し、満足できます。牛肉は鶏肉や豚肉より鉄が多いので、C型肝炎の人は食べすぎないよう注意が必要です。

夕食 Dinner menu

塩分 3.3g

牛肉とトマトのオイスターいため
もやしとカニかまの中国風酢の物
海藻ミックスのスープ
ごはん

1人分 604kcal／たんぱく質26.0g

牛肉とトマトのオイスターいため

材料（1人分）

- 牛もも薄切り肉……80g
- a
  - しょうゆ……小さじ⅓
  - 酒……小さじ½
  - こしょう……少量
  - かたくり粉……小さじ½
- トマト（くし形切り）……小1個（120g）
- セロリ（斜め切り）……20g
- 生しいたけ（薄切り）……2個（30g）
- しょうがのせん切り……薄切り1枚分
- ごま油……小さじ¼
- サラダ油……小さじ½
- b
  - オイスターソース……小さじ1
  - しょうゆ・砂糖……各小さじ½
  - こしょう……少量
  - 酒……小さじ1

1 牛肉は一口大に切り、aをもみ込んで下味をつける。

2 フライパンにごま油を熱し、トマトを入れて表面に焼き色をつけ、一度とり出す。

3 フライパンをふいて油としょうがを入れて香りを立て、牛肉をいためる。色が変わったらセロリとしいたけを加えていため、セロリにつやが出たらbを加えてからめ、最後にトマトを戻してひといためする。

海藻ミックスのスープ

材料（1人分）

- 海藻ミックス（もどして）……20g
- ねぎ……4cm
- おろししょうが……小さじ¼
- a
  - 水……¾カップ
  - 顆粒鶏がらだし……ミニスプーン1
- 塩……ミニスプーン½
- しょうゆ……ミニスプーン1
- いり白ごま……少量

1 海藻ミックスは洗って水けを絞る。ねぎは縦にせん切りにする。

2 なべにaを合わせて煮立て、1としょうがを加えてひと煮立ちさせ、塩としょうゆで味をととのえる。

3 器に盛り、白ごまをふる。

●**ごはん**（1人分）……180g

もやしとカニかまの中国風酢の物

材料（1人分）

- もやし（ひげ根を除く）……60g
- きゅうり（せん切り）……4cm分（25g）
- 塩……ミニスプーン⅕
- カニ風味かまぼこ……1本（10g）
- a
  - しょうゆ……小さじ½
  - 酢……小さじ⅔
  - 砂糖……ミニスプーン1
  - ごま油……小さじ½

1 もやしは熱湯でさっとゆで、ざるにあげて水けをきる。

2 きゅうりは塩をふってしんなりしたら水けを絞る。かまぼこは長さを半分に切ってほぐす。

3 ボールにaを合わせてよく混ぜ、もやしと2を入れてあえる。

〔野菜たっぷり＆塩分控えめ〕お弁当作りのポイント

外食はどうしても、野菜不足で塩分が多くなりがちです。手作りのお弁当は野菜や塩分の量を調節できるのでおすすめです。野菜たっぷりで塩分控えめのお弁当作りを続けられるポイントを紹介します。

ポイント1

続けることがいちばんと考えて手を抜きましょう

お弁当を続けることがたいせつ。メニューは前日の夕食と合わせて考えると合理的です。同じおかずを多めに作って活用したり、下調理までいっしょにすませ、お弁当だけ仕上げの味を変えたりすると、負担が少なくなります。

また、休日など時間のあるときに、常備菜を作っておくと安心です。

ポイント2

ゆで野菜や調理いらずの野菜を活用しましょう

野菜は新鮮なうちに下ゆでをして冷蔵庫に。下ゆでしてあれば、あとはあえるか、いためるかなど、仕上げのひと手間ですみます。じょうずに保存すれば、冷蔵庫で3日はもちます。

ゆで野菜のほか、そのまま使えるミニトマトやレタスもあると便利です。

保存のコツ

❶ かためにゆでる
❷ 充分にさまして、水けをよくきる
❸ 水けの多い青菜などは切らずに保存
❹ キッチンペーパーを敷いた密閉容器に並べて保存
（できればペーパーは毎日とりかえると衛生的です）

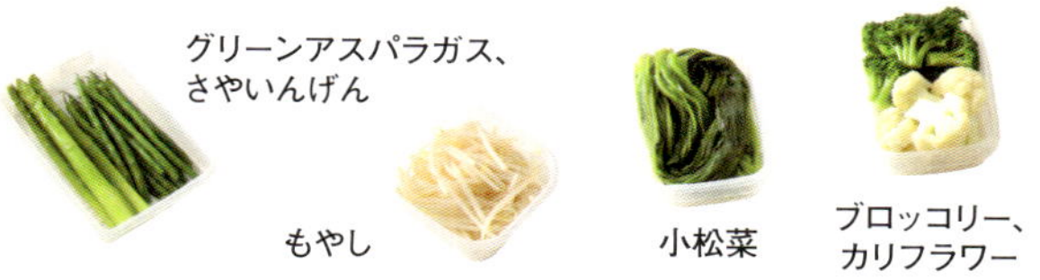
グリーンアスパラガス、
さやいんげん
もやし
小松菜
ブロッコリー、
カリフラワー

ポイント3

うす塩でもおいしい調理法を活用しましょう

おすすめの調理法は、揚げ物と焼き物です。揚げ物は、油のこく、焼き物も香ばしさでおいしさを感じられるため、うす味にしやすい調理法です。

ポイント4

酸味や辛味、香りを生かして減塩しましょう

調味は酢やレモンの酸味、とうがらしやわさび、しょうが、カレー粉などの辛味や刺激、しそやさんしょうなどの香りを生かしましょう。うす味を感じさせない仕上がりになります。

料理全体がうす味ではもの足りないと感じるかもしれません。おかずの1品は普通の味つけにすることで満足感が得られます。

和風ミックスピクルス

材料（作りやすい量／4人分）

大根……100g
にんじん……40g
きゅうり……100g
a［しょうゆ……大さじ1⅓
　塩……ミニスプーン2
　酢……大さじ1⅓
　砂糖……小さじ2
　だし（または水）……大さじ4］
赤とうがらし……1本

1 野菜はいずれも4cm長さの拍子木切りにする。

2 耐熱容器にaを合わせ、**1**を加えてラップを表面に張りつけ、電子レンジで1分加熱する。さっくり混ぜ、さましながら味をなじませる。

作りおきメモ
前の晩に作ってさめたら冷蔵庫に。冷蔵庫で4～5日保存できます。

さつま芋のバターソテー

材料（1人分）

さつま芋……50g
バター……小さじ½
はちみつ……小さじ½

1 さつま芋は皮つきのまま洗ってラップに包み、電子レンジで1分20～30秒加熱し、2cm厚さのいちょうか半月形に切る。

2 フライパンにバターをとかし、**1**を並べて両面に焼き色をつける。中まで火が通ったら、はちみつを加えてからめる。

青のりごはん

材料（1人分）

ごはん……180g
青のり……少量

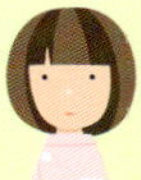

つくねにはれんこん、副菜にも大根、にんじん、さつま芋と、食物繊維が豊富なお弁当です。根菜は買いおきもでき、保存のきく料理が作りやすい食材。お弁当作りの強い味方です。

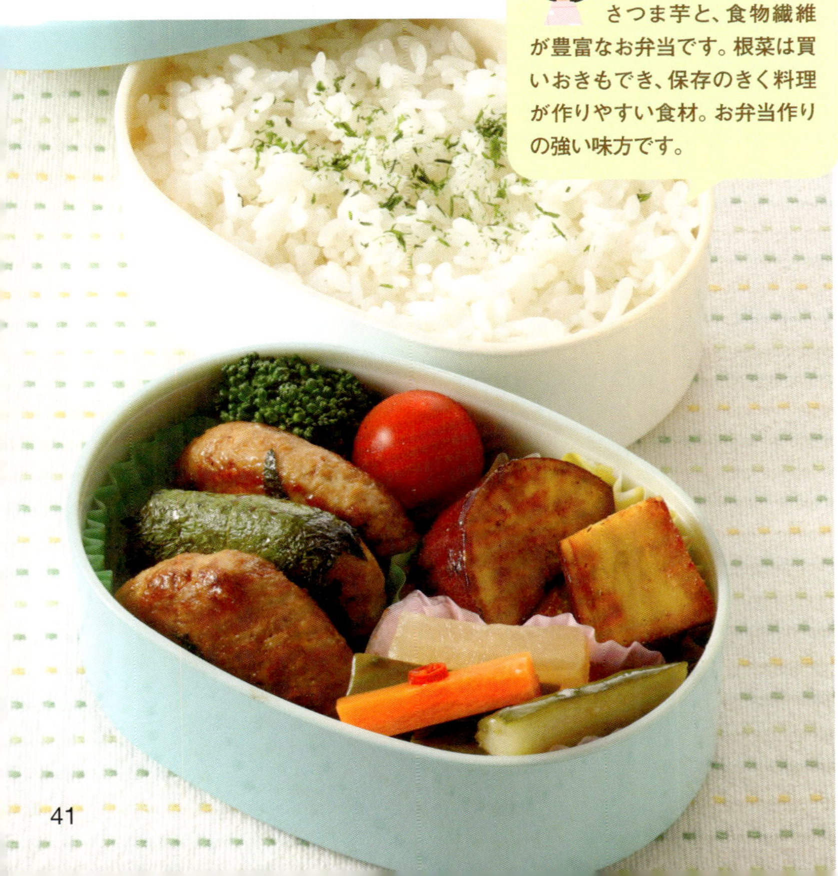

おすすめお弁当　塩分 2.1g

れんこん入りつくね
さつま芋のバターソテー
和風ミックスピクルス
青のりごはん

1人分 576kcal／たんぱく質20.6g

れんこん入りつくね

材料（1人分）

豚ひき肉……60g
れんこん……40g
塩……ミニスプーン¼
こしょう……少量
a［おろししょうが……ミニスプーン1
　かたくり粉……小さじ½］
青じその葉……3枚
サラダ油……小さじ⅓
b［しょうゆ……小さじ1
　みりん・酒……各小さじ1］
ゆでブロッコリー……10g
ミニトマト……1個

1 れんこんはすりおろしてざるにあげ、軽く水けをきる。

2 ボールにひき肉と塩、こしょうを加えて粘りけが出るまで練り、**1**とaを加えてさらに練り混ぜる。3等分にしてそれぞれ小判形に丸め、青じそを1枚ずつ巻く。

3 フライパンに油を熱し、**2**を並べて両面に焼き色をつける。bを加えてふたをし、弱火で3～4分蒸し焼きにして中まで火を通す。最後にふたをとって残った汁けをとばす。

4 さましてから弁当箱に詰め、ブロッコリーとミニトマトを添える。

作りおきメモ
前の晩につくねに丸めて冷蔵庫に保存し、朝、青じそを巻いて焼き上げるとよいでしょう。また、まとめ作りして焼いたものを冷凍しておくこともできます。

お弁当にも役立つ
作りおき野菜料理

お弁当の常備菜の定番、切り干し大根は、うす味でもおいしく日もちするのが魅力。青菜やもやし、きゅうりやキャベツなど、水分の多い野菜も、油をまぶしたり、塩漬けにして水分を絞れば日もちします。うす塩でも保存のきくメニューを紹介します。

塩分 0.9g

切り干し大根とちくわの煮物

材料（作りやすい量／6食分）

切り干し大根（乾燥）……40g
にんじん（細切り）……50g
ちくわ……2本（50g）
サラダ油……小さじ1
a
だし……1½カップ
酒……大さじ1
砂糖……大さじ1
しょうゆ……大さじ1⅓

1人分 48kcal／たんぱく質1.9g

1 切り干し大根はさっと洗って水につけ、しんなりしたら水けをきつく絞る。ちくわは縦半分に切って斜め薄切りにする。

2 なべに油を熱し、切り干し大根とにんじんをいためる。つやが出たらちくわを加えていため合わせ、aを加える。煮立ったら弱めの中火にして汁けがなくなるまで煮る。

作りおきメモ
さめたら密閉容器に入れて冷蔵庫に。3～4日保存できます。冷凍保存も可能。お弁当に入れるときは、再度電子レンジで温めて、さましてから詰めると安心です。

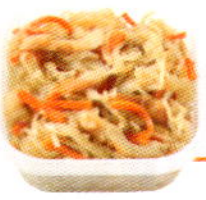

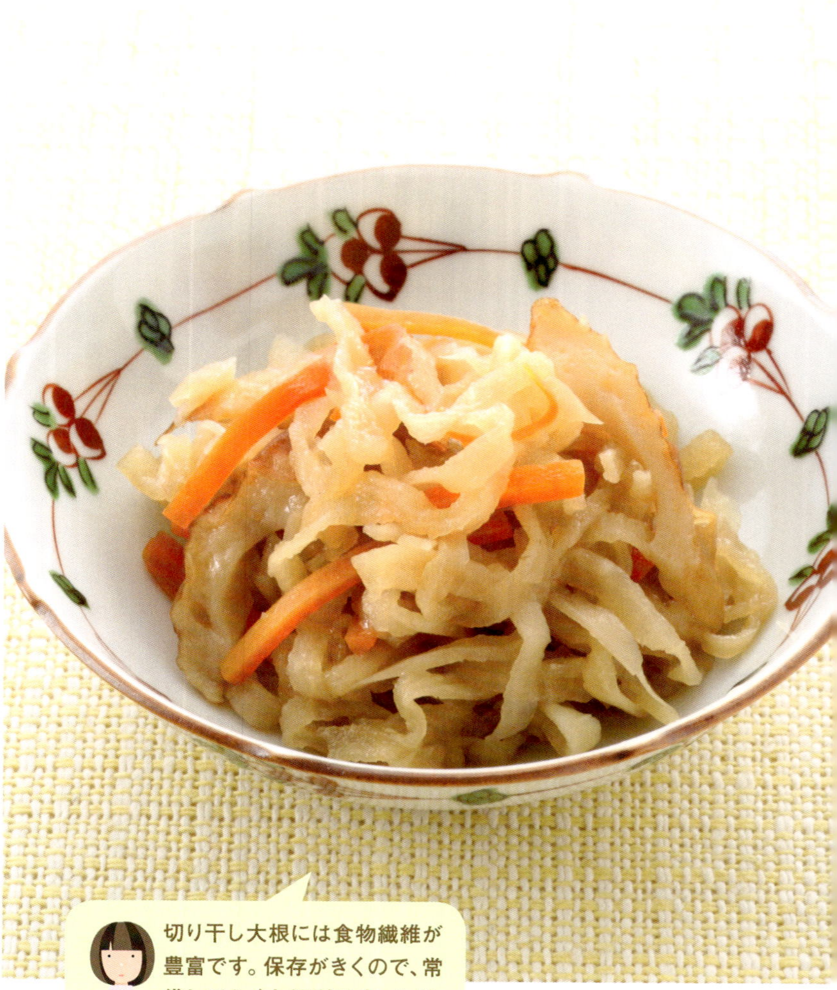

切り干し大根には食物繊維が豊富です。保存がきくので、常備しておくと便利です。ただ、鉄も多いので鉄の制限が必要な場合は食べすぎないように注意しましょう。

ミックスナムル

塩分 0.3g

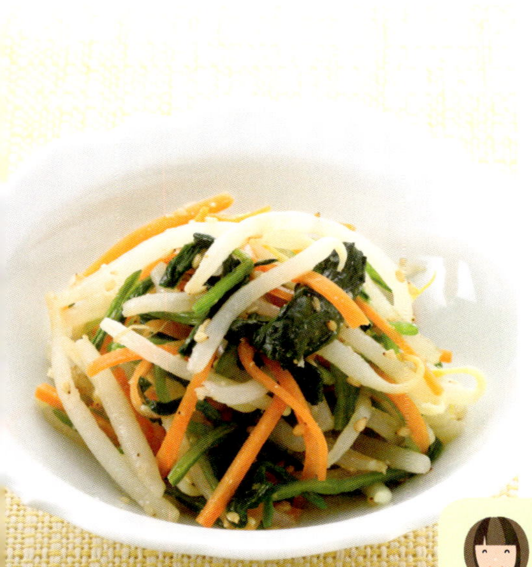

材料（作りやすい量／４食分）

ほうれん草……………100g
もやし……………100g
にんじん……………25g

a
- 塩……………小さじ¼
- 酢……………ミニスプーン1
- 砂糖……………ミニスプーン1
- ごま油……………小さじ2
- 白すりごま……………小さじ2
- おろしにんにく……………少量

1人分 39kcal／たんぱく質1.3g

1 ほうれん草は根元に切り込みを入れて洗う。もやしはひげ根を除く。にんじんは4cm長さのせん切りにする。

2 なべに湯を沸かし、もやし、にんじんを順に入れてさっとゆで、ざるにあげて水けをきる。ほうれん草を入れてゆで、水にとってから水けをきつく絞り、3cmに切る。

3 ボールにaを合わせて、水けをよく絞った**2**の野菜を入れてあえる。

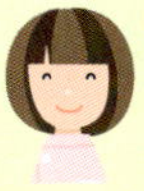

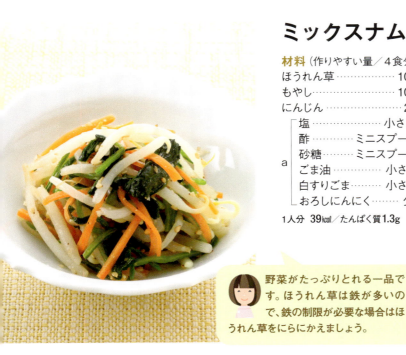

野菜がたっぷりとれる一品です。ほうれん草は鉄が多いので、鉄の制限が必要な場合はほうれん草をにらにかえましょう。

作りおきメモ
密閉容器に入れて冷蔵庫に。2～3日保存できます。とり出すときに雑菌が入らないように、清潔な箸《はし》を使いましょう。

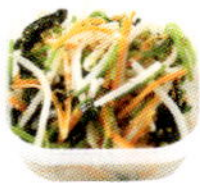

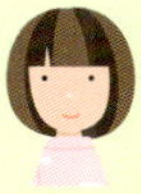

塩分控えめの漬物です。酢の酸味や昆布のうま味がきいて、調味の塩が少なくてもおいしく食べられます。

塩分 0.6g

キャベツときゅうりとにんじん、大根の浅漬け

材料（作りやすい量／６食分）

キャベツ（一口大に切る）……………2枚（100g）
きゅうり（8mm厚さの斜め切り）……………1本（110g）
にんじん（短冊切り）……………¼本（40g）
大根（いちょう切り）……………5cm分（130g）
しょうがのせん切り……………薄切り2枚分
だし昆布……………3cm角
塩……………小さじ⅔～1

a
- 酢……………小さじ1
- 砂糖……………ミニスプーン1

1人分 14kcal／たんぱく質0.6g

1 ポリ袋にキャベツ、きゅうり、にんじん、大根、しょうがを入れ、塩をふって袋ごともんでなじませる。

2 しんなりしたら昆布とaを加えて全体によく混ぜ、空気を抜いて密封し、冷蔵庫で30分以上おいて味をなじませる。

作りおきメモ
塩分に加えて酢も入れたので、冷蔵庫で1週間くらい保存できます。ただし、しっかり空気を抜いて密封し、清潔な箸《はし》でとり出すよう注意します。

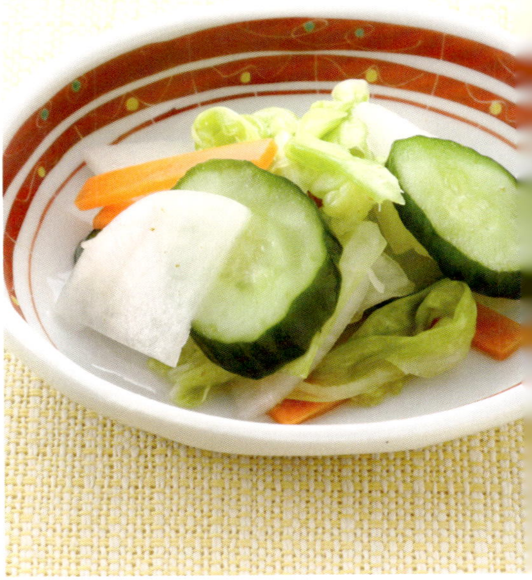

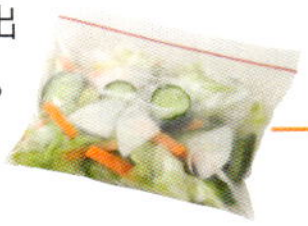

外食の食べ方アドバイス

外食は塩分が多く、野菜が少なめになりがちです。食べ方をくふうすることでで調整できるので参考にしてください。

和食店で

定食がおすすめですが、漬物や汁物は塩分が多く、塩分のとりすぎになるので、量を減らすなどくふうして食べましょう。野菜が少ないときは、食後に野菜ジュースをプラスしましょう。

●にぎりずし

1人分 461kcal
たんぱく質26.7g

塩分 2.3g

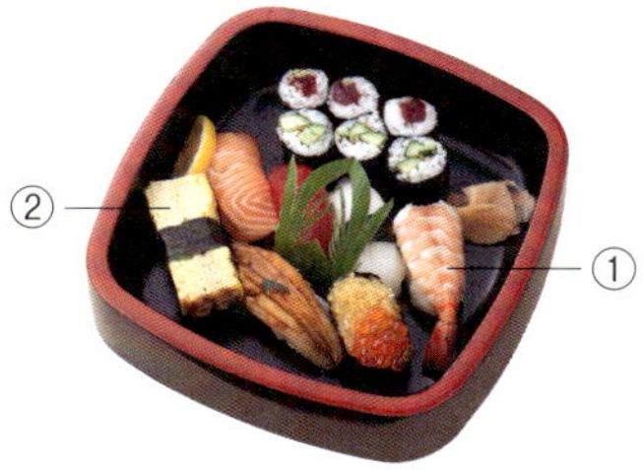

食べ方アドバイス

① つけじょうゆはねたのみにつける。

② 卵、イクラ、かんぴょう巻き、おしんこ巻き、バッテラなどは塩分が多いので、つけじょうゆなしで食べる。

③ すまし汁やみそ汁は汁を半分だけ飲む。

●カツ丼セット

（カツ丼、ぬか漬け、アサリのみそ汁）

1人分 1146kcal
たんぱく質42.2g

塩分 6.3g

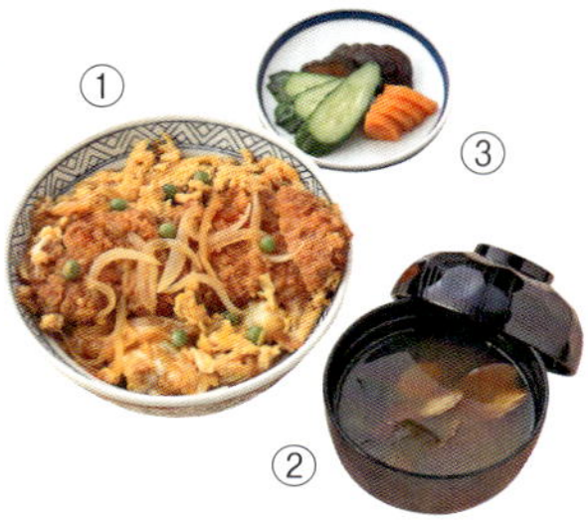

食べ方アドバイス

① 豚カツと煮汁がしみたごはんを$\frac{1}{3}$～$\frac{1}{4}$量ずつ残す。

② みそ汁の汁を半分だけ飲む。

③ 漬物は半分だけ食べる。

●アジの塩焼き定食

（アジの塩焼き、浅漬け、みそ汁、ごはん200g）

1人分 513kcal
たんぱく質29.3g

塩分 5.1g

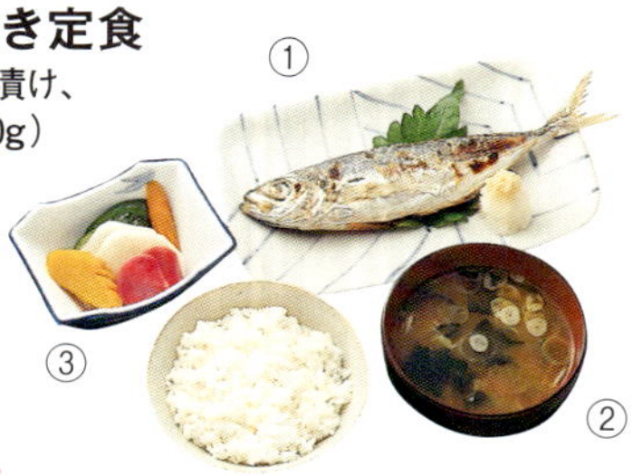

食べ方アドバイス

① アジの塩焼きだけで塩分3.1gなので、しょうゆをかけずに食べる。

② みそ汁の汁を半分だけ飲む。

③ 浅漬けは半分だけ食べる。

●ウナ重セット

（ウナ重、肝吸い）

1人分 758kcal
たんぱく質32.5g

塩分 4.1g

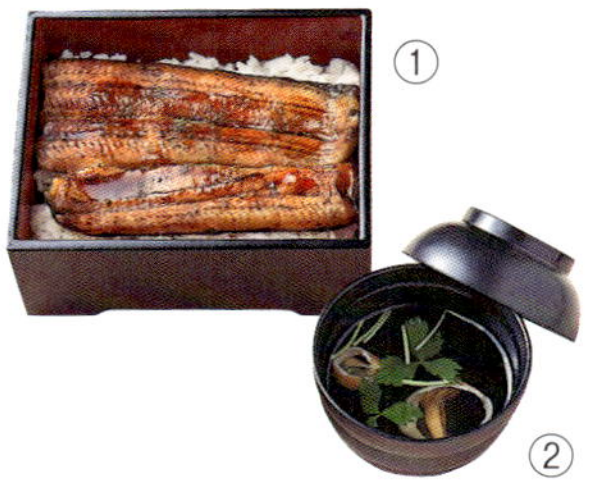

食べ方アドバイス

① ウナギとごはんを$\frac{1}{4}$量ずつ残す。

② 肝吸いは半分だけ飲む。

中国料理店で

脂質と塩分が多くなりがちです。中でもあんかけのあんやスープ、漬物に塩分が多く含まれます。残すことで調整しましょう。

●エビチリ定食

（エビチリ、わかめ入りスープ、ザーサイ、ごはん200gつき）

1人分 565kcal
たんぱく質27.7g

塩分 6.7g

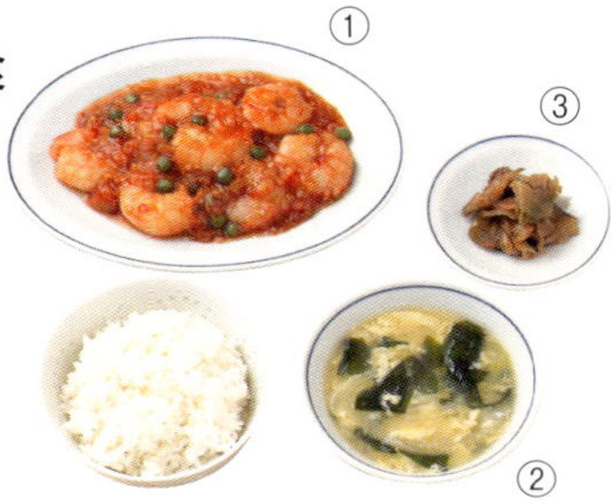

食べ方アドバイス

① エビチリの皿に残ったあんをできるだけ残す。
② スープは半分だけ飲む。
③ ザーサイを残す。

●しょうゆラーメン

1人分 474kcal
たんぱく質19.8g

塩分 7.1g

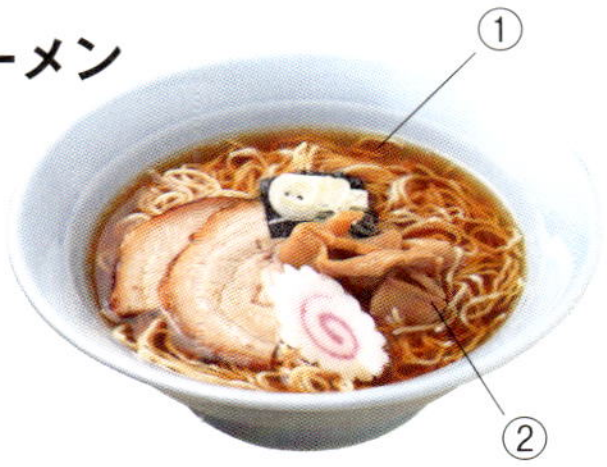

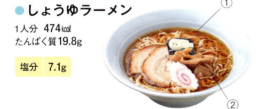

食べ方アドバイス

① スープはできるだけ残す。
② しなちくは½量残す。

※スープの塩分は多い順に、塩味、しょうゆ味、とんこつ味、みそ味。具の塩分は、焼き豚、しなちく、紅しょうがに要注意です。
※五目ラーメンやタンメンなど、野菜の多いラーメンを選びましょう。

洋食店で

洋食は脂質が多くなりがちです。選ぶならグリルやソテーなどが脂質控えめでおすすめです。

●ハンバーグセット

（ハンバーグ 130g、コーンスープ、ごはん150g）

1人分 731kcal
たんぱく質24.9g

塩分 4.4g

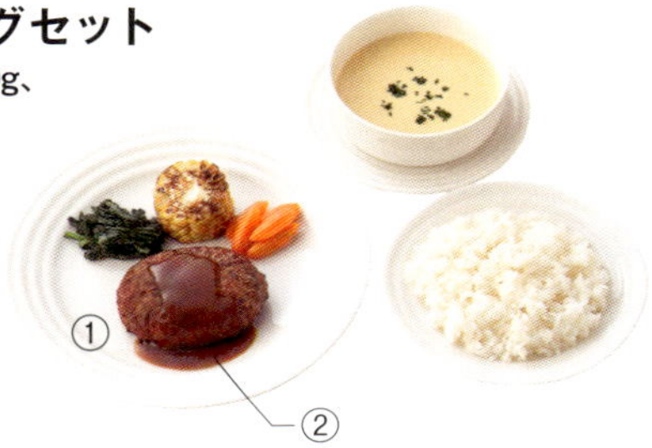

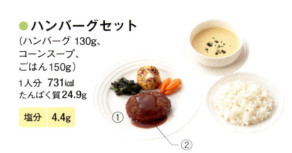

食べ方アドバイス

① ハンバーグを¼量残す。
② ハンバーグのソースはできるだけ残す。

※ソースが選べるようなら、おろし大根とポン酢しょうゆなど、ノンオイルのものがおすすめです。

●カレーライス

1人分 690kcal
たんぱく質16.4g

塩分 3.4g

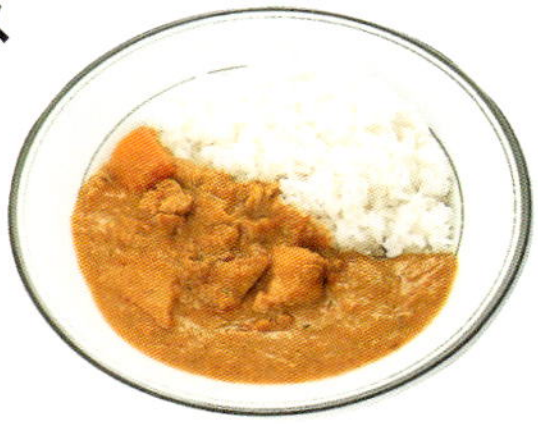

食べ方アドバイス

① ごはんとカレーソースを¼量残す。
② サラダを追加する。

※豚カツがプラスされたカツカレーはさらに高脂肪高エネルギーになります。
※野菜不足を補うために、サラダのほか、無塩野菜ジュース、果物がプラスできるとよいでしょう。

参考資料／『塩分早わかり』『エネルギー早わかり』『毎日の食事のカロリーガイド』（いずれも女子栄養大学出版部）

中食の食べ方アドバイス

コンビニやスーパーの総菜売り場は品数が豊富で、好きなものを選んで組み合わせることができます。おすすめメニューと選び方を紹介します。

おすすめの組み合わせ例

サンドイッチを食べるなら

ハムとチーズのバゲットサンド　ヨーグルト　野菜ジュース

サンドイッチは、ハムやチーズ、ローストビーフなど、たんぱく質食品がしっかり入ったものを選びましょう。副菜代わりに野菜ジュースを添え、ヨーグルトもあるとバランスが整います。ジュースはサラダに、ヨーグルトは牛乳にしても。

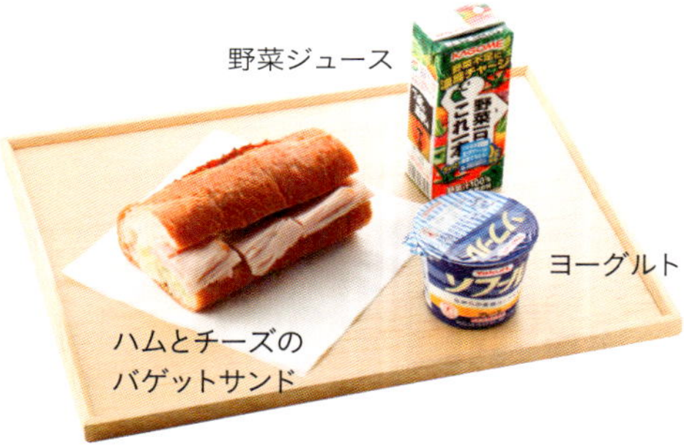
野菜ジュース
ヨーグルト
ハムとチーズのバゲットサンド

おにぎりを食べるなら

サケおにぎり　鶏のから揚げ　サラダ

おにぎりのサケは少量なので、主菜として鶏のから揚げを添えます。おにぎりとから揚げで、塩分が3g近くになるので、副菜のサラダはドレッシングなしか、ごく控えめに使いましょう。

主菜は冷ややっこや納豆に、副菜はお浸しや酢の物にしてもバランスがとれます。

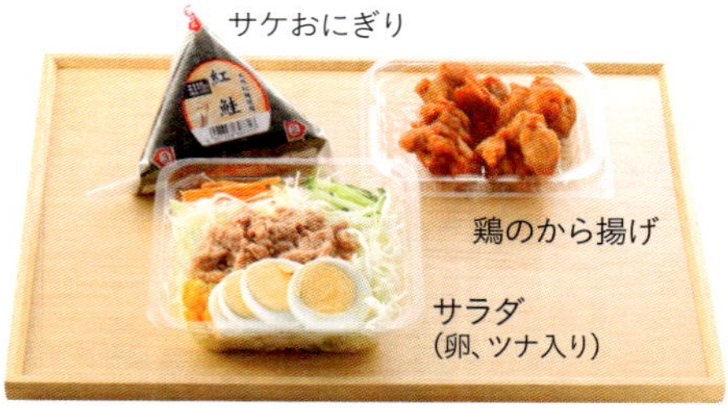
サケおにぎり
鶏のから揚げ
サラダ
(卵、ツナ入り)

おでんを食べるなら

おでん
厚揚げ、つみれ、牛すじ、こんにゃく、昆布

おでんは、好きな具を選べるうえ、温かく、ボリュームがあるわりに低エネルギーで、たんぱく質と食物繊維も補給できます。はんぺん、焼き豆腐、ゆで卵、大根もおすすめです。練り製品は塩分が多いので、1種類にとどめ、煮汁は飲まないようにしましょう。

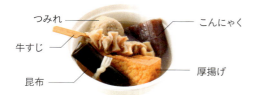

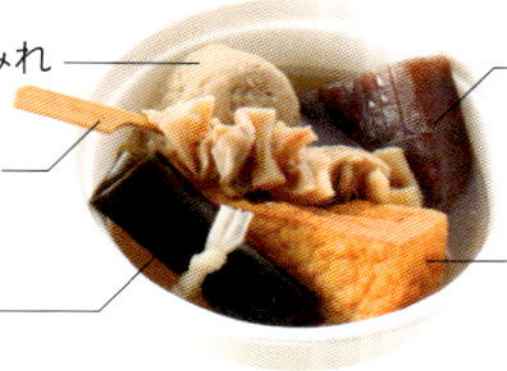
つみれ
こんにゃく
牛すじ
厚揚げ
昆布

お弁当を食べるなら

幕の内弁当

焼き魚を中心に、揚げ物、煮物、漬物など、さまざまなおかずがそろった幕の内弁当がおすすめです。できれば野菜たっぷりのものを選びましょう。ごはんが多い場合は、¼量残します。塩分が多めなので、添付のしょうゆやソースは控えめにして、梅干しや漬物を残しましょう。

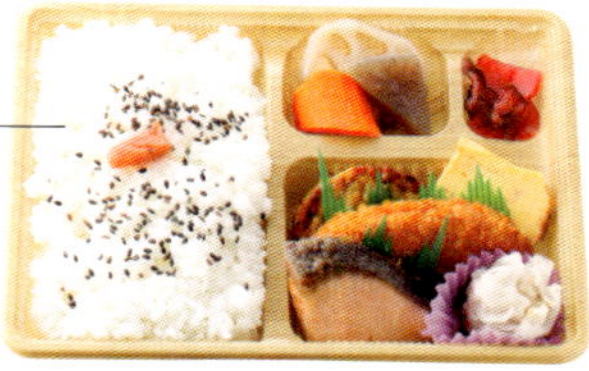
ごはん
200～250g
¼量は残し、梅干しも残しましょう。

胆道がん　治療法と食事

◎治療法については（48～53㌻）

胆道がんはがんの発生場所によって5種類あり、治療法も異なります。48～53㌻に、それぞれの治療法と術後のケアを紹介しています。進行がんや再発後の治療法についても触れています。医師と話をするときの参考にしてください。また、ご自身の病気を理解することで、食事療法のたいせつさに気づくきっかけにもなると思います。

◎食事については（54～82㌻）

治療法が決まり、入院日が決まったら、54㌻の「入院前の食事アドバイス」に、退院日が決まったら56㌻からの「退院後の食事アドバイス」に目を通してください。退院後すぐから食べられるおすすめメニューは60㌻から紹介しています。

職場や日常生活に復帰したら72㌻からの「社会復帰後の食事アドバイス」を役立ててください。お弁当作りにもぜひ挑戦しましょう。中食や外食の賢い活用法も紹介しています。

胆道がんの種類と治療法

井上陽介／がん研有明病院　肝・胆・膵外科副部長

1 胆道の構造とがんの種類

胆道がんは、肝臓でつくられた胆汁の通り道にできるがんです

「胆道」といわれても、イメージがむずしいかもしれません。胆道の「胆」は、肝臓が作る消化液「胆汁」の胆です。すなわち、胆道とは胆汁の通り道のことだと考えてください。胆道のスタート地点は、肝臓の中の細い胆管の枝。この肝内胆管が肝門部に向けて無数に合流して一つの太い胆管となり、肝外に出て胆のうともつながりながら、膵臓の中を十二指腸に向けて伸び、最後に十二指腸乳頭という出口から十二指腸に抜けます。

つまり、胆道がんは、①肝内胆管がん、②肝門

図1　胆道の構造と周辺の臓器

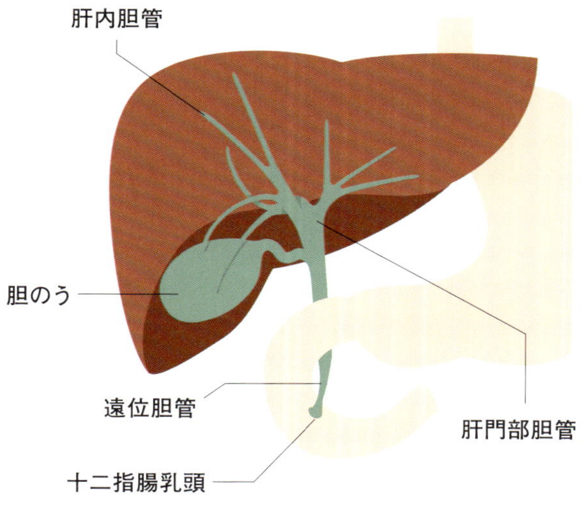

部胆管がん、③遠位胆管がん、④胆のうがん、⑤十二指腸乳頭部がんと、5つを指します。一口に胆道がんといっても、胆道のどこに発生したかによって、手術術式が大きく異なるのが特徴です。

黄疸が強い場合は、減黄術を行ないます

胆道がんの症状として代表的なのは黄疸です。胆汁の通り道にがんができると、道がふさがれて胆汁のうっ滞が起こります。肝臓はそうと知らずに胆汁を産生し続けてしまうため、うっ滞した胆汁が少しずつ血液中にしみ出して、血液に胆汁由来の黄色が混ざります。これにより、肌や眼球、尿が黄色や茶色に変色する黄疸の症状が出てきます。黄疸は放置すると肝臓と全身をどんどん弱らせてしまうため、黄疸を解除するための処置「胆道ドレナージ」が必要になります。

ドレナージとは、「水などをある場所から導き出す」という意味です。肝臓の中でパンパンに張った状態の胆管を減圧するために、内視鏡下に十二指腸乳頭から減圧チューブを入れる「内視鏡的逆行性胆道ドレナージ」、経皮的に肝臓を直接刺して減圧チューブを入れる「経皮経肝胆道ドレナージ」、長いチューブでなく留置型のステントを埋め込む「胆道ステント」などがあります。

2 胆道がんの治療法

胆のうがんは早期なら胆のう摘出で完治します

胆のうは、胆道の途中につながる袋状の臓器であり、役割は胆汁の一時的貯留と濃縮です。胆汁を産生するのはあくまで肝臓であり、胆のうの役割は小さいといえます。

胆のうのいちばんの特徴は壁が非常に薄いこと

です。そのため、胆のうの内側の壁に発生したがんが進行すると、容易に胆のうの外に顔を出してがんの散布を起こしてしまいます。超音波でも見やすく、検診で小さな段階で見つけることも可能です。そこで、10㎜以上の胆のうのしこりが見つかった場合は、がんの可能性も考慮して、腹腔鏡下胆のう摘出術を行ないます。

　胆のうは構造がシンプルであり、腹腔鏡下手術が最も早く標準化された臓器であり、手術の合併症率も低いのですが、まれに胆道損傷などの後遺症が見られることがあります。

Column

胆のうポリープも直径10㎜以上のものは手術を考慮します

　胆のうによくできる病気として、胆のう内結石と、良性のポリープがあります。いずれも腹腔鏡下胆摘術で治療します。胆のうポリープは健診の超音波検査などで発見されることが多く、症状が出ることはまれです。ほとんどの場合は、コレステロールポリープや、腺腫などの良性ポリープです。ただ、10㎜以上のポリープにはがんの成分が入っているものもありうるため、結果が良性と出る可能性もありますが、診断的治療として、手術を行なっています。

表1　胆のうがんの病期分類

0期	上皮内がん（注1）
I期	がんが胆のうの固有筋層（注2）までにとどまっている
II期	がんが胆のうの漿膜下層（肝外胆管、胃、腸、脾臓、大網）、または肝臓と接する結合組織に浸潤
IIIA期	（1）がんが胆のうの漿膜（注2）に浸潤 （2）がんが肝実質や肝臓意外の一か所の周囲臓器（肝外胆管、胃、腸、脾臓、大網）に浸潤 上記（1）、（2）いずれか、または両者を満たし、領域リンパ節（注3）に転移していない
IIIB期	がんが浸潤している範囲はIIIA期と同様だが、領域リンパ節に転移
IVA期	（1）肝臓以外の周囲臓器の2か所以上に浸潤 （2）門脈本幹または肝動脈に浸潤
IVB期	IVB期　がんの浸潤や領域リンパ節転移にかかわらず、遠隔転移がある

注1：がんが臓器の表面をおおっている上皮までにとどまっているがん。
注2：胆のうの壁を組織学的に分類した1つ。胆のうの内側から粘膜層、固有筋層、漿膜下層、漿膜となっている。
注3：胆のうのまわりのリンパ節。肝十二指腸間膜内のリンパ節、総肝動脈幹リンパ節、上膵頭後部リンパ節
参考資料：日本肝胆膵外科学会編「臨床・病理　胆道癌取扱い規約2013年（第6版）」

胆管がんの切除手術は高度な技術が必要です

前述のとおり、胆道は肝臓と膵臓、十二指腸とつながっており、15㎝ほどの長さしかありません。この狭い領域にがんができて進展するのですから、その手術はいくつもの臓器からからんだ複雑なものになります。

肝内の端に発生した肝内胆管がんは肝細胞がんの手術に準じた肝切除術ですが、肝門部付近の胆管がんでは、肝臓を半分以上切除する肝葉切除が標準です。膵・十二指腸よりの遠位胆管がんでは、胆管、胆のうと膵頭部・十二指腸も含めて一括に切除する膵頭十二指腸切除が必要です。両者の真ん中に位置してしかも広く進展しているような場合は、肝葉切除＋膵頭十二指腸切除という、腹部外科最大級の手術になることもあります。

いずれの手術も非常に専門的な肝胆膵領域の技術と知識、経験が必要なうえ、血管合併切除再建も合わせて行なうことがあるため、いわゆるセンター病院か、その領域の経験が豊富な外科医のいる病院での手術が望ましいと考えます。また、施設によって、同様の胆管がんに対して異なる手術適応、アプローチで手術治療を行なうことも多く、それぞれの流派によって治療の仕方が異なるのも胆管がんの特徴といえます。

図2　胆管切除術と胆道再建術

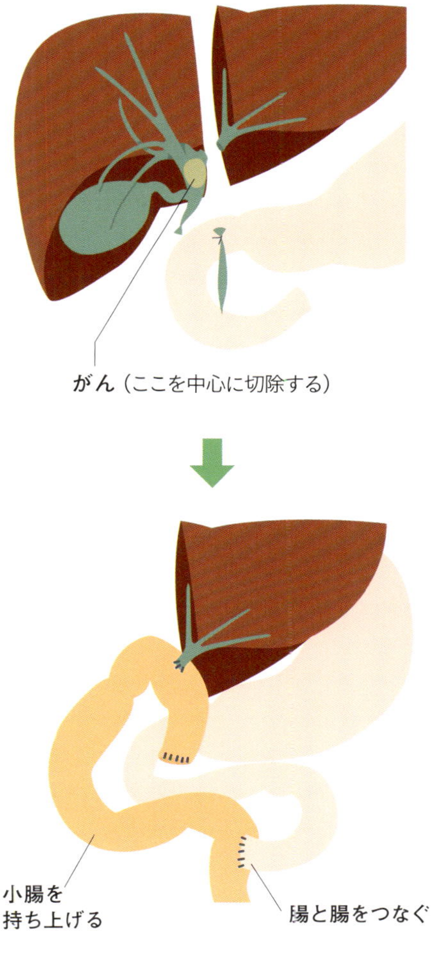

肝門部右側の胆管にがんができた場合。肝門部胆管を中心に、右の肝臓全部＋肝外の胆管＋胆のうを一括して切除します（上）。切除後は、小腸を持ち上げて、残りの肝臓の胆管口と吻合《ふんごう》し、食物の通り道も小腸同士をつないで再建します（下）。

表2-1　肝門部領域胆管がんの病期分類

0期	上内皮がん
Ⅰ期	がんが胆管の中にとどまっている
Ⅱ期	胆管壁を越えるが、ほかの臓器への浸潤はない。または肝実質への浸潤
ⅢA期	胆管のそばの門脈または肝動脈に浸潤
ⅢB期	領域リンパ節に転移。がんの浸潤範囲はⅢA期までと同様
ⅣA期	両側肝内胆管の二次分枝まで浸潤。または門脈の本幹や左右分枝に浸潤。または総肝動脈、固有肝動脈、左右肝動脈に浸潤。または片側肝内胆管二次分枝まで浸潤し、対側の門脈や肝動脈に浸潤
ⅣB期	遠隔転移がある

参考資料：日本胆道外科研究会編「外科・病理胆道癌取扱い規約2013年（第6版）」

表2-2　遠位胆管がんの病期分類

0期	上内皮がん
ⅠA期	がんが胆管の中にとどまっている
ⅠB期	胆管壁を越えるが、ほかの臓器への浸潤はない
ⅡA期	胆のう、肝臓、膵臓、十二指腸、他の周辺臓器に浸潤がある。または、門脈本幹、上腸間膜静脈、下大静脈などの血管に浸潤がある
ⅡB期	領域リンパ節に転移があるが、遠隔転移はなく、がんが浸潤している範囲はⅡA期までと同様
Ⅲ期	領域リンパ節転移の有無にかかわらず、遠隔転移がなく、総肝動脈、腹腔動脈、上腸間膜動脈に浸潤がある
Ⅳ期	がんの浸潤および領域リンパ節転移の有無にかかわらず、遠隔転移がある

参考資料：日本胆道外科研究会編「外科・病理胆道癌取扱い規約2013年（第6版）」

切除術の合併症を防ぐために術後しばらくのケアが大事です

胆道がんの手術は、胆汁の通り道を切除してしまう術式であり、手術後に通常の食生活に回復するためには、新たに胆汁の通り道を再建する必要があります。切除工程も複雑ですが、さらに新しい消化経路を作成する点が、胆道がんの手術のむずかしさです。

また、膵頭十二指腸切除では、膵液という消化液が通る膵管の再建もあわせて行ないます。具体的には、胆管と小腸、膵管と小腸を髪の毛のような細い糸で縫い合わせるのですが、このつなぎ目が非常に繊細であり、些細なことで消化液が漏れ出したり、つなぎ目が狭くなったりする恐れがあり、非常に専門的な技術と経験が必要です。

特に膵液は漏れておなかの中にたまると自身の組織をとかし、ひいては出血などをきたす恐れもあるため、腹腔内の排水用の管（ドレーン）や、つなぎ目の減圧用の細いチューブなどを留置して手術を終了します。術後はこれらの管からの排液の性状、量の変化をつぶさに観察し、2～3週間かけて役目を終えた管から抜去していきます。

また胆道がんの手術では、食べ物の経路も変わります。食事はやわらかいものから慎重にゆっくり練習します。そのため、肝門部胆管がんの肝葉切除で3週間、遠位胆管がんの膵頭十二指腸切除で3～4週間の術後入院が必要となります。

手術ができない進行がんは延命治療を行ないます

胆管がんは非常に狭い領域にできるため、発見が遅くなると、がんが周辺の臓器に浸潤して切除困難になることや、遠隔転移を起こして切除適応外となることも珍しくありません。その場合は、抗がん剤を中心とした内科的治療を行ないます。

近年、胆道の閉塞に対しては、開存性の安定している金属製のステントを留置することが増えています。これにより、胆道閉塞に伴う胆管炎などを回避したうえで抗がん剤治療を行ないます。

それでも、抗がん剤で免疫力が低下した状況での胆道感染症（胆管炎や胆のう炎、肝膿瘍など）は重症化しやすいため、ちょっとした発熱や体調の変化にも留意が必要です。放射線治療もその部位や進展様式によって選択されることがありますが、一般的ではありません。

手術後に再発した場合の治療法はさまざまです

胆道がんは再発率の高い、手ごわいがんの一つです。手術で根治的に切除できたとしても少なくとも5年間は再発のないことを外来検査で見張っていく必要があります。もしも再発してしまった場合は、その形式に応じた治療法が選択されます。転移が肝臓や肺の1か所など、手術的に切除できる部位であれば外科的切除を行なうこともあります。局所再発や多発遠隔転移、切除適応にならない再発形式をとった場合は、抗がん剤や放射線を中心とした延命・緩和治療を行ないます。

胆道がんの食事

※遠位胆管がんの場合は、膵臓がんと同じ膵頭十二指腸切除術を受けるため、食事療法も膵臓がんに準じてください（90ページ参照）。

※肝末端領域に発生した肝内胆管がんは肝細胞がんに準じた肝切除術を受けるため、食事療法も肝臓がんに準じてください（16ページ参照）。

入院前の食事アドバイス

手術に向けてしっかり食べましょう。腫瘍によって胆汁の流れが滞ることを閉塞性黄疸といいます。閉塞性黄疸になると細菌のバランスが乱れたり、脂質やビタミンが吸収されにくくなります。腸内環境を整え、不足した栄養を補う料理を紹介します。

※胆道がんと膵臓がんの食事のポイントは共通するところがあります。

腸内環境を整え、栄養状態を改善しましょう

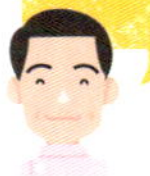

胆道が運ぶ胆汁は、腸に流れ込んで脂質の消化を助けます。胆道に腫瘍ができて胆汁の流れが滞ると閉塞性黄疸となり、腸内に生息する有用菌と有害菌のバランスが乱れます。

腸内環境を整えるためには、プロバイオティクスを含む食品と、プレバイオティクスを含む食品を合わせてとるシンバイオティクスが効果的です。

閉塞性黄疸になると脂質やビタミンが吸収されにくくなり、栄養状態が悪化することがあります。大幅に体重が減少した場合などは、手術前に栄養状態を見直して改善することが必要です。医師や管理栄養士に相談しましょう。

腸内環境を整える シンバイオティクス

●プロバイオティクス

生きて腸まで届き、腸内細菌のバランスを改善することで有益な作用をもたらす微生物

⇒ ビフィズス菌や乳酸菌

おすすめ食品

ヨーグルト　ナチュラルチーズ
納豆　発酵調味料（米麹 みそ 酒粕 コチュジャンなど）　**発酵漬物**（ぬか漬け、ザーサイなど）

＋

●プレバイオティクス

大腸へ到達してから有用菌を増やしたり活性化したりすることのできる難消化性食品

⇒ 各種オリゴ糖や水溶性食物繊維

おすすめ食品

ガラクトオリゴ糖（オリゴ糖シロップ）
果物　野菜

Column

入院中の食事は

胆道がんの術後は、点滴やおなかに入れた管から栄養を投与します。おなかの動きや食欲に合わせて、流動食、五分がゆ食へと食事がレベルアップします。経過とともに食事量が増えてきたら、徐々に点滴やおなかの管からの栄養を減らしていきます。

退院時には全がゆ食か常食となります。病院食の内容や量を観察し、退院後の食生活の参考にしましょう。

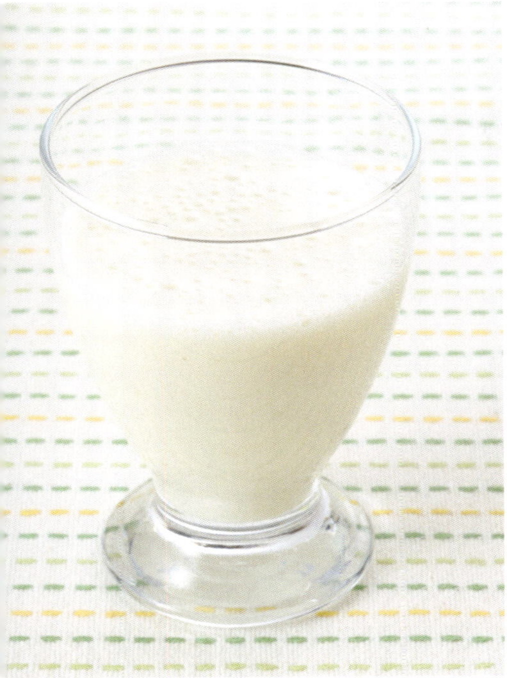

入院前のおすすめメニュー

塩麹《こうじ》やヨーグルトなどを使った、腸内環境を整えるシンバイオティクスの効果が期待できるメニューを紹介します。退院後にも活用できます。

バナナとヨーグルトのスムージー

脂質 3.1g

材料（1人分）

バナナ……………½本（40g）
プレーンヨーグルト
……………………½カップ
オリゴ糖シロップ……大さじ1

1人分 131kcal／塩分0.1g

バナナは適当な大きさに切ってミキサーに入れ、ヨーグルトとオリゴ糖シロップを加えて、なめらかになるまで攪拌する。

調理メモ

バナナの代わりにパパイヤ、マンゴーなどもおすすめです。

脂質 10.2g

豚もも肉の塩麹焼き

材料（1人分）

豚もも薄切り肉………………80g
塩麹……………………………8g
サラダ油…………………小さじ½
キャベツ……………½枚（25g）
トマト（くし形切り）…1切れ（15g）

1人分 188kcal／塩分0.9g

1 豚肉に塩麹をもみ込み、30分ほどおく。
2 フライパンに油を熱し、1の豚肉を入れて両面に焼き色をつけて火を通す。
3 キャベツはせん切りにし、水にさらして水けをきる。
4 器にせん切りキャベツを置いて豚肉の塩麹焼きを盛り、トマトを添える。

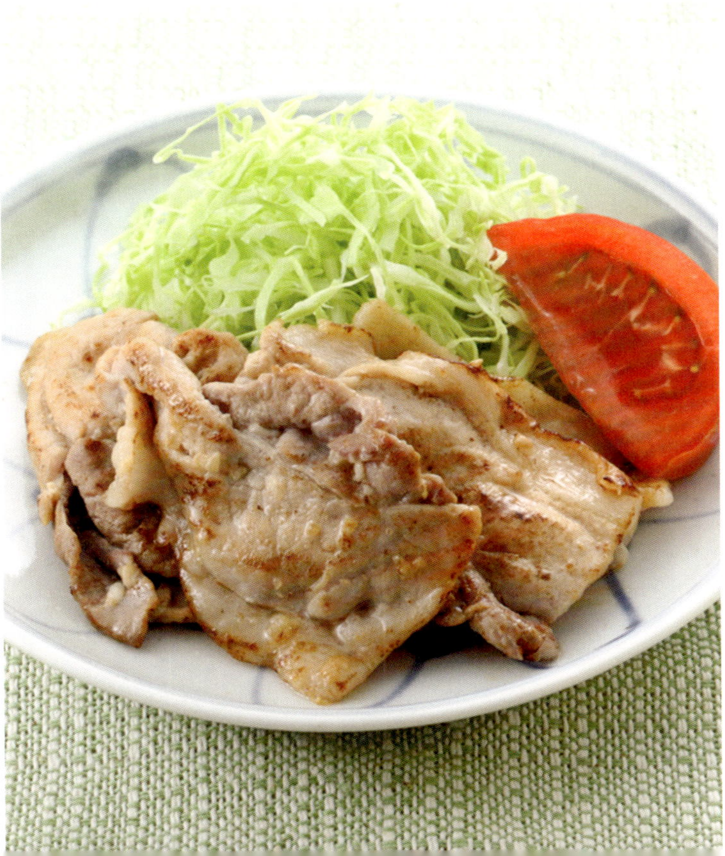

退院後の食事アドバイス

手術後は、胃もたれ、食欲低下などの症状から、食が進みにくい状態になるかたが少なくありません。症状に応じた食事をとり、手術による傷の回復を促しましょう。

※胆道がんと膵臓がんの食事のポイントは共通するところがあります。

ポイント1 腸に負担をかけないようにゆっくりよくかんで食べましょう

手術後は消化機能が低下します。また、胆道がんの手術では腸と腸をつなぎ合わせることがあります。腸に負担をかけないように食べることがたいせつです。ゆっくりよくかむことで負担を軽減できます。

ポイント2 不溶性食物繊維を控えましょう

複雑な消化管の再建を行なう胆道がんの手術後では、一時的に腸の流れが悪くなることがあります。腸の流れが悪くなると、食べたものが腸に詰まってしまう、腸閉塞が起こる危険性があります。

不溶性食物繊維のとりすぎは、腸閉塞を起こす原因となります。57ページにあるような不溶性食物繊維の多い食品をとりすぎないように注意しましょう。

ポイント3 食欲低下、味覚異常がある場合は食べやすいものを

食欲低下があるときは、食べやすく口にしやすいものを、味覚異常が起きた場合は、症状にあわせて味つけをくふうしましょう。112ページには食欲不振のとき、114ページには味覚異常があるときの対策とおすすめ料理の紹介があります。

ポイント4 脂質のとりすぎに注意しましょう

胆汁には脂質を消化しやすくする働きがあります。しかし、手術によって胆汁の通り道が変わるため、手術直後は、胆汁と食べ物の脂質がうまく混ざり合わずに下痢を引き起こすことがあります。消化の負担にならないように、脂質のとりすぎに注意しましょう。95ページに脂質の少ない食品と多い食品の例があります。

ポイント5 1日に4～5回に小分けして食べましょう

胃もたれ、おなかのはりなどが原因で食事量が少ない場合は、食事の回数を増やし、小分けにして食べましょう。食べられるときに少しずつ食べることで、食事量が少なくても必要な栄養を確保しやすくなります。110ページに胃もたれがあるときのおすすめ料理があります。

控えめにしたい食品

✕ 油脂の多い食品

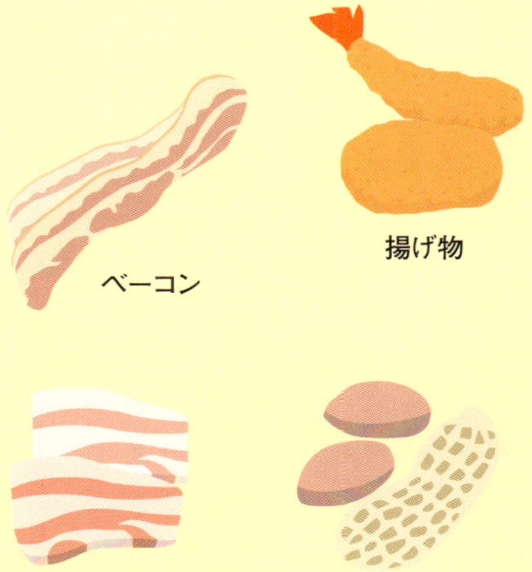
ベーコン
揚げ物
バラ肉
種実類
(ナッツなど)

✕ 弾力があってかみにくい食品

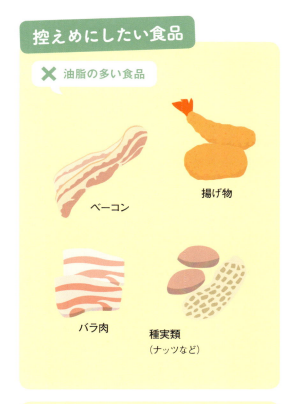

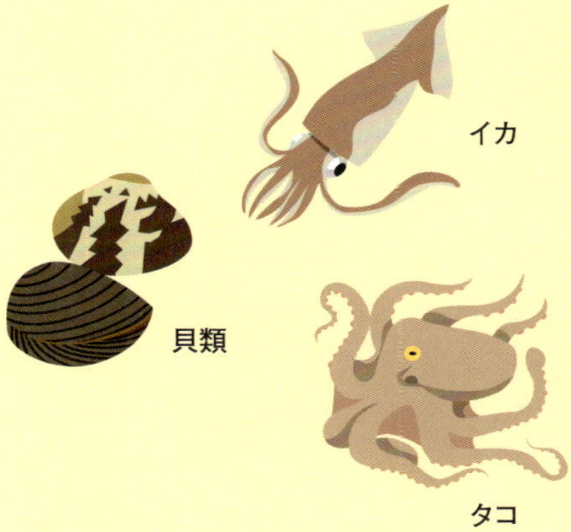
イカ
貝類
タコ

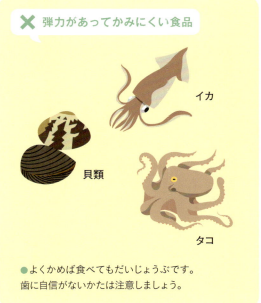

●よくかめば食べてもだいじょうぶです。歯に自信がないかたは注意しましょう。

✕ 不溶性食物繊維の多いもの

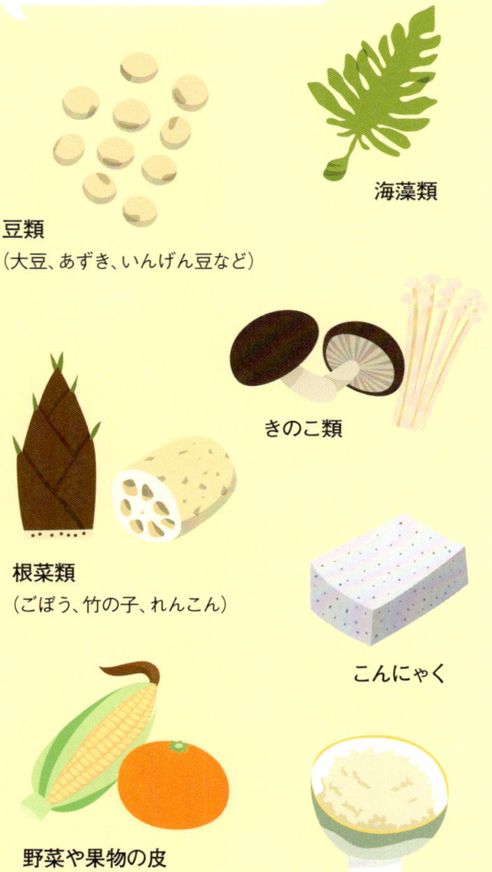
豆類
(大豆、あずき、いんげん豆など)
海藻類
きのこ類
根菜類
(ごぼう、竹の子、れんこん)
こんにゃく
野菜や果物の皮
(とうもろこしの実、
みかんの薄皮など)
玄米

Column

飲酒は医師に確認を

アルコールは胆道がんの直接のリスクではありませんが、食事のバランスを考えると、多量の飲酒がよいとはいえません。飲酒については、医師に確認し、適切な指導を受けましょう。

退院後1か月までの食事量

なにをどれくらい食べたらいいかをイラストで紹介します。1日合計1500kcalを基準としていますが、食べられる量は個人差が大きいため、体調に合わせて調整しましょう。ただし、体重が減り続けてしまう場合は医師や管理栄養士に相談しましょう。

朝・昼・夕食 1日合計 ＝ 1200～1300kcal

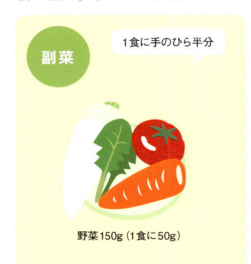

副菜

1食に手のひら半分

野菜150g（1食に50g）

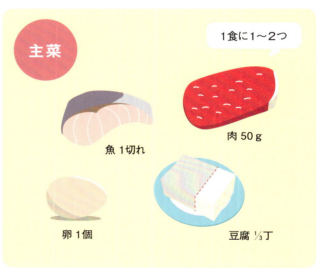

主菜

1食に1～2つ

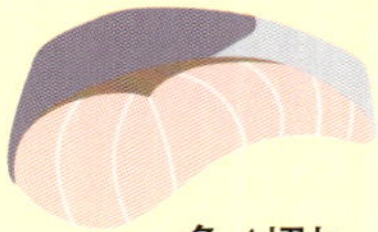

魚 1切れ

肉 50 g

卵 1個

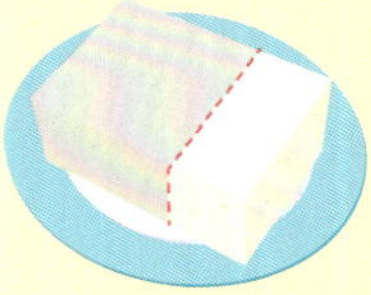

豆腐 $\frac{1}{3}$丁

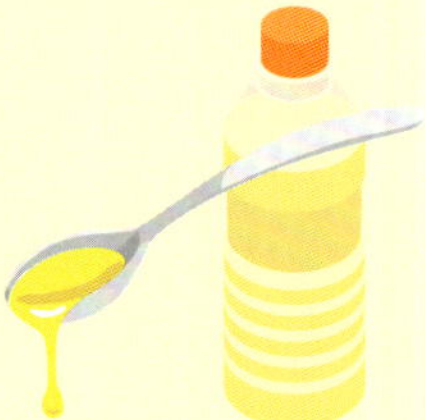

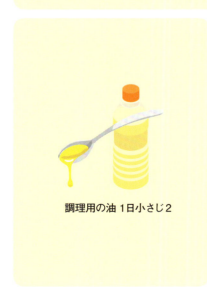

調理用の油 1日小さじ2

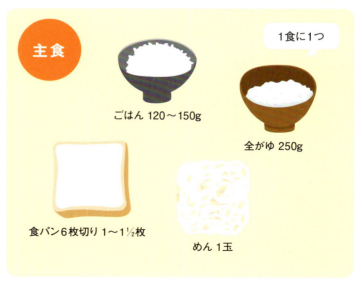

主食

1食に1つ

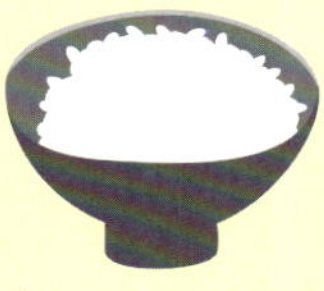

ごはん 120～150g

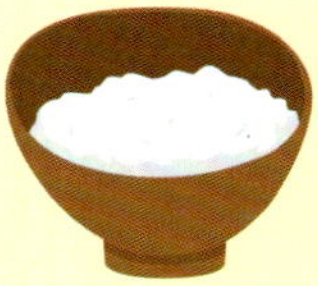

全がゆ 250g

食パン6枚切り 1～1$\frac{1}{2}$枚

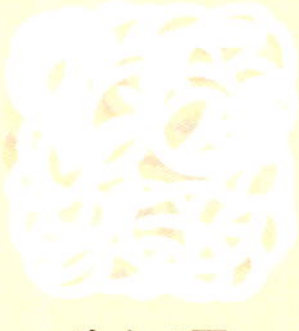

めん 1玉

1日5回食の配分

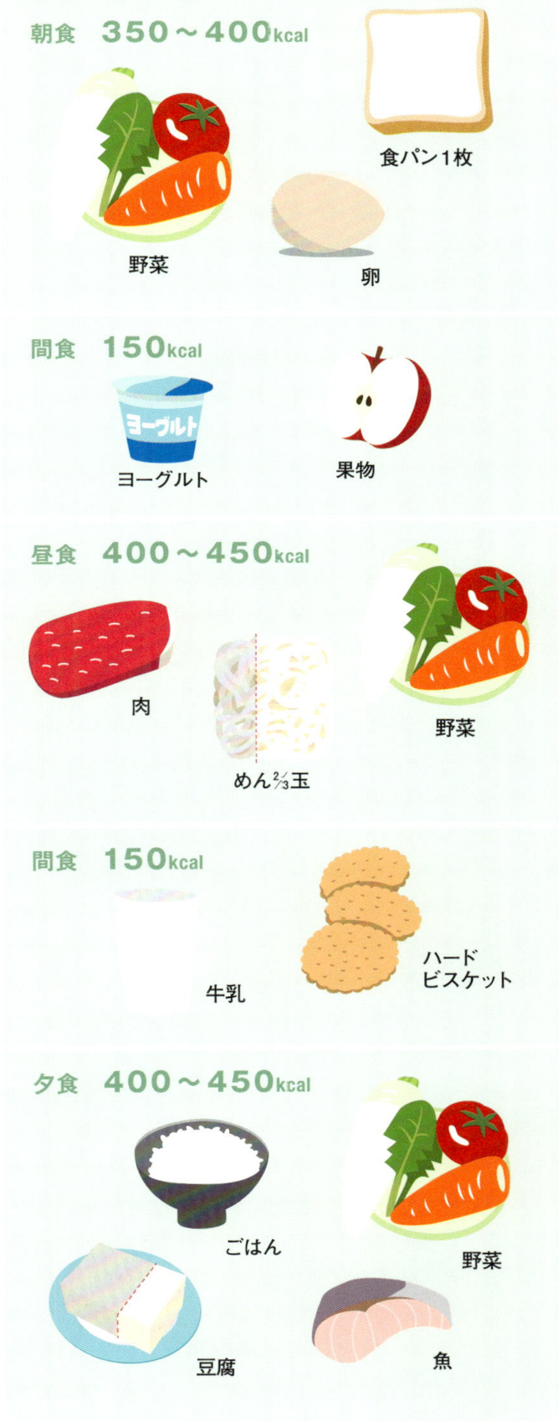
朝食　350～400kcal
食パン1枚
野菜
卵
間食　150kcal
ヨーグルト
ヨーグルト
果物
昼食　400～450kcal
肉
めん⅔玉
野菜
間食　150kcal
牛乳
ハード
ビスケット
夕食　400～450kcal
ごはん
野菜
豆腐
魚

間食 1日 200～300kcal

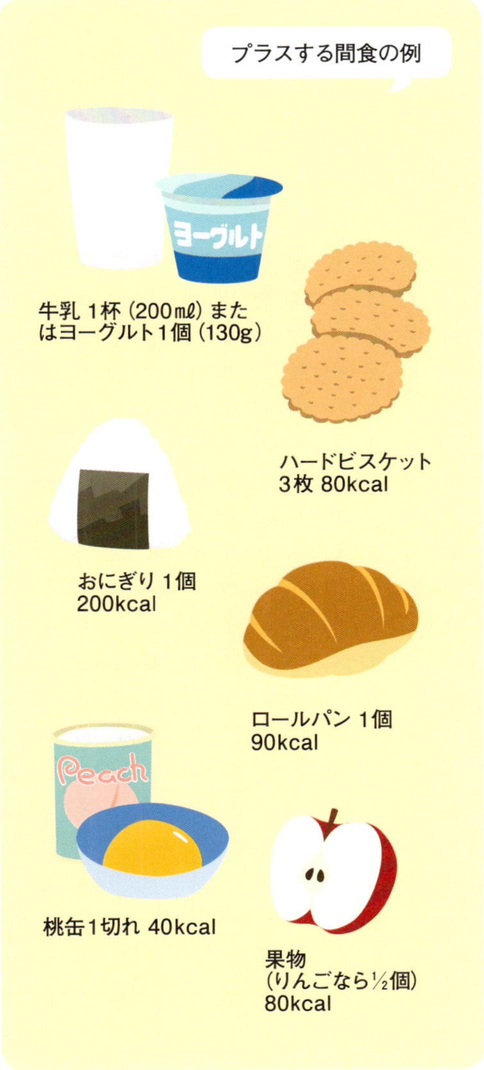
プラスする間食の例
ヨーグルト
牛乳 1杯（200mℓ）または ヨーグルト1個（130g）
ハードビスケット
3枚 80kcal
おにぎり 1個
200kcal
ロールパン 1個
90kcal
Peach
桃缶1切れ 40kcal
果物
（りんごなら½個）
80kcal

退院直後のおすすめ献立

この時期は食べられる量に個人差があります。無理せず体調に合わせて量を加減してください。胆道がんと膵臓がんの手術後の食事は共通するところがあります。98～125ページの料理から、食べられそうな料理を選んでもかまいません。

朝食 *Breakfast menu*

脂質 4.8g

豆腐の野菜あんかけ
シラスおろし
じゃが芋のみそ汁
ごはん

1人分 400kcal／塩分2.3g

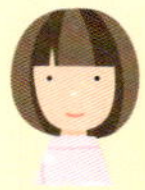

さっぱりとしたメニューですが、回復に必要なたんぱく質をしっかり摂取できる献立です。食欲のないときにもおすすめです。

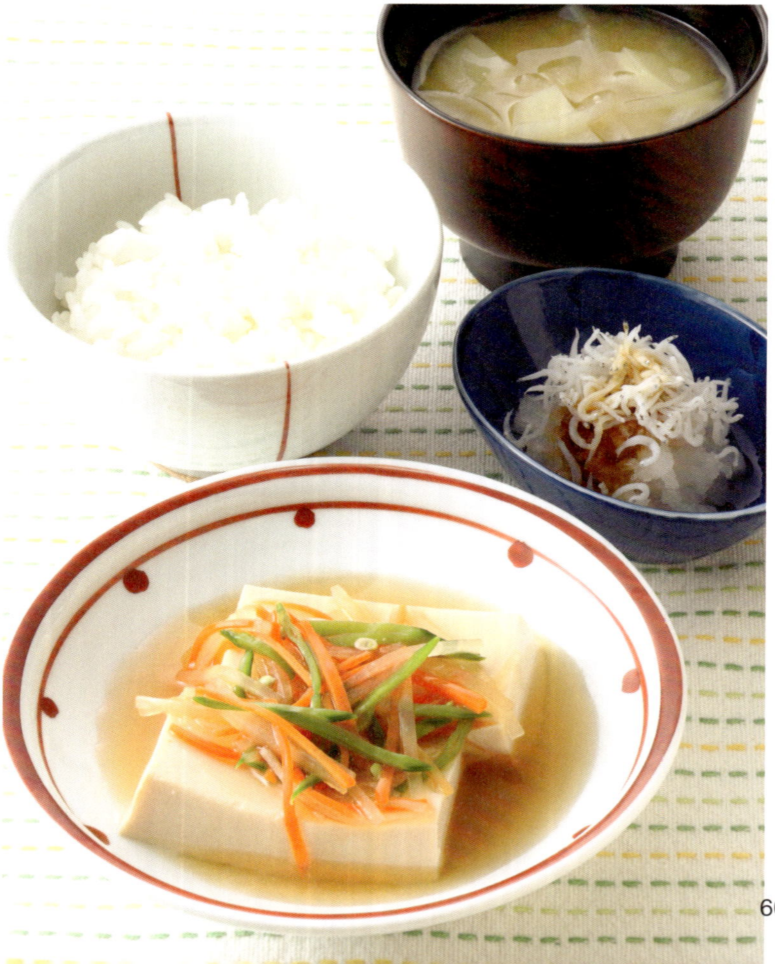

豆腐の野菜あんかけ

材料（1人分）

絹ごし豆腐……$\frac{1}{3}$丁（125g）
にんじん（せん切り）……5g
さやえんどう（斜めせん切り）……5g
大根（せん切り）……8g
a だし……$\frac{1}{3}$カップ強
a しょう油……小さじ$\frac{1}{2}$
a 塩……少量
a みりん……小さじ$\frac{1}{2}$
水どきかたくり粉……小さじ$\frac{3}{4}$

1 豆腐は2つに切る。
2 なべにaを合わせて煮立て、豆腐を入れて温め、再び煮立ったら火を消し、そのままあら熱がとれるまでおき、器にとり出す。
3 残りの煮汁に野菜を入れて煮、野菜に火が通ったら水どきかたくり粉を流してとろみがつくまで煮、豆腐にかける。

シラスおろし

材料（1人分）

おろし大根……60g
シラス干し……小さじ1
しょうゆ……小さじ$\frac{2}{3}$

おろし大根は水けを軽くきって器に盛り、シラス干しをのせ、しょうゆをたらす。

じゃが芋のみそ汁

材料（1人分）

じゃが芋……30g
玉ねぎ……20g
だし……$\frac{3}{4}$カップ
みそ……小さじ1

1 じゃが芋はいちょう形に切り、水にさらす。玉ねぎは半月形に切る。
2 なべにだしと1を入れて火にかけ、煮立ったら火を弱める。火が通ったらみそをとき入れてひと煮立ちさせる。

●**ごはん**（1人分）……150g

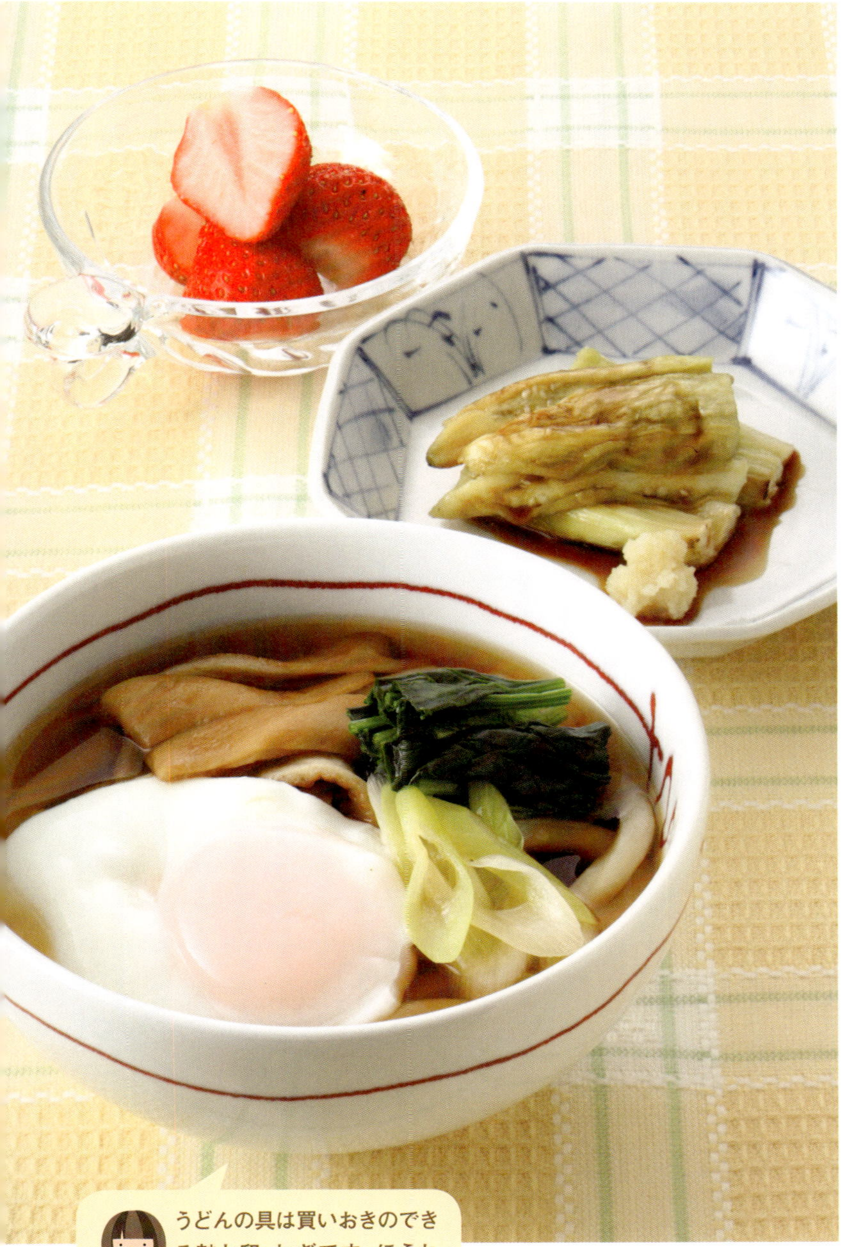

昼食 Lunch menu

脂質 7.1g

落とし卵と麩の煮込みうどん
焼きなす
果物（いちご）

1人分 402kcal／塩分3.9g

落とし卵と麩の煮込みうどん

材料（1人分）

ゆでうどん……200g
卵……1個
庄内麩（乾燥）……6cm(6g)
ほうれん草……20g
ねぎ（斜め薄切り）……15g
a［めんつゆ（2倍希釈）……¼カップ
　 水……1カップ

1 庄内麩は水に浸してしんなりするまでもどし、水けを絞って1cm幅に切る。
2 ほうれん草は熱湯でゆでて水にとって絞り、3cm長さに切る。
3 なべにaを合わせて煮立て、うどんを入れて麩を加える。再び煮立ったら卵を割り落とし、ねぎを加えて好みの固さになるまで煮る。
4 器に盛り、ほうれん草を添える。

焼きなす

材料（1人分）

なす……1本
おろししょうが……ミニスプーン1
しょうゆ……小さじ⅔

1 なすはへたを除いて魚焼きグリルでこんがりと焼く。水にとってさまし、皮をむいて冷蔵庫で冷やす。
2 1を縦に裂いて長さを半分に切り、器に盛ってしょうがとしょうゆを添える。

●**いちご**（1人分）……60g

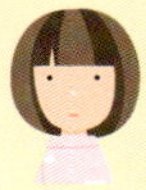

うどんの具は買いおきのできる麩と卵、ねぎです。ほうれん草を冷凍野菜を使えば、なべ1つで手軽に作れます。果物は季節のものはもちろん、缶詰めなどのシロップ漬けでもいいですね。

調理メモ

なすは、電子レンジで蒸しなすにしても。皮をむいて食べやすい大きさに切り、1分～1分30秒加熱します。

とうがんと鶏肉のうま煮

材料（作りやすい量／3人分）

とうがん……180g
鶏胸肉（皮なし）……80g
かたくり粉……適量
a ┌ だし……¾カップ
　│ 塩……小さじ⅓
　│ みりん……小さじ1
　└ 砂糖……ミニスプーン1

1 とうがんは皮を厚めにむいて一口大に切る。
2 鶏肉はそぎ切りにし、かたくり粉をまぶす。
3 なべにaを合わせて煮立て、とうがんを入れる。空気穴をあけたキッチンペーパーをかぶせ、弱めの中火で8～10分煮る。
4 とうがんに串がスッと通るようになったら鶏肉を入れて4～5分煮る。鶏肉に火が通ったら火を消してそのままおき、味をなじませる。

調理メモ
冷蔵庫で3日はもち、冷たいままでもおいしく食べられます。とうがんがない場合は、かぶ、大根、なす、長芋を使ってもよいでしょう。

かぶときゅうりの甘酢あえ

材料（1人分）

かぶ……½個（40g）
きゅうり……30g
塩……ミニスプーン½
a ┌ 酢……小さじ1
　└ 砂糖……小さじ½

1 かぶは6～7mm厚さのいちょう形に、きゅうりは8mm厚さの斜め薄切りにする。ともにボールに合わせて塩をふり、しんなりとしたら水けを絞る。
2 ボールにaを合わせ、かぶときゅうりを入れてあえ、しばらくおいて味をなじませる。

● **ごはん**（1人分）……150g

夕食 Dinner menu　脂質 2.2g

カレイの煮つけ
とうがんと鶏肉のうま煮
かぶときゅうりの甘酢あえ
ごはん

1人分 413kcal／塩分3.1g

カレイの煮つけ

材料（1人分）

カレイ（切り身・卵なし）……1切れ（80g）
しょうがの薄切り……2枚
a ┌ 水……½カップ
　│ 酒……大さじ1
　│ しょうゆ……大さじ½
　│ 砂糖……小さじ½
　└ みりん……小さじ½
ゆでさやいんげん……2本（10g）

1 カレイは洗って内臓や血を除き、水けをふきとる。
2 カレイがすっぽり入る口径の浅なべかフライパンにaを合わせて温め、カレイを黒皮の側を上にして入れ、しょうがを加える。煮立ったら静かに煮立つ程度に火を弱め、空気穴をあけたキッチンペーパーをかぶせ、煮汁にとろみがつくまで煮詰める。
3 器に盛り、ゆでさやえんどうを添える。

調理メモ
カレイはタラやタイ、カジキにかえても合います。

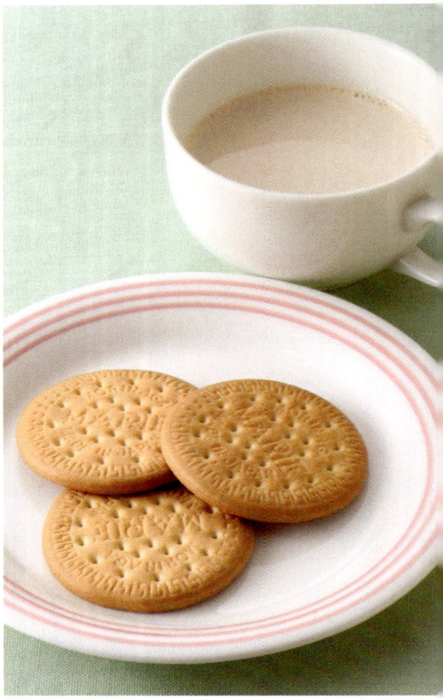

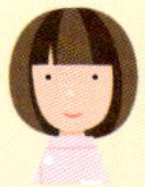

ハードビスケットは脂質が少なく、甘味も控えめで消化がよいお菓子です。間食は、食べたいときに食べられるように、いくつかストックしておくと便利です。

間食　脂質 10.3g

ビスケット
ホットきな粉ミルク

1人分 223kcal／塩分0.3g

● **ハードビスケット**（1人分）……3枚

ホットきな粉ミルク

材料（1人分）

牛乳……1カップ
きな粉……大さじ½

　牛乳を人肌に温めてきな粉を加え、よく混ぜていただく。

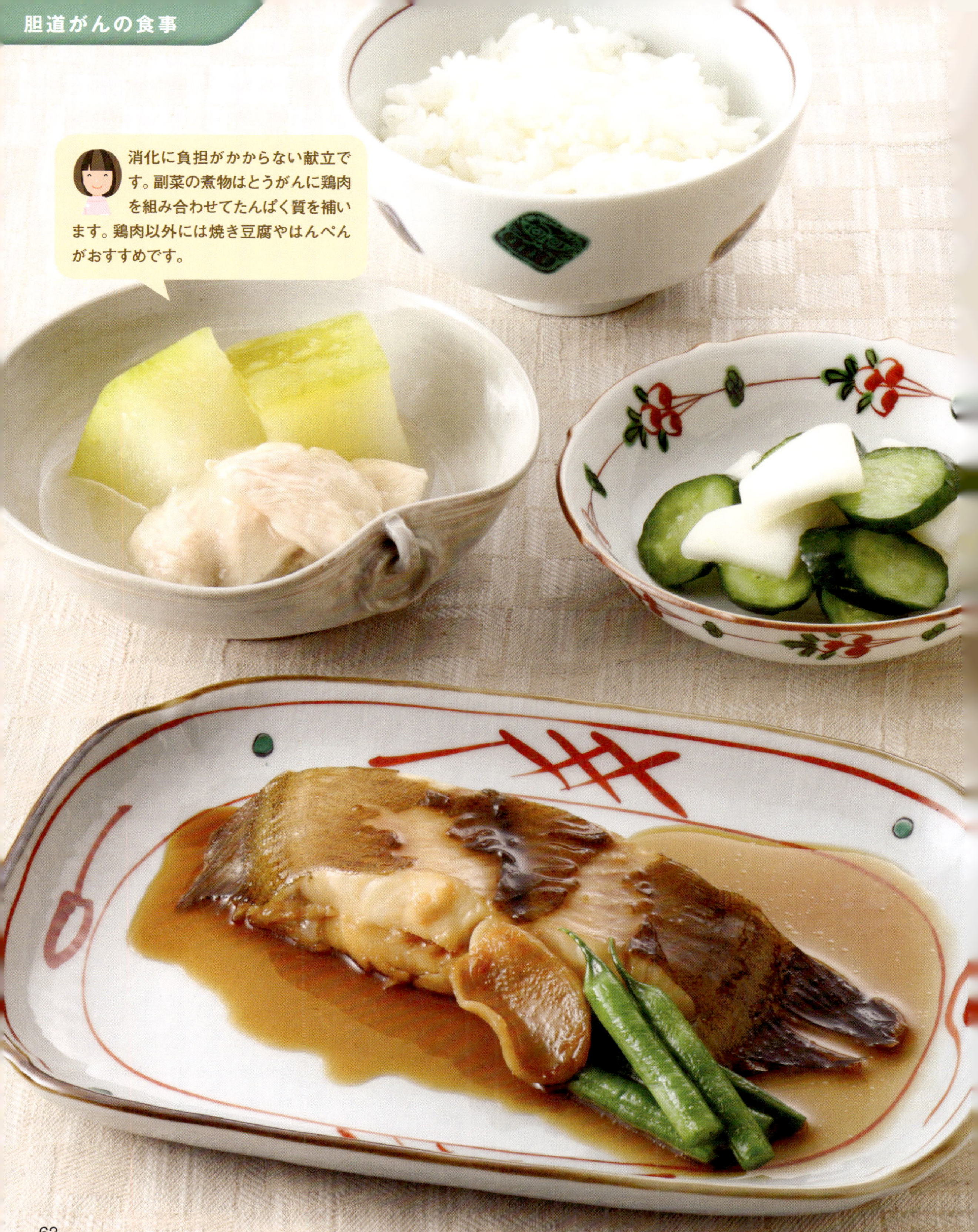

消化に負担がかからない献立です。副菜の煮物はとうがんに鶏肉を組み合わせてたんぱく質を補います。鶏肉以外には焼き豆腐やはんぺんがおすすめです。

〔脂質控えめ&消化のよい〕

肉と卵の主菜

脂質控えめの肉といえば鶏ささ身や皮なしの鶏肉ですが、豚肉や牛肉も部位を選び、調理法をくふうすれば、消化のよい一品が楽しめます。卵料理は、卵1個でも満足できるメニューを紹介します。

脂質　2.7g

豚ヒレ肉のソテー おろしりんごソース

材料（1人分）

豚ヒレ肉（豚カツ用厚切り）…… 60g
a ┌塩 ……………… ミニスプーン1/3
　 └こしょう ………………… 少量
オリーブ油 ……………… 小さじ1/4
玉ねぎ（すりおろす）………… 15g
りんご（すりおろす）………… 30g
白ワイン ………………… 小さじ2
b ┌粒マスタード ………… 小さじ1/2
　 │しょうゆ ………………… 小さじ1
　 │こしょう ………………… 少量
　 └はちみつ ……… ミニスプーン1
ミックスリーフ …………………… 8g
ミニトマト ……………………… 1個

1人分　122kcal／塩分1.4g

1 豚ヒレ肉は切り口を上にしてまな板に並べ、包丁の背で軽くたたき、aを両面にふる。
2 フライパンにオリーブ油を熱し、肉を両面きつね色に焼き、器にとり出す。
3 あいたフライパンに玉ねぎを入れてさっといため、りんごを加えていため合わせる。白ワインを加えてアルコールをとばし、bで味をととのえる。
4 肉を盛った器にミックスリーフと半分に切ったミニトマトを添え、**3**のソースをヒレ肉にかける。

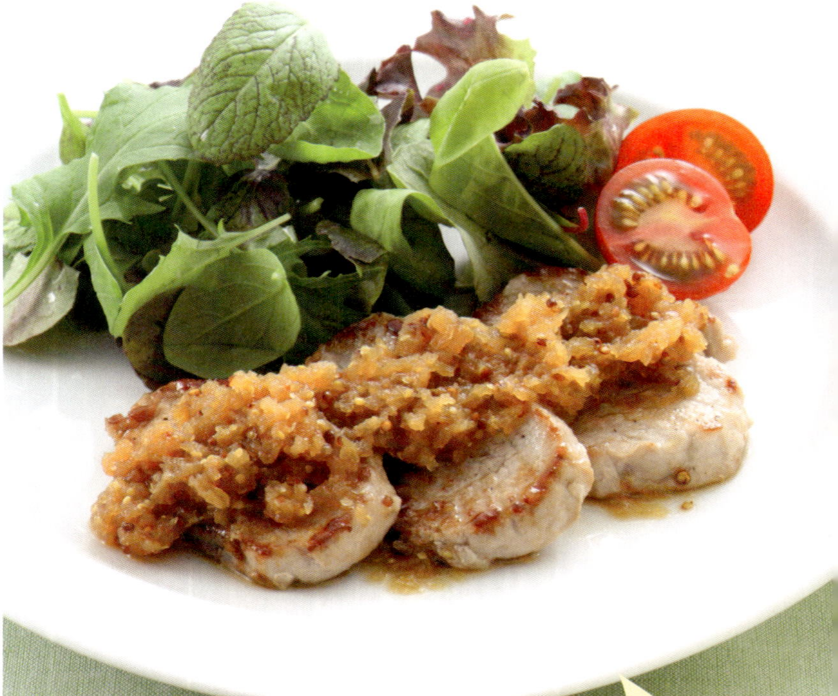

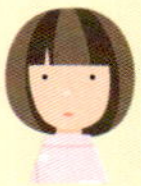

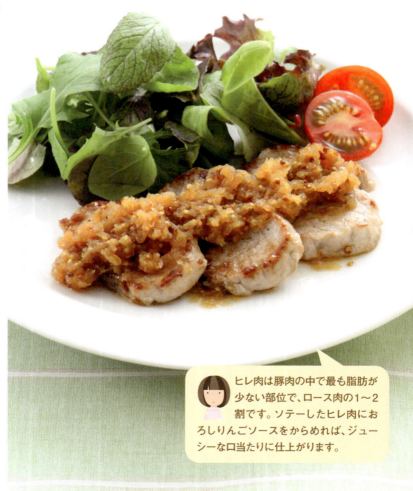

ヒレ肉は豚肉の中で最も脂肪が少ない部位で、ロース肉の1～2割です。ソテーしたヒレ肉におろしりんごソースをからめれば、ジューシーな口当たりに仕上がります。

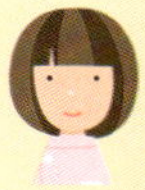

すき焼きを脂質控えめにアレンジしました。もも肉や肩肉は、牛肉の中でも脂質の少ない部位です。ロース肉を食べたい場合は、肉をさっと湯にくぐらせて余分な脂肪を落とすと脂質を控えられます。

脂質 10.2g

牛すき煮

材料（1人分）

- 牛ももすき焼き用薄切り肉……50g
- 焼き豆腐……60g
- 白菜……½枚（60g）
- ねぎ……8cm
- 春菊……20g
- a
  - だし……½カップ
  - しょうゆ……大さじ½
  - 砂糖……小さじ1
  - みりん……小さじ1

1人分 201kcal／塩分1.1g

1 牛肉は一口大に切る。

2 焼き豆腐は1.5cm厚さに切る。白菜は一口大にそぎ切り、ねぎは斜め1cm幅に切る。

3 なべにaを合わせて煮立て、白菜を入れてしんなりするまで煮る。牛肉、豆腐、ねぎを加えて煮る。浮いたアクを除き、春菊を加えてさっと煮る。

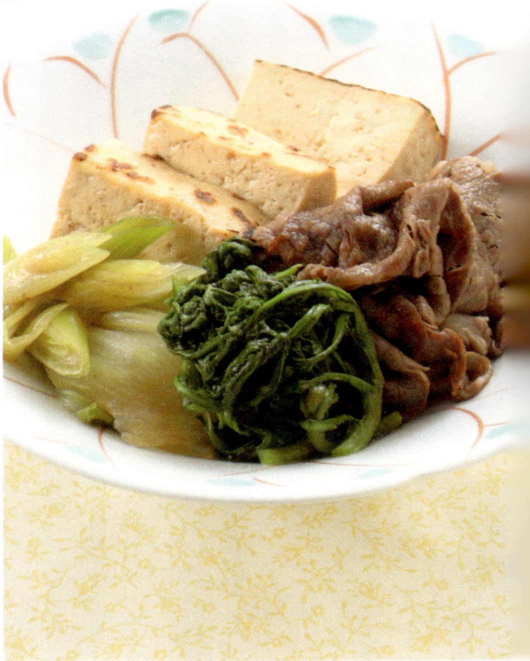

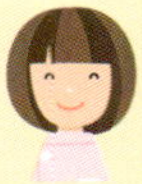

グラタン風の料理ですが、バターや牛乳、生クリームは使わず、低脂肪のカッテージチーズを加えることで脂質を控えめに仕上げています。野菜を加えてボリュームアップしました。

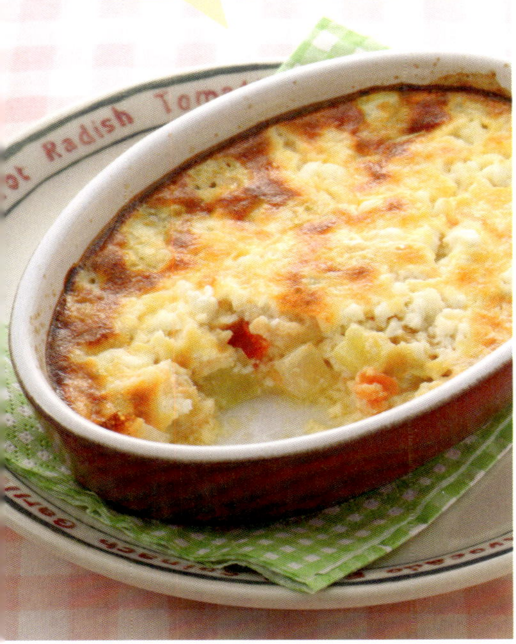

脂質 8.9g

卵とチーズと夏野菜のココット

材料（1人分）

- 卵……1個
- カッテージチーズ……大さじ2
- トマト……50g
- なす……⅓本（30g）
- 玉ねぎ……15g
- a
  - オリーブ油……小さじ½
  - 塩……ミニスプーン½
  - こしょう……少量

1人分 150kcal／塩分0.9g

1 トマトと玉ねぎは1cm角に切る。なすは皮をむいて1cm角に切り、水にさらしてアクを除き、水けを絞る。

2 耐熱容器に、なす、トマト、玉ねぎを合わせてaをふってよく混ぜ、ラップをふんわりとかぶせて電子レンジで2分加熱する。

3 ボールに卵をとき、2を汁けごと加えてざっと混ぜ、耐熱皿に流し入れる。表面にカッテージチージを散らす。

4 高温に熱したオーブントースターに入れて約10分、焼き色がつくまで焼く。

［脂質控えめ＆消化のよい］

魚と豆腐の主菜

脂質の少ない魚や豆腐の料理は淡泊でもの足りない味になりがちですが、味つけや調理法をくふうすれば、脂質控えめでもこくのある味わいに仕上がります。

脂質　2.6g

スズキのくずたたき梅肉だれ

材料（1人分）

スズキ（刺し身用さく）………… 60g
塩 …………………… ミニスプーン⅕
かたくり粉 ……………………… 少量
きゅうり（せん切り）…… 4㎝（20g）
みょうが（斜めせん切り）…… ½個分
青じその葉（せん切り）………… 2枚
梅肉だれ
［梅肉 …… 梅干し1個分（小さじ1）
　だし ……………………… 小さじ1
　しょうゆ ………………… 小さじ¼
　みりん …………………… 小さじ½

1人分　96㎉／塩分2.3g

1 スズキはできるだけ薄く一口大にそぎ切りにし、塩をふってしばらくおき、水けをふく。

2 湯を沸かし、スズキを1切れずつにかたくり粉をまぶしてさっと湯にくぐらせ、すぐに氷水にとってあら熱をとり、キッチンペーパーを敷いたざるにあげて水けをきる。

3 みょうがと青じそは合わせて水に放してざるにあげ、きゅうりとともに器の向こう側に盛り、手前にスズキを盛る。

4 梅干しは種を抜いて果肉を包丁でたたいてペースト状にし、梅肉だれの調味料と混ぜ合わせ、**3**にかける。

調理メモ

スズキのほか、ヒラメ、タイ、コチ、イサキ、ホウボウなど、旬の白身魚を見つけて使ってみましょう。

くずたたきのつるんとした食感と梅肉の酸味が食欲をそそり、食べやすく消化もよい一品です。魚の種類をかえていろいろ試してみてください。

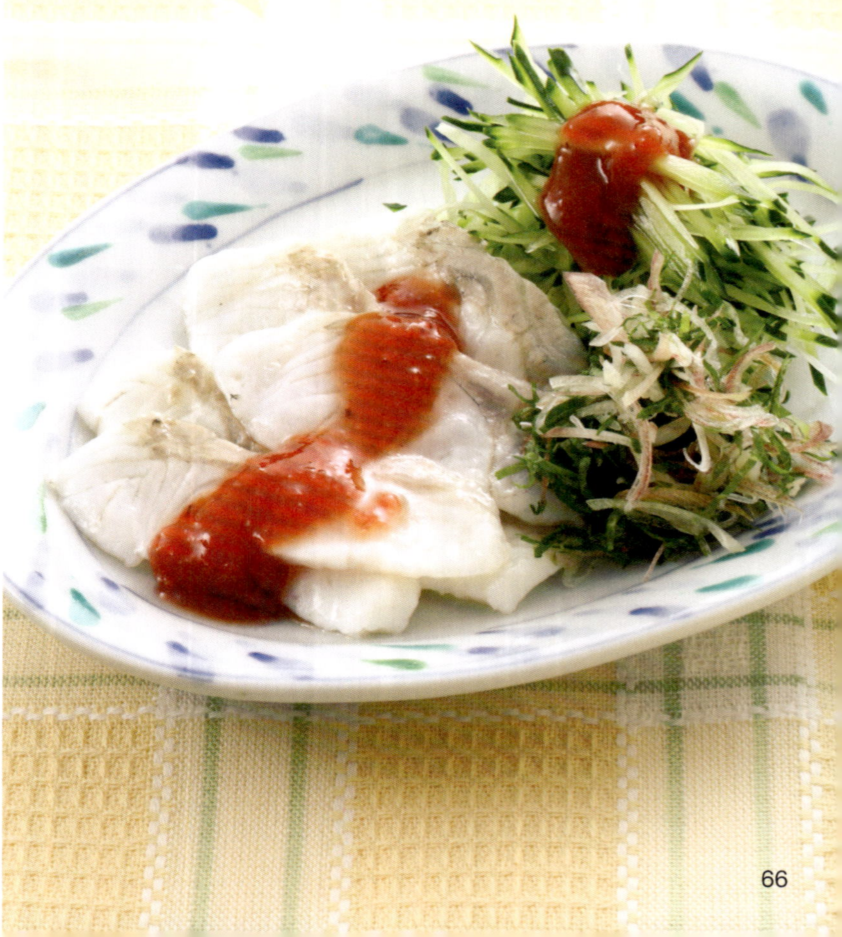

エビと青梗菜のにんにく風味いため

脂質 2.3g

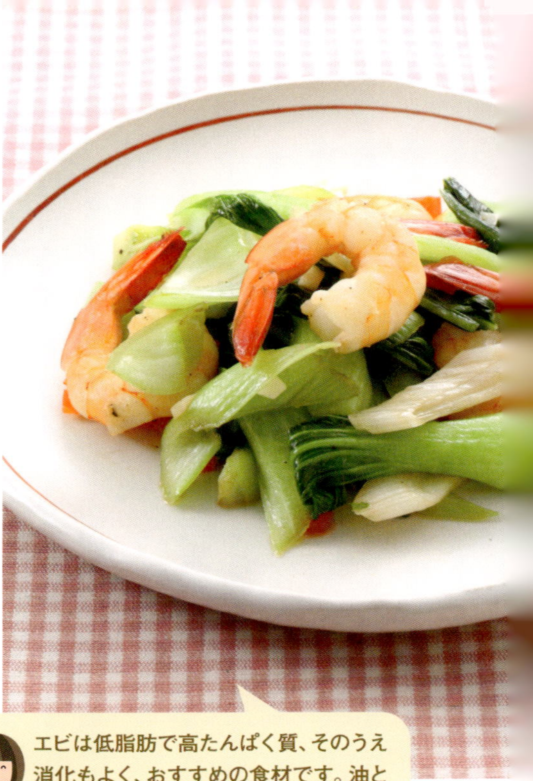

材料（1人分）

エビ（殻つき）……5尾（40g）
a［塩……ミニスプーン⅕
　 こしょう……少量
青梗菜……1株（100g）
ねぎ……5cm分（10g）
にんにく（みじん切り）
……½かけ分
ごま油……小さじ½
酒……小さじ1
塩……ミニスプーン1弱
こしょう……少量

1人分 72kcal／塩分0.8g

1 エビは背ワタと殻を除き、aをふる。

2 青梗菜は1枚ずつはがし、小さい芯はそのまま、軸は斜めに1.5cm幅に切り、葉はざく切りにする。ねぎも斜め1.5cm幅に切る。

3 フライパンにごま油とにんにくを入れて火にかけ、香りが立ったらエビを加えていため、色が変わったら青梗菜の軸を加えていため合わせる。軸につやが出たら青梗菜の葉とねぎを加え、酒をふって塩、こしょうで味をととのえる。

エビは低脂肪で高たんぱく質、そのうえ消化もよく、おすすめの食材です。油と相性がよく、にんにくとごま油、ねぎの香りで、食欲をそそる味に仕上げます。

ホタテ貝柱は低脂肪高たんぱく質で、貝類の中では消化のよい食材です。うま味が濃いので油控えめでもこくのある味が楽しめます。

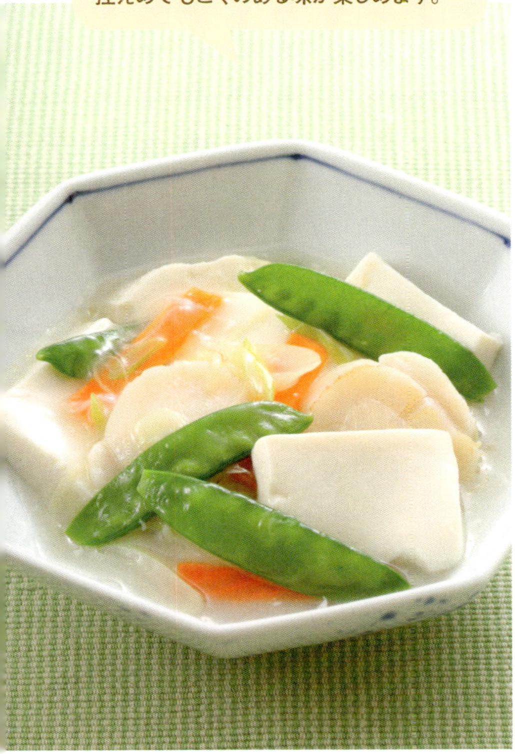

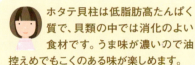

豆腐とホタテ貝柱の中国風うま煮

脂質 5.1g

材料（1人分）

絹ごし豆腐……100g
ホタテ貝柱（生）…1個（25g）
さやえんどう……10g
にんじん……10g
ねぎ……5cm
しょうがのせん切り
……薄切り1枚分
サラダ油……小さじ¼
a［水……½カップ
　 顆粒鶏がらだしのもと
　 ……ミニスプーン1
　 酒……小さじ1
塩……ミニスプーン1
こしょう……少量
水どきかたくり粉……小さじ2
ごま油……小さじ¼

1人分 123kcal／塩分1.3g

1 豆腐はキッチンペーパーに包んでしばらくおき、軽く水けをきり、7～8mm厚さの色紙切りにする。ホタテ貝柱は厚さを半分に切る。

2 さやえんどうは筋を除き、にんじんは薄い短冊切りにし、ねぎは斜め薄切りにする。

3 フライパンに、油としょうがを入れて火にかけ、香りが立ったら貝柱、にんじん、ねぎを加えていため合わせる。aを加えて煮立ったら豆腐とさやえんどうを加える。

4 にんじんに火が通ったら塩とこしょうで調味し、水どきかたくり粉を流してとろみをつけ、最後にごま油をたらしてひと混ぜする。

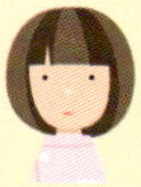

カリフラワーや玉ねぎなど、野菜をやわらかく煮たスープにすれば、下痢のときに失われる水分とナトリウム、カリウムもいっしょにとれます。

［ 脂質控えめ＆腸内環境を整える ］

おすすめ副菜

術後は便秘や下痢の対策もたいせつです。水分をしっかりとり、ヨーグルトなどに含まれる乳酸菌で腸内環境を整えましょう。腸に負担をかけない野菜料理を紹介します。

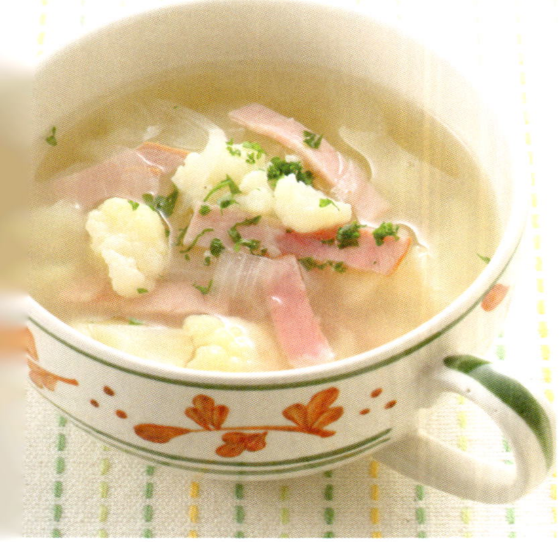

カリフラワーとハムのスープ

脂質 1.9g

材料（1人分）

カリフラワー……50g
玉ねぎ……15g
ロースハム……1枚（13g）
a ┌ 水……¾カップ
　│ 顆粒ブイヨン……ミニスプーン1
　└ 白ワイン（または酒）……小さじ1
塩……ミニスプーン½
こしょう……少量
パセリ（みじん切り）……少量

1人分 47kcal／塩分1.0g

1 カリフラワーは小房に分ける。玉ねぎは薄切りに、ハムは短冊切りにする。
2 なべにaを温め、1を入れてカリフラワーがくずれてやわらかくなるまで煮る。
3 塩とこしょうで調味し、器に盛ってパセリをふる。

白菜とエビの中国風クリーム煮

脂質 3.4g

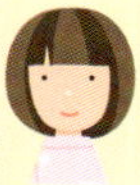

白菜の甘味に牛乳のこくとエビのうま味を加えました。エビのほか、ホタテやカニでもおいしく仕上がります。

材料（1人分）

白菜……100g
むきエビ……5個（50g）
しょうがのせん切り
　……薄切り1枚分
a ┌ 顆粒鶏がらだしのもと
　│ 　……ミニスプーン1
　│ 水……⅖カップ
　└ 酒……小さじ2
牛乳……⅖カップ
塩……ミニスプーン½
こしょう……少量
水どきかたくり粉……大さじ½

1人分 121kcal／塩分1.0g

1 白菜は、軸はそぎ切りに、葉はざく切りにする。
2 なべにaを合わせ、白菜としょうがを加えてふたをして火にかける。煮立ったら弱火にして白菜の軸がやわらかくなるまで煮る。
3 エビを加えて煮、色が変わったら牛乳を加えて温める。塩とこしょうで味をととのえ、水どきかたくり粉を流してとろみがつくまで煮る。

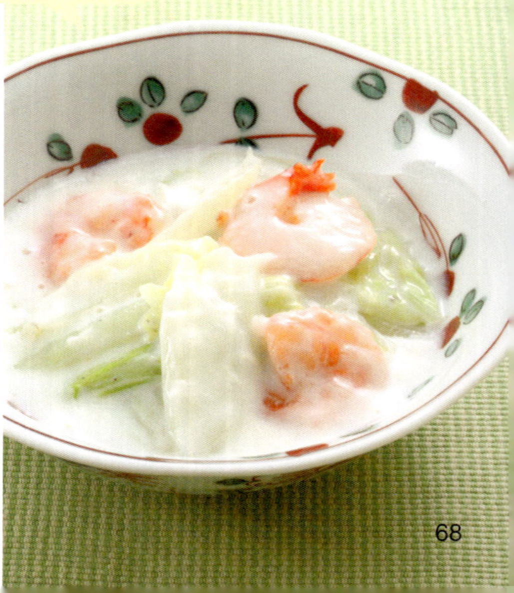

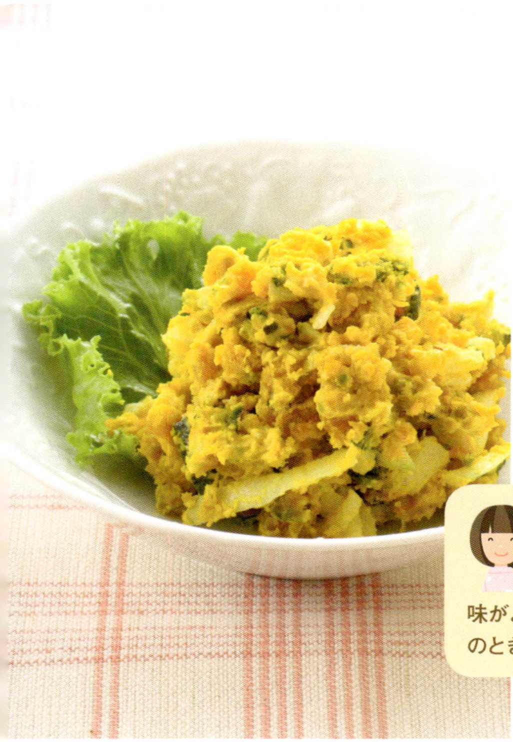

脂質 4.1g

かぼちゃのヨーグルトサラダ

材料（1人分）

かぼちゃ……70g
a［塩……ミニスプーン¼
　こしょう……少量］
玉ねぎ……10g
プレーンヨーグルト……大さじ2
マヨネーズ……小さじ1
レタス……適宜

1人分 116kcal／塩分0.4g

1 かぼちゃは皮をところどころむいて一口大に切り、ラップに包んで電子レンジで1分30秒～2分加熱する。温かいうちにフォークでつぶし、aで下味をつける。
2 玉ねぎは薄切りにし、水にさらして水けを絞る。
3 ざるにキッチンペーパーを重ね、ヨーグルトをのせて全体を包み、10～15分おいてほぼ半量になるまで水きりをする。
4 ボールに1～3を合わせ、マヨネーズを加えて混ぜる。
5 器にレタスを敷いて盛る。

低脂肪で乳酸菌を含むヨーグルトを味つけに使います。ヨーグルトの酸味とかぼちゃの甘味がよく合います。便秘のときも、下痢のときもおすすめの料理です。

脂質 7.7g

かぶとツナのそぼろ煮

材料（作りやすい量／2人分）

かぶ……1個（80g）
かぶの葉……1本
ツナ水煮缶（汁ごと）……½缶（35g）
a［だし……½カップ
　しょうゆ……小さじ1
　みりん……小さじ1］
水どきかたくり粉……大さじ½

1人分 133kcal／塩分1.3g

1 かぶは皮をむいてくし形に6等分にする。葉は横に細く切る。
2 なべにaを合わせ、かぶを入れてツナを缶汁ごと加え、ふたをして火にかける。煮立ったら火を弱めて6～8分煮る。
3 かぶに火が通ったら葉を加えて2～3分煮る。水どきかたくり粉を流し入れてとろみをつけ、器に盛る。

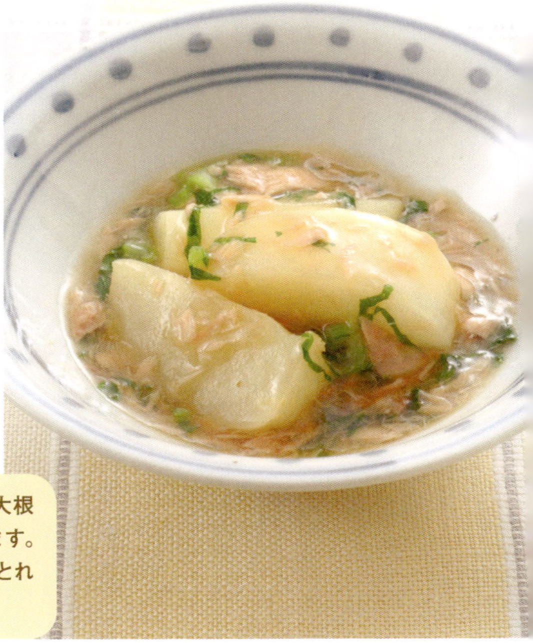

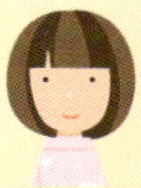

ツナを鶏ひき肉に、かぶは大根やとうがんにしても合います。汁けを多めに残して水分もとれる煮物です。

腸内環境を整える 簡単デザート

腸内環境を整えてくれる乳酸菌の豊富なヨーグルトと、水溶性食物繊維を含む果物を使ったデザートを紹介します。食欲のないときでもさっぱりと食べやすいものばかりです。

ヨーグルトや牛乳も入り、たんぱく質が補給できるデザートです。さっぱりしているので、食が進まないときにもおすすめです。

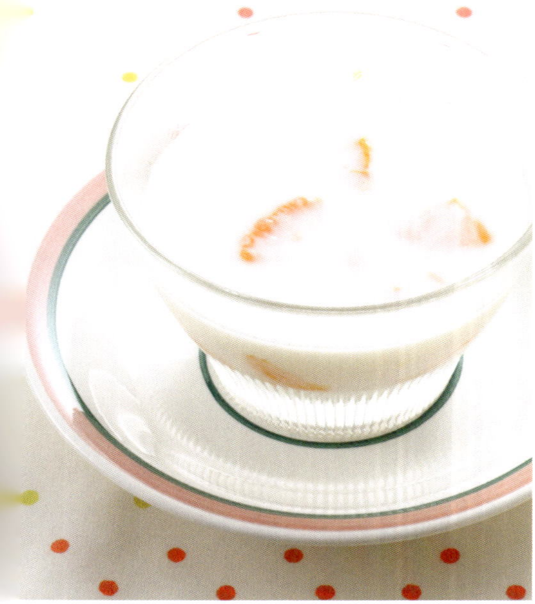

ヨーグルトゼリー

脂質 2.5g

材料（作りやすい量／4個分）

a［粉ゼラチン……3g
　 水……大さじ2
プレーンヨーグルト……200g
牛乳……½カップ
砂糖……大さじ3
レモン汁……大さじ½
みかん缶（缶汁除く）……80g

1個分 90㎉／塩分0.1g

調理メモ

みかん缶は桃やパインの缶詰めにかえても合います。

1 耐熱容器にaの水を入れてゼラチンをふり入れ、しばらくおいてふやかす。
2 みかん缶は缶汁をきり、手で2つ3つにほぐす。
3 ボールにヨーグルトと砂糖を入れてすり混ぜ、砂糖のざらつきがなくなったら牛乳とレモン汁を加えてなめらかに混ぜ、みかん缶を加える。
4 **1**を電子レンジで20秒加熱してゼラチンをとかし、**3**に加えて混ぜる。器に注いで冷やしかためる。

りんごには水溶性食物繊維が多く含まれています。電子レンジで加熱して、煮りんご風にアレンジしても。

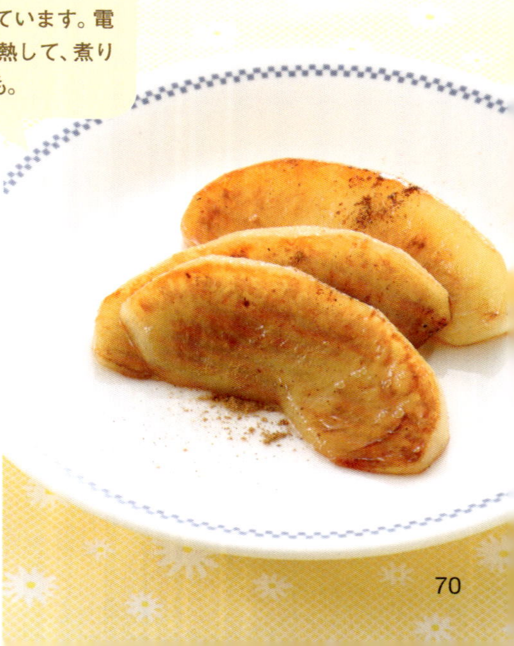

脂質 1.7g

簡単焼きりんご

材料（1人分）

りんご……¼個（80g）
バター……小さじ½
グラニュー糖……小さじ½
シナモン……少量

1人分 66㎉／塩分0g

調理メモ

冷蔵庫で3日はもちます。冷たいままでも、電子レンジで温め直して食べてもけっこうです。

1 りんごは皮をむいてくし形に3つに切る。
2 フライパンにバターをとかし、りんごを並べてふたをし、弱火で蒸し焼きにする。途中で上下を返して両面に焼き色をつける。
3 りんごがやわらかくなったらグラニュー糖をふり入れ、火を強めてフライパンを揺すってりんごにからめながらカラメル色にこがす。
4 器に盛り、シナモンをふる。

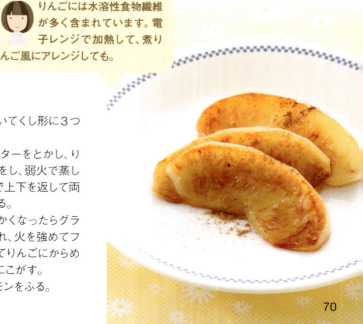

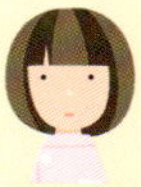

果物は、皮をむくのがめんどうだと敬遠されがち。マリネにしておけば、好きなときに食べられ、おなかの調子を整える働きのあるオリゴ糖も補給できます。

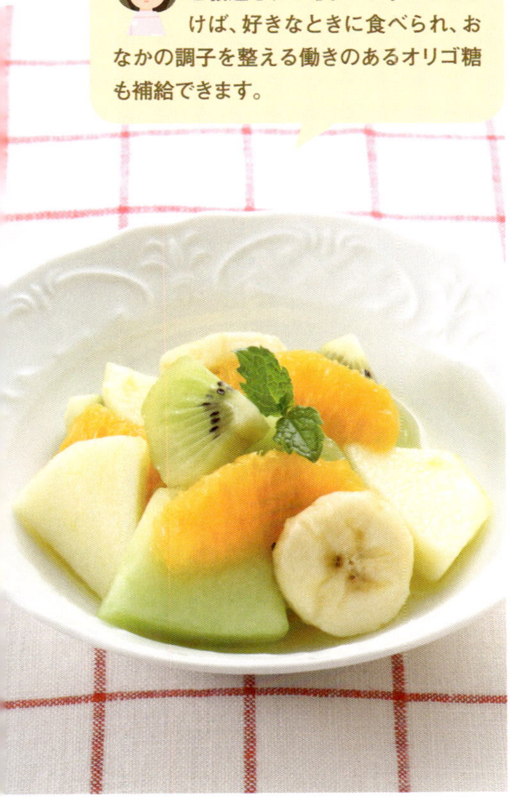

フルーツマリネ

脂質 0.1g

材料（作りやすい量／３人分）

- りんご……………¼個（80g）
- キウイフルーツ…½個（55g）
- バナナ……………½本（40g）
- オレンジ…………½個（35g）
- メロン……………………50g
- オリゴ糖シロップ……大さじ1
- レモン汁……………小さじ1
- ミント（あれば）…………適宜

1人分 59kcal／塩分0g

1 果物はいずれも皮を除き、りんご、キウイ、メロンはいちょう切り、バナナは輪切り、オレンジは小房に分けて薄皮を除く。

2 ボールに果物を合わせ、オリゴ糖シロップとレモン汁を加えてあえ、冷蔵庫で冷やす。

3 器に盛り、あればミントを添える。

調理メモ

果物は皮をむいたら空気にさらしておかずに、できるだけ早くシロップであえるときれいな色を保てます。果物の種類は好みのものでけっこうです。マリネは冷蔵庫で2日はもちます。

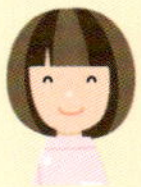

ヨーグルトはそれだけで凍らせるとかたい食感で口当たりが悪くなりますが、練乳を混ぜるとなめらかな口当たりに仕上がります。

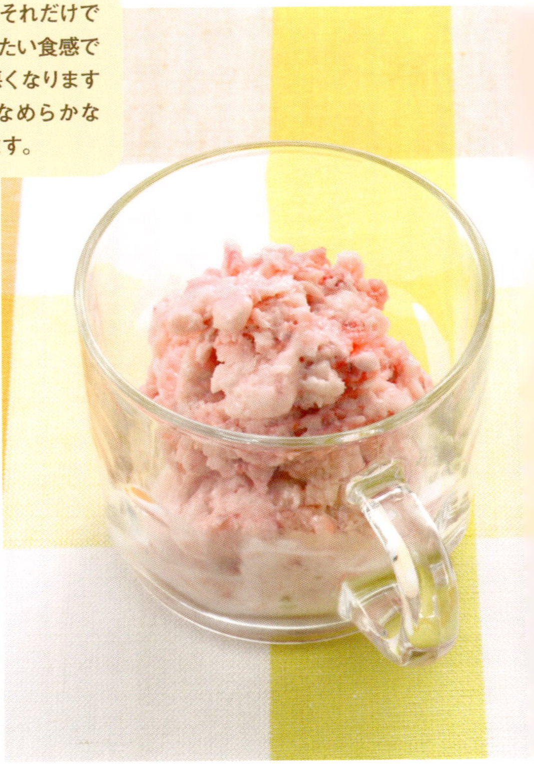

いちごミルクのフローズンヨーグルト

脂質 2.4g

材料（作りやすい量／４人分）

- プレーンヨーグルト……200g
- 冷凍いちご……………100g
- 加糖練乳……………大さじ2

1人分 74kcal／塩分0.1g

調理メモ

冷凍フルーツはいちごのほか、ブルーベリーやラズベリーなど、いろいろなフルーツで楽しんでください。

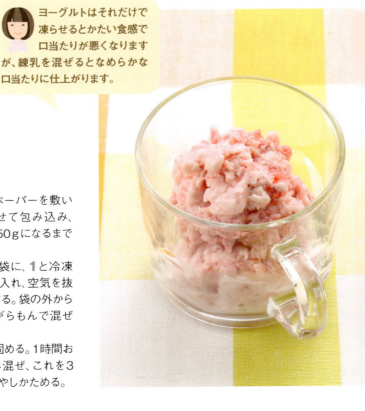

1 ざるにキッチンペーパーを敷いてヨーグルトをのせて包み込み、20～30分おいて150gになるまで水けをきる。

2 冷凍用密閉ポリ袋に、**1**と冷凍いちご、加糖練乳を入れ、空気を抜いて袋の口を密封する。袋の外からいちごをつぶしながらもんで混ぜ合わせる。

3 冷凍庫で冷やし固める。1時間おきにとり出してもみ混ぜ、これを3～4回くり返して冷やしかためる。

社会復帰後の食事アドバイス

術後３か月をすぎると、新しい消化機能に体が慣れて、食べられる量が増えて、体力も戻ってくるかたもいるでしょう。体調に合わせて少しずつ元の食事量に戻しましょう。
※胆道がんと膵臓がんの食事のポイントは共通するところがあります。

●**1日の食事配分**（1日1800㎉として）

朝 食	600 kcal
昼 食	600 kcal
夕 食	600 kcal

※1回の食事量が少ないときは間食して補います。

食事量は、体調を見ながら増やしましょう

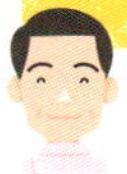

術後の回復には個人差があります。体調が良ければ少しずつ食事量を増やしましょう。食事量を増やしても胃もたれや下痢などの症状が起こらないようなら、消化機能が回復したしるしです。間食を減らして1日3食に戻していきます。1回の食事量は少しずつ増やしましょう。

1日3食に戻していくときは体重をチェックしましょう。体重がどんどん減ってしまうようであれば、食事量が少ない可能性があります。その場合は、間食をとり入れます。マイペースに進めましょう。

食べる楽しみを広げましょう

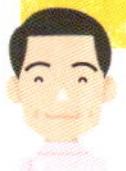

手術直後は不溶性食物繊維や脂質のとりすぎに注意しましたが、消化機能の回復に合わせて少しずつ元の量に戻していきます。胃もたれや下痢などの症状に注意しながら増やしましょう。外食も楽しんでください。もしも症状が出てひどくなるようなら、量を少なくするなど体調に合わせます。

ゆっくりよくかむことは続けます

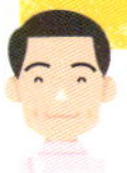

手術後は消化機能が低下します。また、胆道がんの手術では腸と腸をつなぎ合わせることがあるので、腸に負担をかけないことがたいせつです。ゆっくりよくかむことで腸への負担を軽減できます。体調が戻り元の食事量に増えても、ゆっくりよくかむことは続けます。

体力に合わせて手を抜きましょう

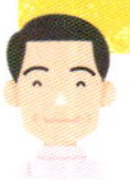

体力が戻っていないかたもいるでしょう。調理が負担とならないようにじょうずに手を抜きましょう。コンビニで手に入るお総菜（80ページ）も組み合わせ方や量をくふうするだけで立派な献立になります。

買い物も負担となるときは、自宅まで食材を届けてくれるサービスを活用したり、体調が優れないときは、栄養バランスに配慮したお弁当の宅配サービスもあります。主治医や栄養士に相談して体調や生活にあったものを見つけましょう。

社会復帰後のおすすめ献立

忙しいときにも手間のかからないメニューを紹介します。78～79ページには保存がきく料理があるので、常備菜として活用してください。

朝食 Breakfast menu

脂質 17.3g

フレッシュサンドイッチ
ほうれん草とハムのミルクスープ
果物（オレンジ）

1人分 416kcal／塩分2.7g

サンドイッチは多めに作ってお弁当にしてもよいですね。また、1食量が少ないときの間食にもおすすめです。スープは火の通りやすい材料を使って短時間で仕上げます。

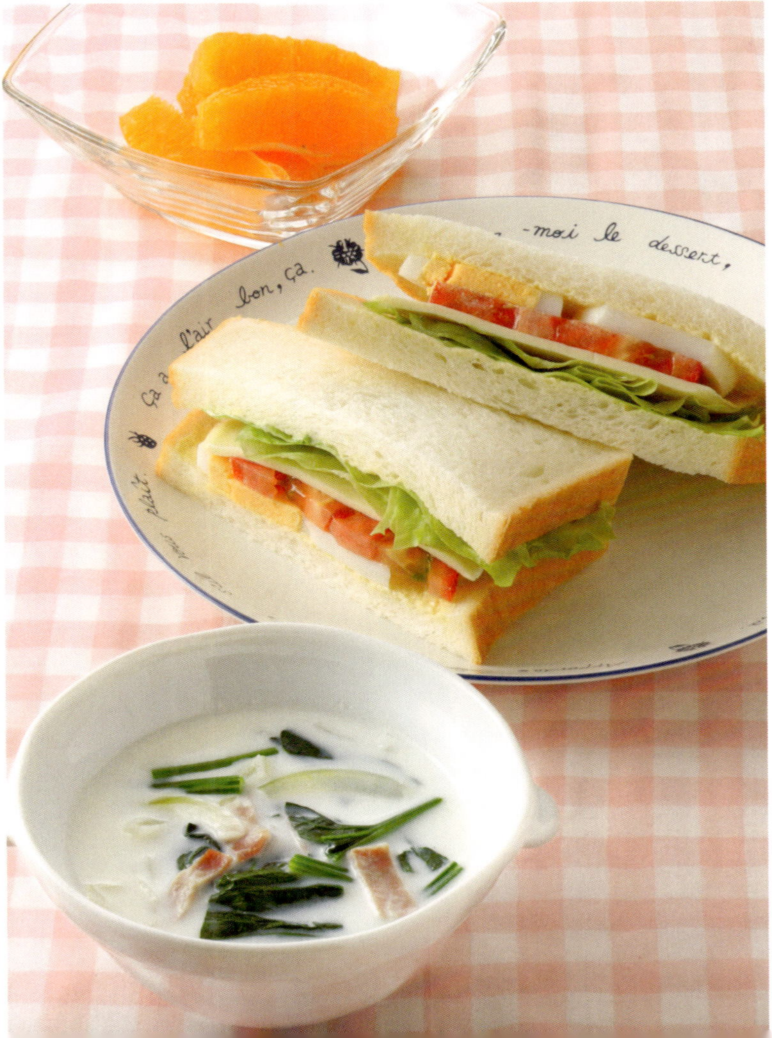

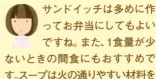

フレッシュサンドイッチ

材料（1人分）

食パン（10枚切り）……2枚
a ［マヨネーズ……小さじ1
　 マスタード……小さじ½
かたゆで卵（輪切り）……½個分
スライスチーズ……1枚
レタス……1枚（8g）
トマト（輪切り）……1切れ（20g）

1 aを混ぜ合わせて食パンの片面に塗る。
2 パンの1枚に、レタス、チーズ、トマト、ゆで卵をのせ、残りのパンを重ね、軽い重石をのせてしばらく置いてなじませ、食べやすく切る。

調理メモ
ゆで卵をハムに、トマトをミニトマトにして添えて手間を省いてもOKです。

ほうれん草とハムのミルクスープ

材料（1人分）

ほうれん草……25g
玉ねぎ（薄切り）……10g
ロースハム（短冊切り）……½枚（10g）
a ［水……½カップ
　 顆粒ブイヨン……ミニスプーン1
牛乳……¼カップ
塩……ミニスプーン½
こしょう……少量

1 ほうれん草は熱湯でさっとゆでて水にとり、絞って3cm長さに切る。
2 なべにaを合わせ、玉ねぎとハムを入れて煮る。玉ねぎが透き通ったら**1**と牛乳を加え、再び煮立つ前に塩とこしょうで調味し、火を消す。

●**オレンジ**（1人分）……60g

昼食 *Lunch menu*

脂質 12.3g

中華丼
春雨とトマトのスープ
オリゴ糖入りヨーグルト

1人分 603kcal／塩分3.2g

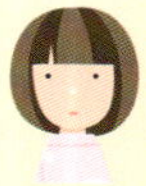

たんぱく質と野菜がバランスよくとれる献立です。中国料理は外食だと脂質が多くなりがちです。家庭で手作りすることで、脂質を抑えつつ、楽しむことができます。

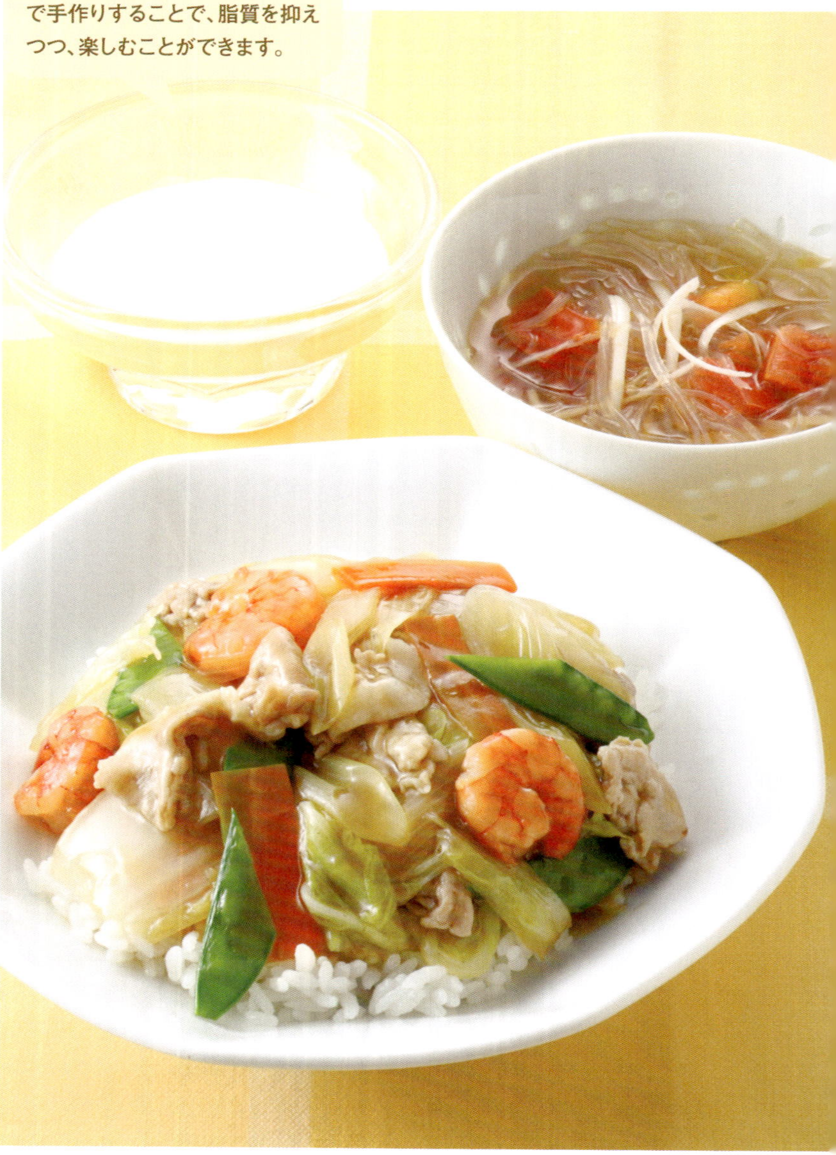

中華丼

材料（1人分）

- ごはん……180g
- 豚こま切れ肉・むきエビ……各30g
- 白菜（一口大そぎ切り）……1枚（80g）
- にんじん（短冊切り）……10g
- さやえんどう（斜め切り）……3枚
- ねぎ（斜め薄切り）……3cm
- しょうがのせん切り……薄切り½枚分
- サラダ油……小さじ½
- a
  - 水……½カップ
  - 酒……小さじ2
  - 顆粒鶏がらだしのもと……ミニスプーン1
  - しょうゆ……小さじ1
  - オイスターソース……小さじ1
  - 砂糖・塩・こしょう……各少量
- 水どきかたくり粉……小さじ2
- 酢（好みで）……少量

1 フライパンに油としょうがを入れて火にかけ、香りが立ったら豚肉をいため、白菜とにんじんを加える。
2 aを加えて煮、エビとさやえんどう、ねぎを加え、煮立ったら水どきかたくり粉を流してとろみをつける。
3 器にごはんを盛って**2**をかけ、好みで酢をふって食べる。

春雨とトマトのスープ

材料（1人分）

- 春雨（乾燥）……8g
- 干しエビ（あらく刻む）……小さじ½
- トマト……¼個（30g）
- ねぎのせん切り……4cm分
- しょうがのせん切り……薄切り½枚分
- a
  - 水……¾カップ
  - 顆粒鶏がらだしのもと……ミニスプーン1
- b
  - 塩……ミニスプーン½
  - しょうゆ……ミニスプーン1
- ごま油……小さじ½

1 春雨は食べやすい長さに切り、トマトは角切りにする。
2 なべにaを沸かし、**1**と干しエビ、ねぎ、しょうがを加えて煮、bで調味する。最後にごま油を加える。

オリゴ糖入りヨーグルト

材料（1人分）

- プレーンヨーグルト……100g
- オリゴ糖シロップ……10g

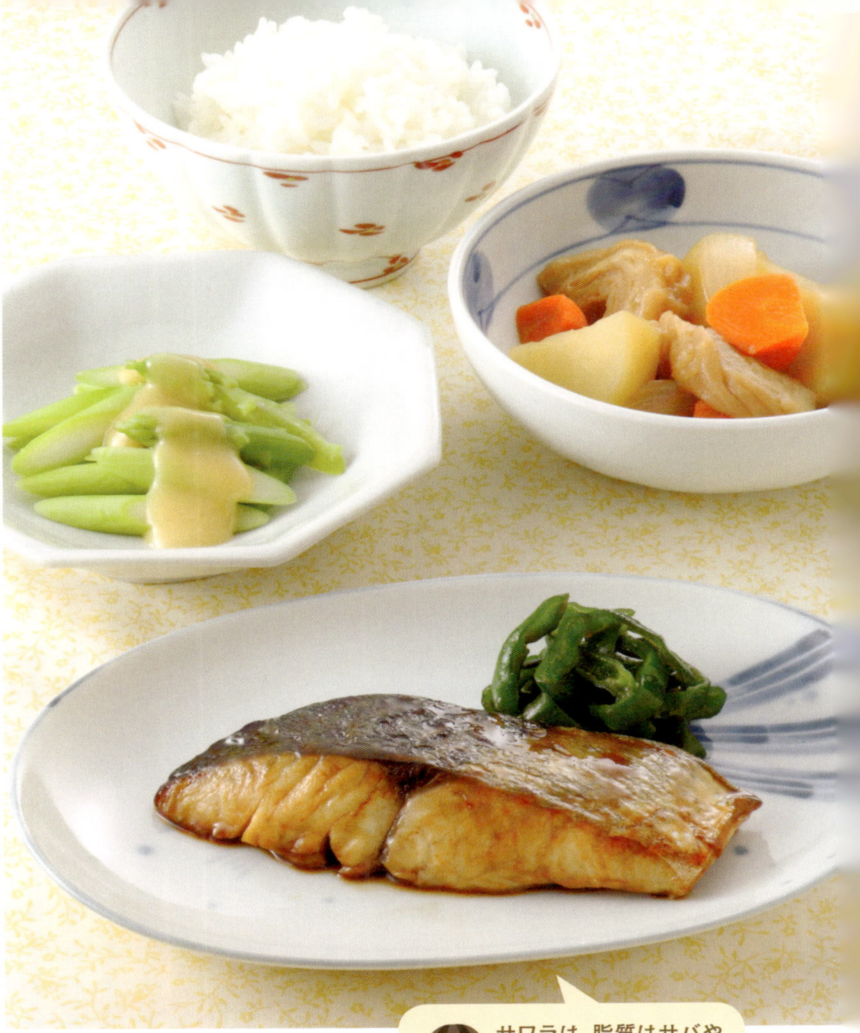

アスパラの酢みそかけ

材料（1人分）

グリーンアスパラガス（細いもの）……2本（40g）

a
- 白甘みそ・酢……各小さじ1
- 砂糖……小さじ½
- 練りがらし……少量

1 アスパラはかたい根元を落としてがくをそぎ、熱湯でやわらかくゆで、ざるにあげてさます。斜め1cm幅に切って器に盛る。

2 aを混ぜ合わせ、**1**にかける。

調理メモ

アスパラは太いものは表皮がかたいことがあるので、細めのものを選ぶほうが安心です。

じゃが芋と麸の煮物

材料（作りやすい量／2人分）

- じゃが芋（一口大に切る）……120g
- にんじん（乱切り）……30g
- 玉ねぎ（くし形切り）……¼個（50g）
- 車麸（乾燥）……1個（6g）
- サラダ油……小さじ½

a
- だし……¾カップ
- しょうゆ……大さじ1
- 砂糖……小さじ2

1 車麸は水に浸してもどし、水けを絞って食べやすく切る。

2 なべに油を熱し、玉ねぎ、にんじん、じゃが芋を順にいためる。じゃが芋につやが出たらaを加えて麸を入れ、ふたをして煮る。

3 野菜に火が通ったらふたをとって汁けが少し残る程度に煮、火を消してしばらくおき、味をなじませる。

調理メモ

肉じゃがの肉を麸に替えた煮物です。たんぱく質を補いながら、脂質控えめに仕上がります。

●**ごはん**（1人分）……150g

サワラのなべ照り焼き

材料（1人分）

- サワラ……1切れ（80g）
- サラダ油……小さじ¼

a
- しょうゆ……大さじ½
- みりん・砂糖……各小さじ½
- 酒……小さじ2

ピーマン……1個（30g）

1 サワラは血や余分な水けをふく。

2 ピーマンは8mm幅の半月切りにする。

3 フライパンに油を熱し、**1**を入れて両面に焼き色をつけ、あいたところに**2**を入れていため、とり出す。

4 フライパンをきれいにしてaを煮立て、**3**を戻してからめ、器に盛る。

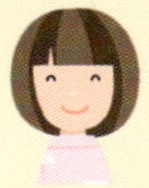

サワラは、脂質はサバやイワシより少なく、肉質も白身でやわらかい魚です。なべ照り焼きならサケやカジキ、ギンダラがおすすめです。

夕食 Dinner menu　脂質 10.8g

サワラのなべ照り焼き
アスパラの酢みそかけ
じゃが芋と麸の煮物
ごはん

1人分 558kcal／塩分3.1g

〔消化にやさしい〕お弁当作りのポイント

体力が回復してきて、職場に復帰したり、遠出を楽しむなど、お弁当を持参する機会が出てくるころでしょう。簡単でおいしいお弁当作りのポイントを紹介します。

ポイント1

体調に合わせて、負担とならないよう、じょうずに手抜きをしましょう

お弁当作りが負担とならないように手間を省きましょう。夕食のおかずを多めに作って活用したり、下ごしらえまでいっしょにすませ、お弁当だけ味つけを変えたりすると、負担が少なくなります。週末など時間があるときに、常備菜を作っておくと便利です。

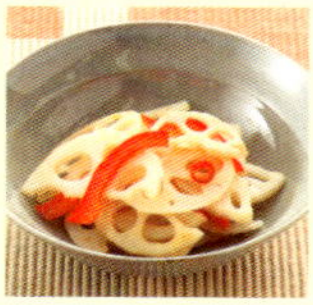

れんこんの塩きんぴら（78ページ）
汁けがなくなるまで煮つめておけば、日もちします。じゃが芋のきんぴら（77ページ）もおすすめです。

ポイント2

ゆで野菜をストックしたり、冷凍野菜を利用するのも手です

手間をかけずに野菜のおかずを作るには、ゆで野菜のストックがおすすめです。あえ物、いため物がひと手間でできます。

ゆで野菜と同様に、市販の冷凍野菜を利用してもよいでしょう。ほうれん草、ブロッコリー、かぼちゃ、里芋など、使いたい分だけ解凍ができるので、少量作りに便利です。

おすすめストック野菜

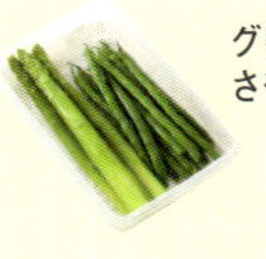

グリーンアスパラガス、さやいんげん

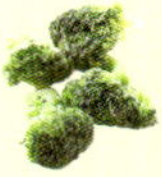

冷凍ブロッコリー

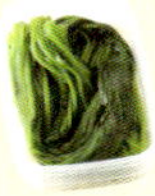

小松菜

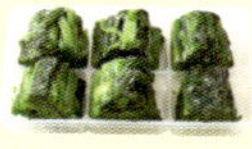

冷凍ほうれん草

ポイント3

さめてもおいしく食べられるくふうを

少し濃いめに味つけすることで、さめてもおいしく、食が進みます。肉や魚は下味をつけてかたくり粉や小麦粉をまぶして、ソテーしたり揚げたりすれば、うま味が逃げずにジューシーに仕上がり、さめてもパサつく心配がないうえ、味がしっかりつきます。

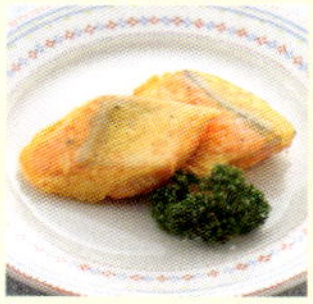

生ザケのチーズピカタ（79ページ）
小麦粉と卵液で作るピカタは、さめてもおいしくお弁当向き。

ポイント4

体調が悪いときは脂質や不溶性食物繊維を控えましょう

脂質をとりすぎると胃もたれや下痢の原因となることがあります。また、不溶性食物繊維のとりすぎは腸に負担がかかります。体調が悪く、症状があるときは、脂質や不溶性食物繊維を控えましょう。56～57ページに控え方のポイントがあります。

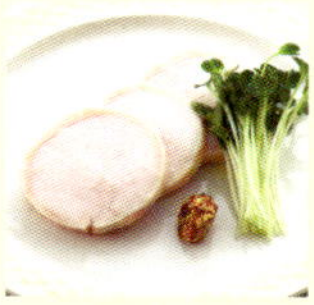

鶏ハム（78ページ）
脂質の少ない鶏胸肉を使った手作りハム。ゆでるだけなので簡単です。

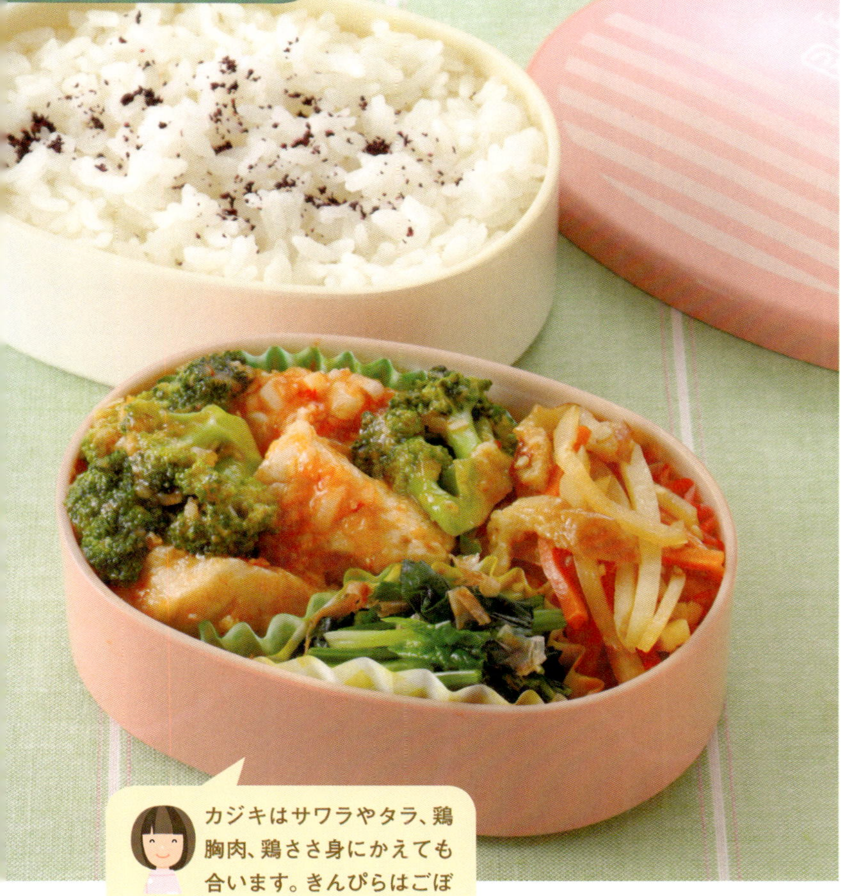

おすすめお弁当　脂質 6.7g

カジキのチリソースいため
じゃが芋のきんぴら
ほうれん草のお浸し
ゆかりごはん

1人分 487kcal／塩分3.1g

カジキはサワラやタラ、鶏胸肉、鶏ささ身にかえても合います。きんぴらはごぼうの代わりにじゃが芋を使って消化しやすいおかずに。電子レンジ調理にすることで、少量の油でも焦がさずに、手軽にできます。

カジキのチリソースいため

材料（1人分）

- カジキ……60g
- a
  - 塩……ミニスプーン1/5
  - かたくり粉……適量
- ゆでブロッコリー……25g
- ねぎのみじん切り……4cm分
- しょうがのみじん切り……薄切り1枚分
- サラダ油……小さじ1
- 豆板醤……ミニスプーン1/2
- b
  - 水……大さじ1
  - 顆粒鶏がらだしのもと……ミニスプーン1/2
  - トマトケチャップ……小さじ2
  - 塩……ミニスプーン1/2
  - 砂糖・酒……各小さじ1
- 水どきかたくり粉……小さじ1

1 カジキは一口大のそぎ切りにし、aの塩をふってしばらくおき、水けをふいてかたくり粉をまぶす。
2 フライパンに油小さじ1/2を熱し、カジキを入れて両面に焼き色をつけ、一度とり出す。
3 フライパンをふき、油小さじ1/2としょうがを入れて火にかけ、香りが立ったら豆板醤を加えていためる。bを入れて煮立て、カジキとブロッコリーを加えて煮からめる。水どきかたくり粉をまわし入れてとろみをつけ、ねぎを加えてひと煮立ちさせる。

調理メモ

ゆでブロッコリーは、少量なら小房に分けてラップに包み、電子レンジで40〜50秒加熱すると手軽です。

じゃが芋のきんぴら

材料（1人分）

- じゃが芋……40g
- にんじん（細切り）……10g
- ちくわ……1/2本（15g）
- a
  - ごま油……小さじ1/2
  - しょうゆ……小さじ2/3
  - 砂糖……小さじ1/3
  - 酒……小さじ1
  - いり白ごま……ミニスプーン1

1 じゃが芋は細く切り、水にさらして水けをきる。ちくわは、縦半分に切って斜め薄切りにする。
2 耐熱容器に**1**とにんじんを入れてaを加えて混ぜ、ラップをふんわりとかけて電子レンジで2分加熱する。とり出してさっくり混ぜ合わせ、ラップをぴったりとかぶせて2分ほどおいて味をなじませる。

ほうれん草のお浸し

材料（1人分）

- ほうれん草……40g
- しょうゆ……小さじ2/3
- 削りガツオ……大さじ1強

1 ほうれん草は熱湯でゆでて水にとって絞り、3cm長さに切る。
2 しょうゆであえて軽く絞り、削りガツオを加えてあえる。

ゆかりごはん

材料（1人分）

- ごはん……150g
- ゆかり（乾燥）……少量

［お弁当にも役立つ］
簡単おかず

お弁当作りがぐんと楽になる常備菜やさめてもおいしいおかずを紹介します。常備菜は、時間の余裕のあるときに、夕食のおかずも兼ねて作っておくと便利です。

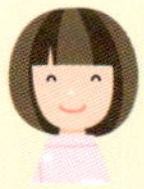

定番のきんぴらを塩味であっさりとした味に仕上げました。ちくわやかまぼこを加えても。パプリカをにんじんにかえてもいいですね。

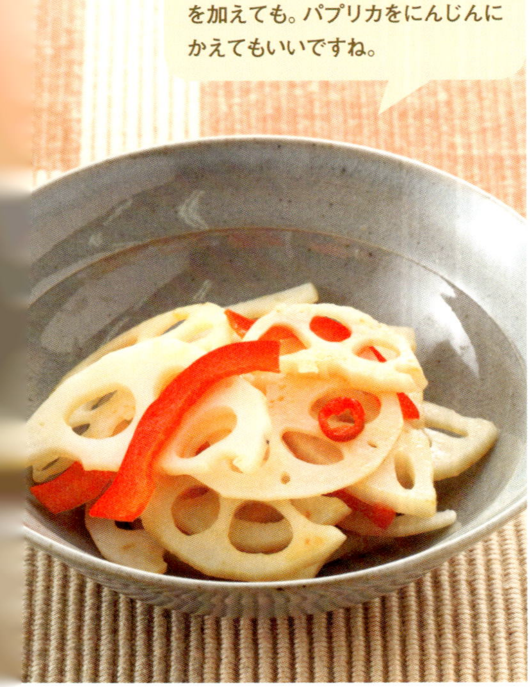

れんこんの塩きんぴら　脂質 2.9g

材料（1人分）

れんこん……50g
パプリカ（赤）……20g
赤とうがらしの輪切り…少量
サラダ油……小さじ½
a ［だし……大さじ2
　 みりん……小さじ½
　 塩……ミニスプーン⅔］
ごま油……ミニスプーン1

1人分　69kcal／塩分0.7g

1 れんこんは、薄い半月形に切り、水にさらす。パプリカも同様に切る。

2 フライパンに油を熱してれんこんと赤とうがらしをいため、aを加えてからめる。れんこんが透き通ったらごま油を回しかける。

作りおきメモ
冷蔵庫で3〜4日もちます。味つけにみりんと同量の酢を加えてもおいしいです。

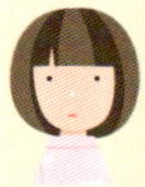

サラダやサンドイッチの具に、野菜といため物やクリーム煮、トマト煮にしてもよいでしょう。めん類の具にもおすすめです。

鶏ハム　脂質 6.6g

材料（1人分×5回分）

鶏胸肉……1枚（270g）
a ［酒……大さじ1
　 塩……小さじ½
　 砂糖……小さじ½］
貝割れ大根（1人分）……7g
粒入りマスタード（1人分）
……小さじ⅓

1人分　111kcal／塩分0.6g

作りおきメモ
ゆでてラップに包んだまま冷蔵庫で4〜5日もつ。冷凍もできます。

1 鶏肉は余分な脂身を除いて両面にaをもみ込む。

2 ラップに皮目を下にして広げ、端からきっちり丸めながら包み、両端をねじって密封する。さらにもう1枚のラップをかけて二重に包む。

3 なべに**2**を入れて水をかぶるまで加え、ふたをして火にかけ、煮立ったら弱火にして5分ゆでる。指で押してかたくなったら火を消し、そのままさます。

4 薄切りにして、好みで貝割れ大根と粒入りマスタードを添える。

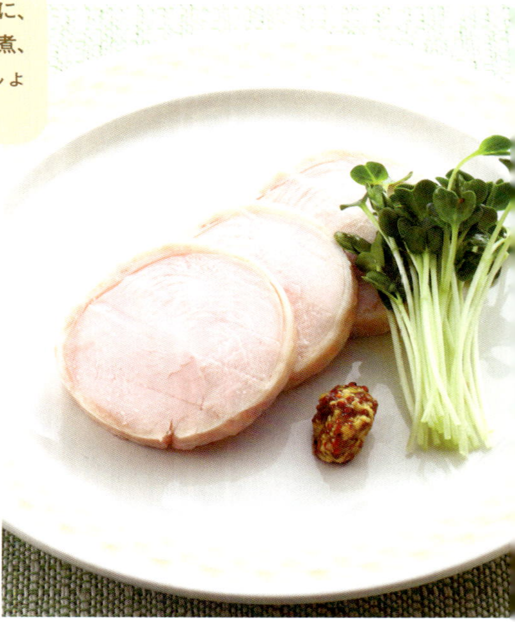

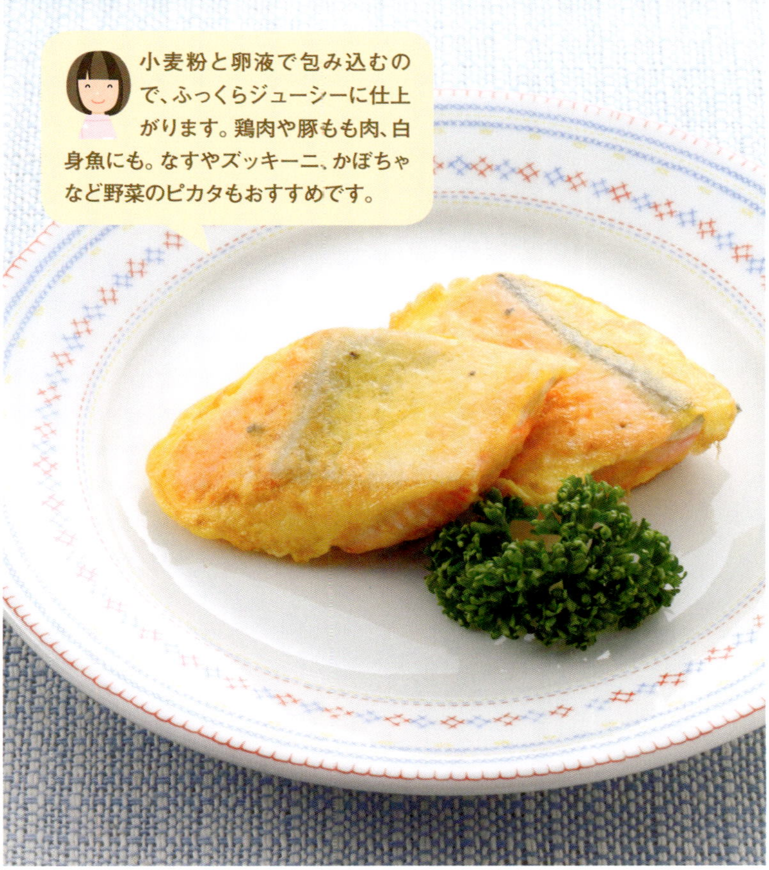

小麦粉と卵液で包み込むので、ふっくらジューシーに仕上がります。鶏肉や豚もも肉、白身魚にも。なすやズッキーニ、かぼちゃなど野菜のピカタもおすすめです。

脂質 10.9g

生ザケのチーズピカタ

材料（1人分）

生ザケ……………小1切れ（80g）

a［塩……………ごく少量

　こしょう……………少量］

小麦粉……………適量

パルメザンチーズ……………小さじ1

とき卵……………1/2個

トマトケチャップ……………小さじ1

サラダ油……………小さじ1

パセリ……………適宜2

1人分 224kcal／塩分0.6g

1 サケは骨を除いて一口大にそぎ切り、aをふってしばらくおき、水けをふいて小麦粉を薄くまぶす。

2 ボールにパルメザンチーズと卵を混ぜ合わせる。

3 フライパンに油を熱し、サケを**2**にくぐらせて入れ、焼き色がついたら返して火が通るまでじっくりと焼く。

4 器に盛り、ケチャップとパセリを添える。

調理メモ

パセリを好みのハーブにかえても。みじん切りにしてピカタの衣に混ぜてもよいでしょう。

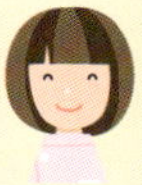

写真のフジッリ形は味がからみやすいので、時間がたってもおいしさがそこなわれません。食べやすく少量でエネルギーとたんぱく質がとれるおかずとして、食欲のないときにもおすすめです。

脂質 9.1g

マカロニサラダ

材料（作りやすい量）

マカロニ（乾燥・フジッリ形）……………50g

ロースハム（短冊切り）……1枚

かたゆで卵（あらく刻む）……1個

にんじん（いちょう切り）……20g

きゅうり（小口切り）……………1/8本（18g）

塩……………ごく少量

a［マヨネーズ……………大さじ1

　塩……………ミニスプーン1弱

　こしょう……………少量

　酢……………小さじ1/4］

1人分（1/2量） 201kcal／塩分0.8g

1 なべに湯を沸かし、塩少量（分量外）を加えてマカロニをゆでる。ゆで上がる30秒前に、にんじんを加え、ざるにあげる。

2 きゅうりは塩をまぶしてしんなりしたら、水けを絞る。

3 ボールにaを混ぜ合わせ、**1**と**2**、ハム、卵をあえる。

調理メモ

マカロニはフジッリ形がおすすめですが、なければほかの形でも。

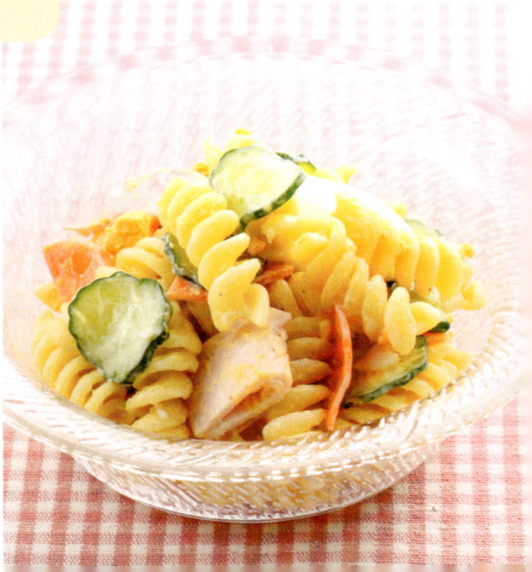

中食の食べ方アドバイス

術後で調理がつらいとき、社会復帰をして時間がないときは、コンビニ弁当や総菜をじょうずに活用しましょう。体調が悪いときは脂質を控えめにします。おすすめの商品と組み合わせ例を紹介します。

常備しておくと重宝なコンビニのパウチ総菜

コンビニやスーパーのオリジナルのレトルト食品は、1人分ずつの少量パックで冷蔵庫で保存できる点でも重宝です。品ぞろえは店によっても、地域や季節によっても異なるので、いろいろ探索してみてください。

肉や卵のおかず

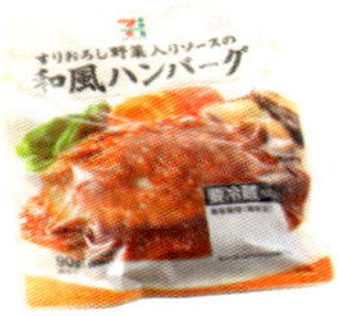

和風ハンバーグ

市販の総菜に比べると小さく、塩分、エネルギー量が控えめ。和風タイプを選ぶと低脂肪に。鶏つくねも低脂肪でおすすめです。

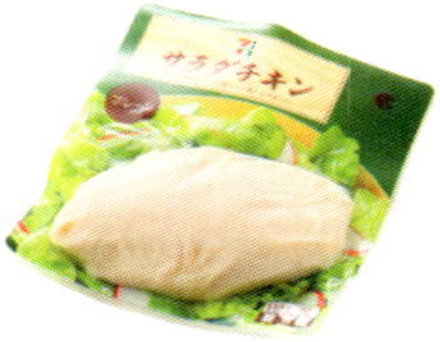

サラダチキン

低脂肪高たんぱく質の代表的なメニューの蒸し鶏（124㌻にも掲載）が手軽に食べられます。

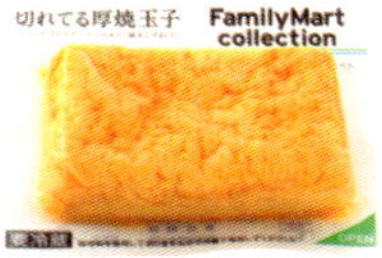

厚焼き卵

厚焼き卵は朝食やお弁当に便利です。コンビニで買える卵料理なら温泉卵、卵豆腐、茶わん蒸しもおすすめの商品です。

魚のおかず

脂質控えめで選ぶとこの3点がおすすめです。このほか、体調に問題がなければサバのみそ煮にしても。

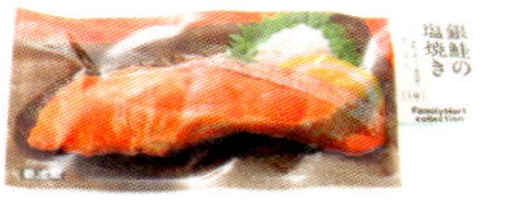

銀ザケの塩焼き

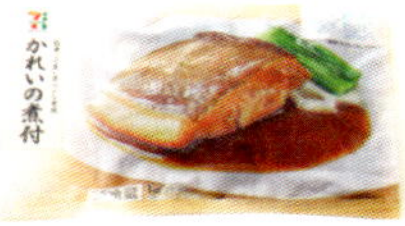

カレイの煮つけ

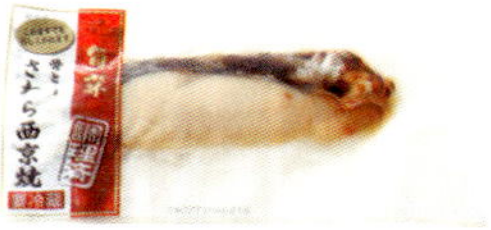

サワラの西京焼き

野菜のおかず

煮物が1人分で買えるうえ、市販の総菜よりうす味なので手軽に利用できます。里芋やかぼちゃの煮物、肉じゃがもおすすめです。

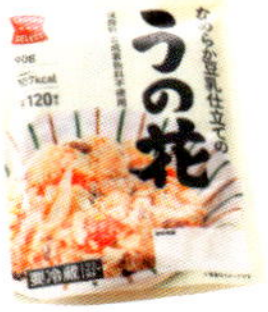

うの花

おすすめの組み合わせ例

サンドイッチを食べるなら

ミックスサンドイッチ
コーンポタージュ　ヨーグルト

　サンドイッチは写真のように、ツナ、ハム、チーズ、ゆで卵など、たんぱく質食品がしっかり含まれているものがおすすめです。副菜は消化のよいポタージュなどのスープを選び、ヨーグルトを添えると栄養のバランスが整います。

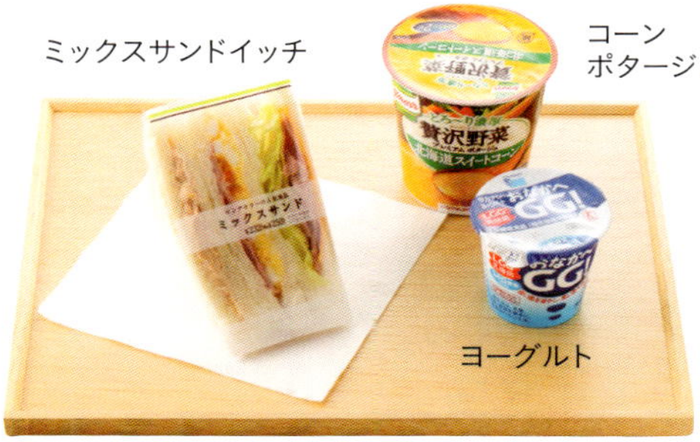

めん類を食べるなら

冷やしうどん
温泉卵　飲むヨーグルト

　食欲があまりないときでも食べやすい組み合わせです。

　たんぱく質食品は、温泉卵のほか、納豆や厚焼き卵もよく合います。飲むヨーグルトは果物やゼリーにしてもよいでしょう。

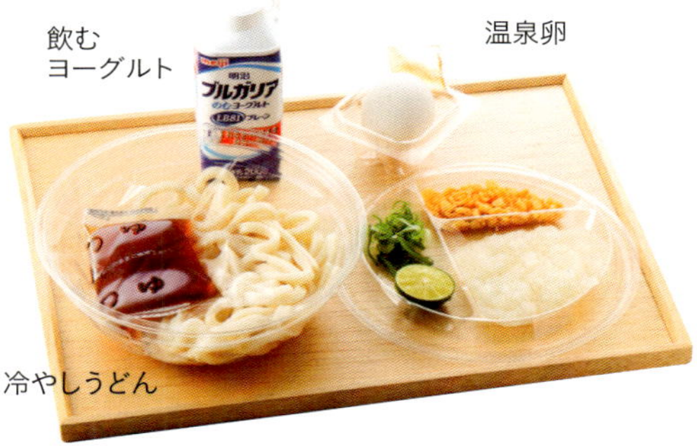

お弁当を食べるなら

ミニ鶏そぼろ弁当
青菜とシラス干しのあえ物

　鶏そぼろといり卵をのせたそぼろ弁当は、高たんぱく質なうえ、脂質も控えめ。小さめのものなら、牛丼や親子丼もおすすめです。青菜のあえ物は酢の物、サラダなどにかえてもよいですね。

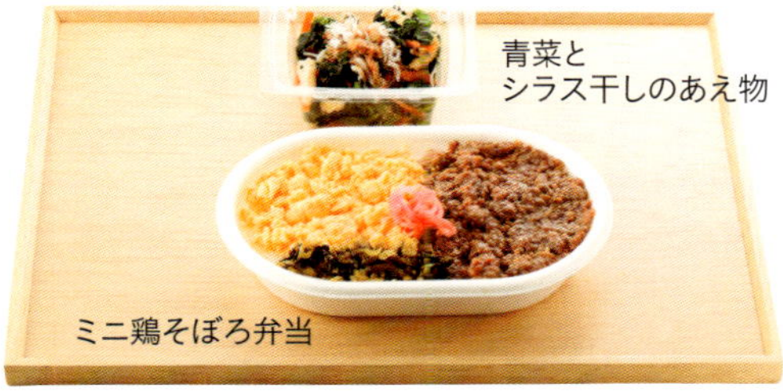

おでんを食べるなら

おでん

つみれ、はんぺん、ちくわ、ゆで卵、大根

　脂質少なめ、食物繊維少なめの組み合わせです。副菜に青菜のあえ物、サラダ、酢の物などを添え、おにぎりを加えればバランスのよい献立になります。

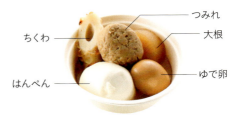

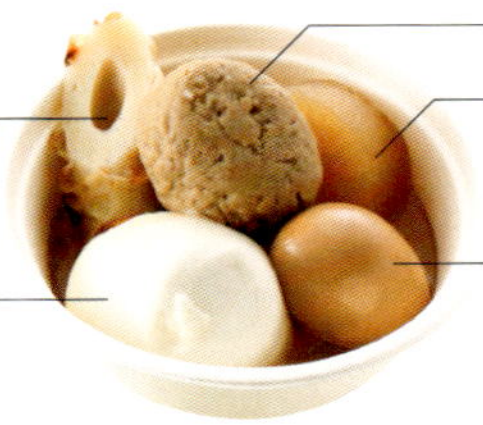

〈体調の悪いときには避けたいおでんだね〉

脂質の多いもの…さつま揚げ、厚揚げ、がんもどき

食物繊維の多いもの…こんにゃく、しらたき、昆布

外食の食べ方アドバイス

外食を楽しんでもだいじょうぶです。体調が悪いときは脂質控えめのメニューを選んだり、余分な脂質を控えたり、くふうして食べましょう。

定食の選び方

肉料理を食べるときは

豚肉のしょうが焼き定食
(豚肉のしょうが焼き、漬け物、みそ汁、ごはん200g)
1人分 823kcal
塩分5.8g

脂質 32.6g

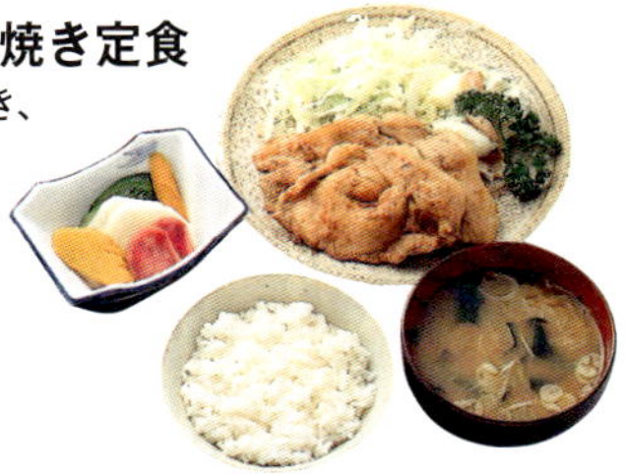

肉料理は魚料理に比べて脂質が多くなりがちです。体調に合わせて脂質の少ない部位を選ぶ、脂身の部分は残すなど調整しましょう。

○脂質の少ない肉…豚ヒレ肉、豚もも肉、鶏もも肉(皮なし)、鶏むね肉、鶏ささ身など
×脂質の多い肉…牛ロース肉、豚バラ肉、ひき肉、ベーコン、ソーセージなど

魚料理を食べるときは

カレイの煮つけ定食
(カレイの煮つけ、ほうれん草のごまあえ、ぬか漬け、みそ汁、ごはん180g)
1人分 558kcal
塩分5.6g

脂質 4.9g

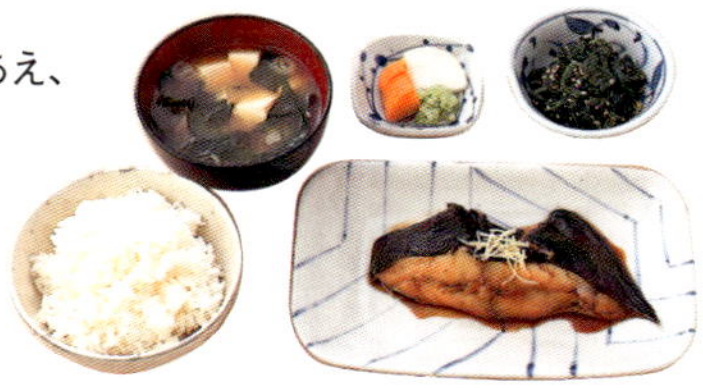

カレイの煮つけは脂質の少ない魚、調理法の料理です。体調に合わせて魚の種類と調理法を選びましょう。

○脂質の少ない魚…アジ、カレイ、タラなど
×脂質の多い魚…ブリ、サバ、サンマなど

● 調理法…○脂質の少ない「焼く」「煮る」「蒸す」、×脂質の多い「揚げる」「いためる」

めん料理の選び方

月見うどん
(具:卵、ほうれん草、なると)
1人分 419kcal
塩分5.6g

脂質 6.2g

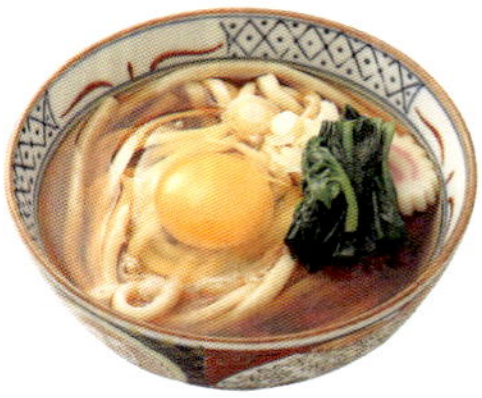

体調が悪いときはうどんがおすすめです。具は月見、かきたまなどがおすすめです。天ぷら、たぬきなどの揚げ物、きつね、カレーは脂質が多め、卵やかまぼこ、おろし大根、とろろは脂質少なめです。めん類はつるつると早食いになりがちなので、よくかんで食べるようにしましょう。

洋食の選び方

ハンバーグセット
(ハンバーグ 130g、コーンポタージュ、ごはん150g)
1人分 731kcal
塩分4.4g

脂質 26.8g

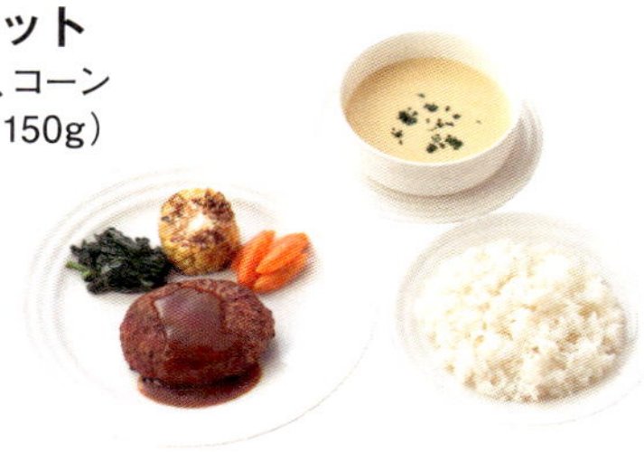

ハンバーグは、大きさとソースによって脂質もエネルギーが変わります。ハンバーグは体調を見ながら残して調整しましょう。ソースはチーズやクリーム、ドミグラスよりも、おろし大根など和風のもの、スープはコーンポタージュよりもコンソメスープのほうが、脂質少なめです。

参考資料／『塩分早わかり』『毎日の食事のカロリーガイド』(いずれも女子栄養大学出版部)

膵臓がん　治療法と食事

◎治療については（84～89㌻）

まず、84㌻からの「膵臓がんの種類と治療法」に目を通してください。膵臓の構造と検査方法、がんの場所、手術法と再建術、詳細な図とともに紹介しています。医師と話をするときの参考にしてください。また、ご自身の病気を理解することで、食事療法のたいせつさに気づくきっかけにもなると思います。

◎食事については（90～125㌻）

治療法が決まり、入院日が決まったら、90㌻からの「入院前の食事アドバイス」に、退院日が決まったら、92㌻からの「退院後の食事アドバイス」に目を通しましょう。

退院後も、術後の後遺症や化学療法の副作用により、食事がとりにくいことがあります。そうしたときは、108㌻からの「術後や化学療法中の症状を乗りきるための食事アドバイス」を役立ててください。

元気を回復して日常生活に復帰したら116㌻からの「社会復帰後の食事アドバイス」を役立ててください。お弁当にも向く手軽にできる作りおきメニューも紹介しています。

膵臓がんの種類と治療法

井上陽介／がん研有明病院　肝・胆・膵外科副部長

1　膵臓がんの検査と種類

膵臓がんの80％以上は膵液を集める膵管にできます

膵臓は消化器であり、膵実質（注1）で産生される膵液という消化液が膵管中央の主膵管に集まり、十二指腸乳頭に向かって流れていきます。十二指腸乳頭で胆道を通ってきた胆汁と合流して十二指腸に流れ出ます。膵臓がんのほとんどは、この膵液の通り道にでき、正式には「浸潤性膵管がん」と呼ばれます。

膵臓がんはとても手ごわいがんの一つです。その理由はいくつかありますが、まず発見がむずかしいことです。膵臓は上腹部の奥まったところにあり、通常、内視鏡や視触診では診断できず、体型によっては超音波検査でも見えません。つまり健診での検査法では容易に発見できないのです。

そのうえ、がんの進行が早く、しみ込むように進展し、薄い膵臓から容易に周囲に浸潤し、転移を起こします。膵臓がんと診断されたかたのうち、根治的な切除が可能な状態の患者さんは2割にも満たないのが現状です。

注1　膵実質：膵臓の「実」の部分。顕微鏡レベルでは消化液を分泌する腺管細胞と、インスリンなどの内分泌ホルモンを産生するランゲルハンス島細胞が混在している。

膵臓がんの検査方法

膵臓の精密検査は数多くありますが、まず造影CT、MRI検査があげられます。これらの検査

図1　肝胆膵域と膵臓の構造

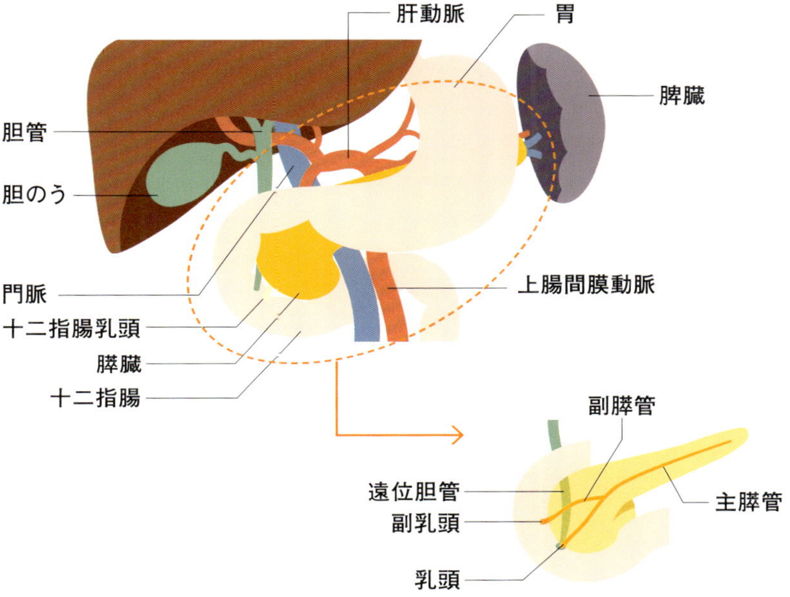

により、体型や性別、年齢を問わず多くの情報が得られます。

2つの検査にはそれぞれ長所短所があります。まず、造影CTは、膵臓全体がはっきりと見え、解像度が高いのですが、CT造影剤はまれにアレルギーなどの副作用が出たり、腎機能が低下したかたには使えない、などの制約があります。一方、MRI検査では、MRCPといって、造影剤なしで、CTと同様に膵臓全体を写す方法がありますが、解像度は劣ります。

これら2つの検査で、膵臓に〝異常があること〟はほぼわかります。しかし、「膵臓に見えた影が、果たしてがんなのか?」「今すぐ手術をするべきなのか?」「手術するとしたらどの範囲をとるべきなのか?」といった手術の適応や術式にかかわるような重大な判断のためには、さらに専門的な検査が必要になることがあります。

内視鏡による画像検査で膵管の中まで検査して診断します

膵臓をさらに精密に検査する場合には、①超音波内視鏡（EUS）、②内視鏡的逆行性胆管膵管造影（ERCP）が行なわれます。どちらも内視鏡を応用した検査です。

EUSは超音波を先端に搭載した特殊な胃カメラを用いて、胃や十二指腸の内腔から超音波を膵臓に当てることで、CTでもわからないような細かい膵内の変化が明瞭に描き出されます。近年は、EUSで見ながら、内視鏡の先端から細い針を進めて膵腫瘍を刺して細胞を吸引・採取する発展的な検査も行なわれています。
ERCPは、細い膵管に内視鏡の先から出た細いカテーテルを挿入して、そこから造影剤を入れて膵管を映したり、膵液を直接吸いとってがん細胞の有無を確認したりできます。こういった発展的な検査となると、専門施設に入院して行なう必要があります。

2 膵臓がんの病期と治療法

局所進行・遠隔転移がなければ外科手術が可能です

膵臓がんの手術適応の条件は、大きく二つ、①肝、肺、遠くのリンパ節などへの遠隔転移がないこと、②がんが局所で進行しすぎていないことです。術前の画像評価で①、②を詳細に評価してから実際の手術に臨みますが、それでも開腹後に小さな肝転移や腹膜播種が発見され、切除を断念するケースもあります。
がん研有明病院では近年、術前の画像評価で①や②の判定が微妙な場合に、診断確定のために腹腔鏡で直接腹腔内を観察する、審査腹腔鏡を先行して行なう方針をとっています。最小限の負担で確実に切除適応を決定し、無益となる開腹手術を減らすためです。

膵切除の最大の合併症は膵液ろうです

膵臓がんの手術である「膵切除」は、その位置とがんの進展具合によって、膵頭十二指腸切除(膵頭部よりの腫瘍)、膵体尾部切除(膵体部、尾部の腫瘍)、膵全摘(膵内の広い範囲の腫瘍)のおもに3通りあります。これらのうち、膵頭十二指腸切除が7割、膵体尾部切除が3割、膵全摘はま

表1　膵臓がんの病期分類

がんの広がり ＼ リンパ節転移	リンパ節への転移なし	1群リンパ節までなし	2群リンパ節までなし	3群リンパ節までなし	遠くのリンパ節や臓器に転移
がんの大きさが2cm以下で膵臓内にとどまっている	Ⅰ	Ⅱ	Ⅲ	ⅣB	ⅣB
がんの大きさが2cmを超え、膵臓内にとどまっている	Ⅱ	Ⅲ	Ⅲ	ⅣB	ⅣB
がんは膵臓の外へ出ている	Ⅲ	Ⅲ	ⅣA	ⅣB	ⅣB
がんは主要な血管や隣接する臓器に広がっている	ⅣA	ⅣA	ⅣB	ⅣB	ⅣB

参考資料：日本膵臓学会編「膵臓取扱い規約2013年8月（第6版補訂版）」

図2　膵頭十二指腸切除術と再建術

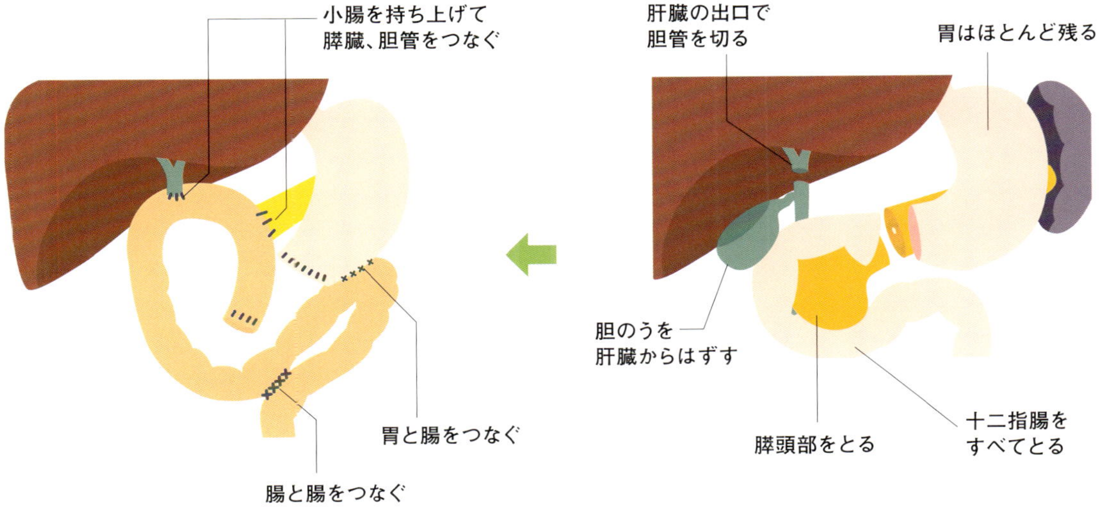

れにしか行なわれません。

膵切除の最大の合併症は、膵の断端から膵液が漏れ広がる「膵液ろう」というものです。術後出血などの重篤な合併症や手術関連死は膵液ろうに起因するものが多く、消化力の強い膵液をいかに腹腔内に広げないか、ため込まないかが手術、術後管理のポイントです。

手術ができない場合も延命が期待できる治療法があります

ひと昔前までは、手術ができない進行膵臓がんは、抗がん剤が効きづらく、ほかの治療の選択肢もほとんどなく、非常にむずかしい病気とされていました。しかし2000年代以降、「最後の砦」といわれていた膵臓がんにも効果的な抗がん剤が複数開発され、実用化されています。これにより、手術できない膵臓がんの治療成績は年々向上しているのが現状です。

化学療法に放射線を組み合わせる化学放射線療法を行なっている施設も見られます。これは、特に腫瘍局所の進展で切除不能となった膵臓がんに対して、化学療法で全身を治療し、放射線療法で膵臓の局所を縮小させようという試みです。

いずれの場合も、安定した抗がん剤治療のためには、黄疸に対する減黄術（49ページ）として胆道ステント療法や経皮経肝胆道ドレナージなどを行なったり、糖尿病のコントロールなどのメンテナンスに努めることも重要です。

手術後の再発予防にも化学療法を行ないます

幸いにも膵臓がんを手術でとりきれた場合も、術後の再発率は8割以上といわれ、他臓器のがんよりも高く、厳重な経過観察が必要です。

近年では、この高い再発率を抑えるために、術後に抗がん剤を一定期間使用する方針が一般的です。特にわが国では、膵臓がん根治切除後に、飲み薬の抗がん剤（TS-1）による半年間の補助化学療法により、それまで標準治療であったゲムシタビンを大きく上回る再発抑制効果が得られています。

手術後の再発についても化学療法で延命効果が期待できます

残念ながら膵臓がんが術後に再発してしまった

図３　膵臓がんの臨床病期と治療法

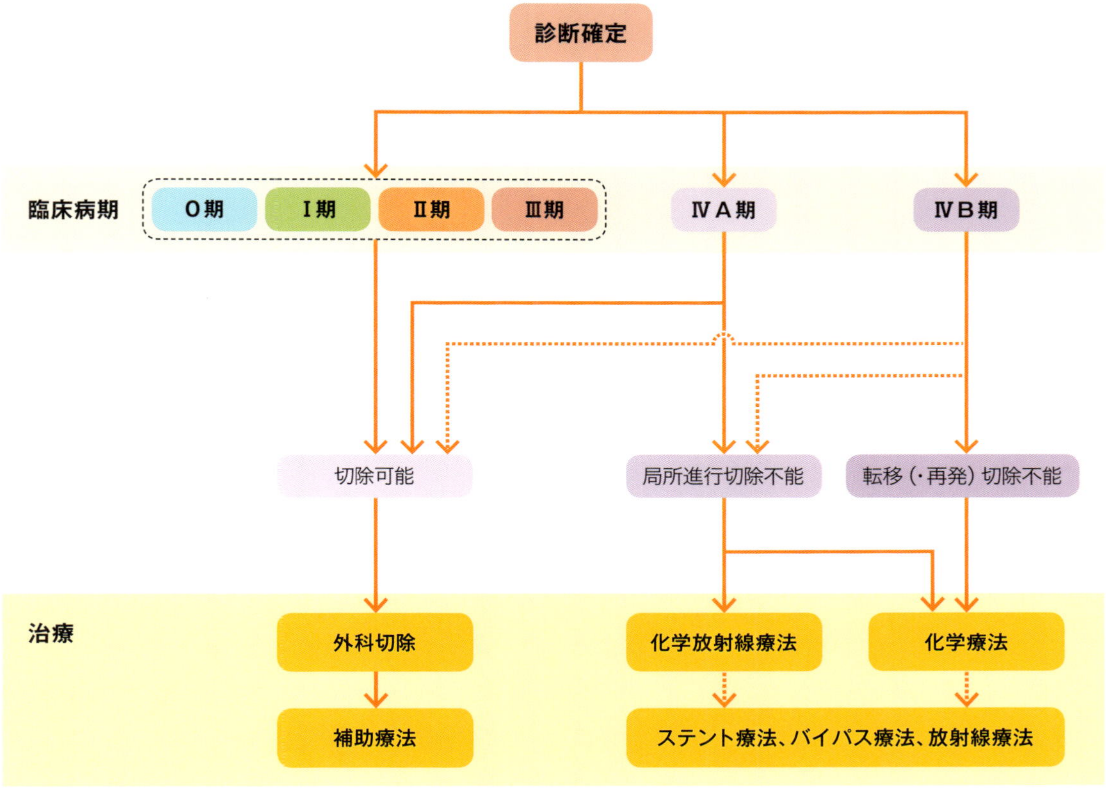

参考資料：日本膵臓学会膵癌診療ガイドライン改訂委員会編「科学的根拠に基づく膵癌診療ガイドライン2013年版」

場合も、近年ではさまざまな抗がん剤の組み合わせにより、生存期間の延長が得られています。

治療の第一選択は化学療法ですが、近年、免疫療法や温熱療法を行なう施設からも、治療成績の報告が臨床試験レベルで見られており、今後の発展に期待が寄せられています。

再発がんに対しては対症療法も組み合わせます

がんに対する治療と同様に重要なのは、再発巣による症状の緩和です。黄疸に対しては、胆道ステント療法や経支経肝ドレナージなどの減黄術、疼痛に対しては各種いたみ止め、嘔気に対しては、嘔気止めやバイパス手術など、症状に応じた対症療法も組み合わせて治療していきます。

膵臓がんの食事

入院前の食事アドバイス

手術に向けて食事をしっかりとりましょう。血糖値が高い場合は注意が必要です。腫瘍によって胆汁の流れが滞る閉塞性黄疸になると、腸内細菌のバランスが乱れたり、脂質やビタミンが吸収されにくくなります。腸内環境を整え、栄養を補いましょう。

※胆道がんと膵臓がんの食事のポイントは共通するところがあります。

血糖値が上昇することがあります

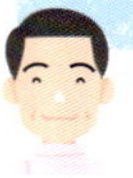

膵臓がんでは、インスリンの分泌が低下し、血糖値が上昇することがあります。血糖値が高い場合は、血糖値を急激に上昇させる甘いジュースやお菓子のとりすぎに注意し、医師や栄養士から適正な食事量の指導を受けましょう。

腸内環境を整え、栄養状態を改善しましょう

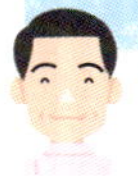

閉塞性黄疸になると、腸内に生息する有用菌と有害菌のバランスが乱れます。

腸内環境を整えるためには、プロバイオティクスを含む食品と、プレバイオティクスを含む食品を合わせてとるシンバイオティクスが効果的です。シンバイオティクスについては54ページを参考にしてください。

また、閉塞性黄疸になると脂質やビタミンが吸収されにくくなり、栄養状態が悪化することがあります。大幅に体重が減少した場合などは、手術の前に栄養状態の改善が必要になります。医師や栄養士に相談して、適切な指導を受けましょう。

Column

入院中の食事は

膵臓がんの手術後は、点滴やおなかに入れた管から栄養を投与します。おなかの動きや食欲に合わせて流動食、五分がゆ食へと食事がレベルアップします。食事量が増えるとともに点滴やおなかの管からの栄養を減らしていきます。

退院のときには少なめの全がゆ食となります。食べられそうであればごはんやうどんなども試していきましょう。

入院前のおすすめメニュー

腸内環境を整えるシンバイオティクスの効果が期待できるヨーグルトや納豆を使ったメニューを紹介します。退院後にも活用できます。

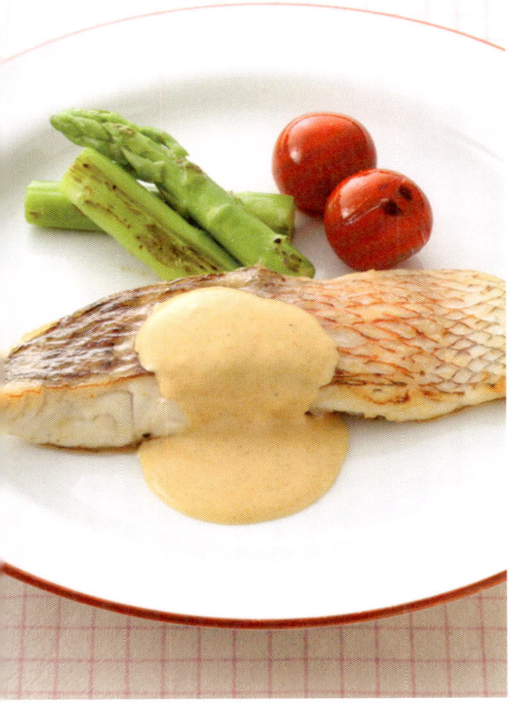

タイのグリル カレーヨーグルトソース

脂質 14.2g

材料（1人分）

マダイ……1切れ（80g）

a
- 塩……ミニスプーン⅕
- こしょう……少量

グリーンアスパラガス……1本（20g）

ミニトマト……2個

オリーブ油……小さじ½

b
- プレーンヨーグルト……大さじ1
- マヨネーズ……小さじ1
- トマトケチャップ……小さじ½
- はちみつ……ミニスプーン1
- カレー粉……ミニスプーン1
- おろしにんにく……少量
- 塩……ミニスプーン¼
- こしょう……少量

1人分 231kcal／塩分0.7g

1 タイは水けをふき、aをふる。

2 アスパラは根元を除いて熱湯でゆで、食べやすく切る。ミニトマトはへたを除く。

3 フライパンにオリーブ油を熱し、タイを皮目から入れて焼き色をつけ、返してさらに焼く。あいているところに2を入れていっしょに焼き上げ、器に盛る。

4 bの材料をよく混ぜ合わせてタイにかける。

脂質 6.2g

納豆なめこの冷やしそば

材料（1人分）

ゆでそば……150g

納豆……1パック（45g）

なめこ（水煮）……⅓袋（30g）

貝割れ菜……¼パック（7g）

a
- めんつゆ（2倍希釈）……大さじ3
- 水……90mℓ

わさび・刻みのり……各適量

1人分 326kcal／塩分2.4g

1 ゆでそばは熱湯に通して水けをきる。なめこも熱湯をかけてざるにあげる。

2 納豆はよく混ぜて粘りけを出す。貝割れ菜は根を落とす。

3 器にそばを盛って2となめこをのせ、aをかける。刻みのりをのせ、好みでわさびを添える。

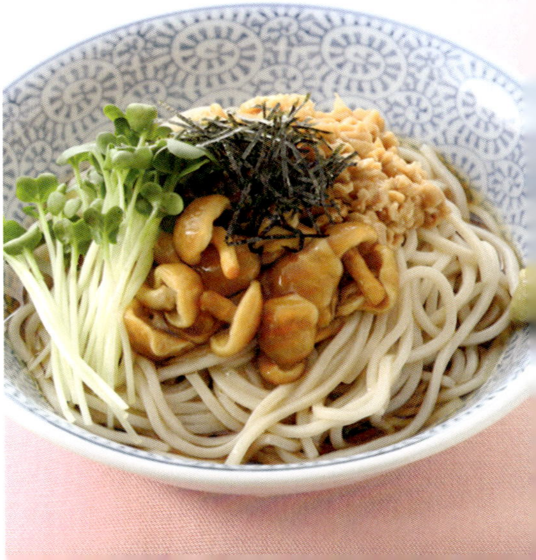

退院後の食事アドバイス

手術後は胃もたれ、下痢、食欲低下、味覚異常など、食が進みにくくなる症状が出るかたが少なくありません。症状に応じた食事をとって、術後の傷の回復を促しましょう。

※胆道がんと膵臓がんの食事のポイントは共通するところがあります。

ポイント1 胃や腸に負担をかけないように ゆっくりよくかんで食べましょう

手術後は消化機能が低下します。また、膵臓がんの手術では、胃と腸をつなぎ合わせることがあります。胃や腸に負担をかけないように食べることがたいせつです。ゆっくりよくかむことで負担を軽減できます。

ポイント2 食事は1日5～6回に分けてとりましょう

胃もたれなどの症状で、食事量が少ないかたは、間食をとり入れて食事の回数を増やしましょう。食事の回数を増やすことで1食分の量が少なくても栄養を確保しやすくなります。

また、術後は一時的に、胃の動きが悪くなることで胃から腸への食べ物の移動が滞る胃排出遅延が起こることがあります。1食に食べる量が多いと、嘔吐や胃もたれといった症状を起こしやすいため、間食を2～3回とって、1日5～6食にして栄養を補いましょう。

110㌻に胃もたれがあるときの対策とおすすめの料理がありますので参考にしてください。

ポイント3 不溶性食物繊維を控えめにしましょう

複雑な消化管の再建を行なう膵臓がんの手術では、一時的に腸の流れが悪くなることがあります。腸の流れが悪くなると、食べたものが腸に詰まってしまう、腸閉塞が起こる危険性があります。

腸閉塞を起こす原因になるのは、不溶性食物繊維です。根菜やきのこ、海藻、豆類、玄米など、94㌻にあるような不溶性食物繊維の多い食品をとりすぎないように注意しましょう。

ポイント4 脂質を控えめにしましょう

膵臓からは、食べた物を消化しやすくする働きのある消化酵素が分泌されています。特に脂質の消化に働くため、術後は脂質がうまく消化できずに下痢の原因となることがあります。脂質を消化する薬剤が出されることが多いため、極端な制限は必要ありませんが、手術直後は脂質のとりすぎ

Column

術後に消化器症状や味覚異常が続くことがあります

術後に胃の動きが悪くなることで、胸やけ、胃のはりやむかつき、もたれ、胃の重たい感じなどの症状が、退院後も続くことがあります。また、味覚異常が起きることもあります。

108～115ページにそれぞれの症状に対応したおすすめメニューを紹介しているので参考にしてください。

に注意し、回復を見ながら少しずつ増やしていきましょう。

95ページに脂質の少ない食品と多い食品の例がありますので食品選びの参考にしてください。

ポイント5 刺激物のとりすぎに注意しましょう

辛いものやカフェインなどの刺激物は、とりすぎると腸への刺激となり、下痢や腹痛を引き起こすことがあります。手術直後は控えめにして、体調を見ながら少しずつ増やすようにしましょう。

ポイント6 食欲低下のときは食べやすいものを

食欲低下があるときは、無理をせず、口にしやすいものを選んで食べましょう。112～113ページに食欲低下のときにおすすめの料理があるので参考にしてください。

ポイント7 血糖値のコントロールは食事量が増えてから

膵臓は血糖を下げる働きがあるインスリンというホルモンを分泌しています。手術後はインスリンの分泌が低下するため、血糖値が上昇することがあります。

ただ、退院直後で食事量が少ないときは、極端な食事制限は必要ありません。急激に血糖値を上げる甘いジュースやお菓子の食べすぎに注意する程度でだいじょうぶです。食事量が増え、手術の前と同じくらい食べられるようになって、血糖値が高いといわれた場合は、医師や栄養士から適正な食事量の指導を受けましょう。

ポイント8 飲酒は医師に確認を

アルコールは膵臓に負担がかかるため、術後は控えたほうがよいでしょう。医師に相談し、適切な指導を受けましょう。

控えめにしたい食品

下記の食品のほか、脂質の多い食品（95ページ参照）も控えめにしましょう。

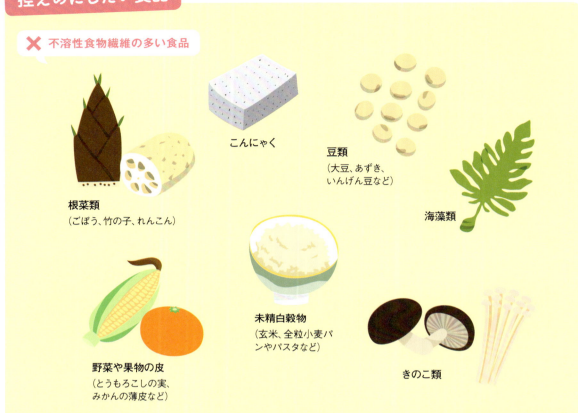

✕ 不溶性食物繊維の多い食品

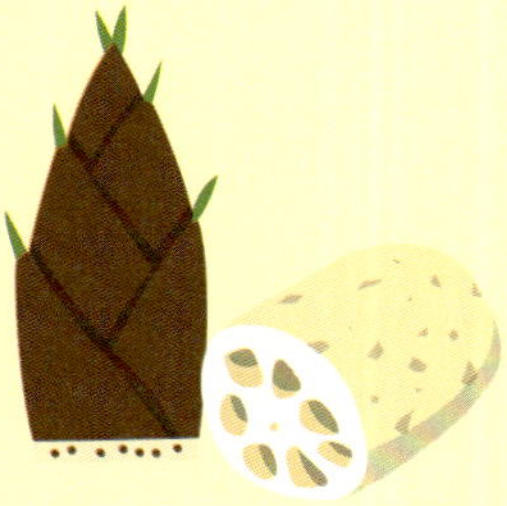

根菜類
（ごぼう、竹の子、れんこん）

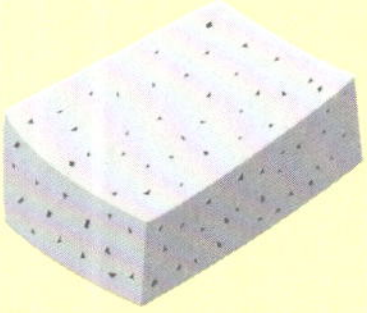

こんにゃく

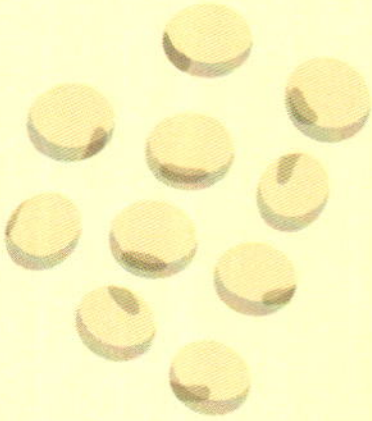

豆類
（大豆、あずき、いんげん豆など）

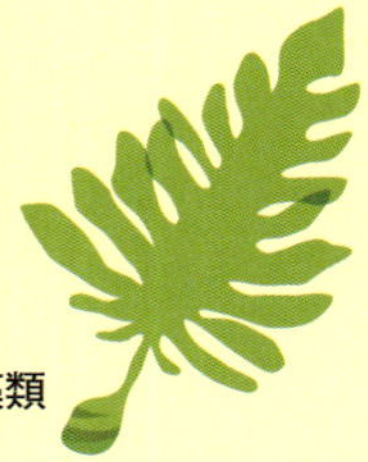

海藻類

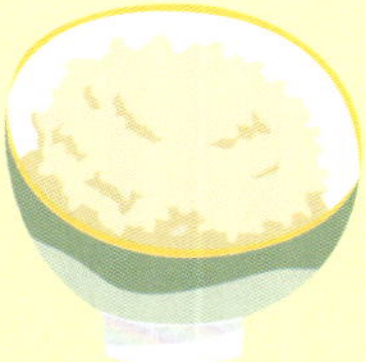

未精白穀物
（玄米、全粒小麦パンやパスタなど）

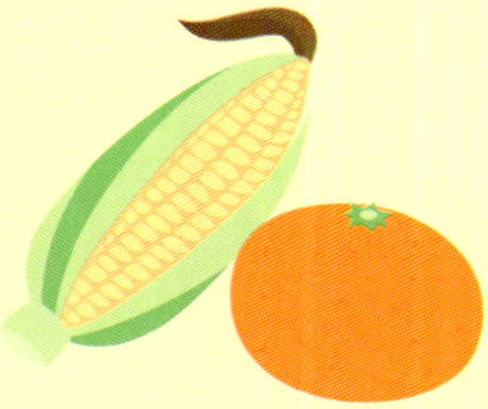

野菜や果物の皮
（とうもろこしの実、みかんの薄皮など）

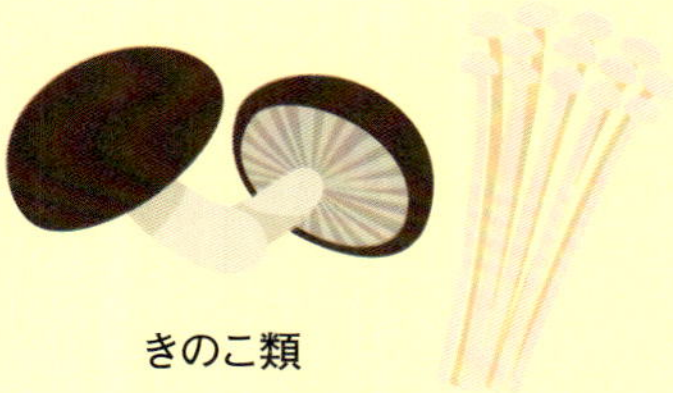

きのこ類

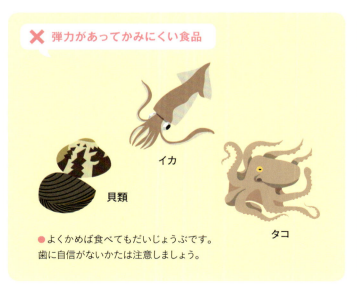

✕ 弾力があってかみにくい食品

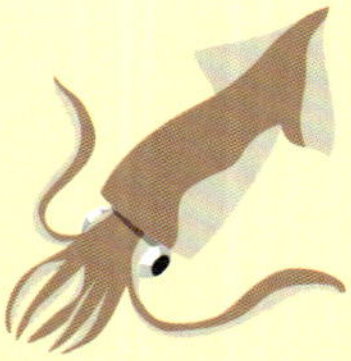

イカ

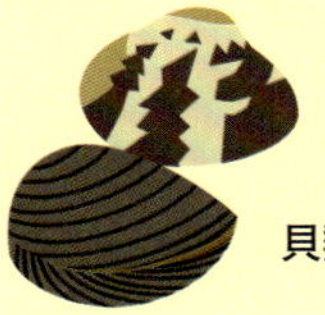

貝類

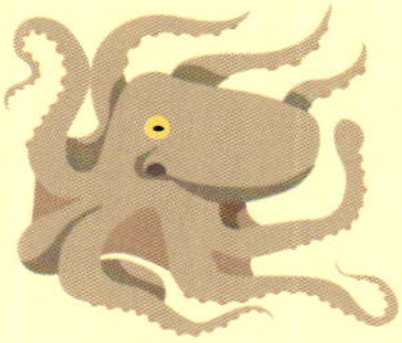

タコ

● よくかめば食べてもだいじょうぶです。歯に自信がないかたは注意しましょう。

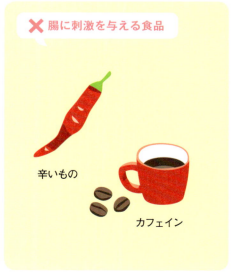

✕ 腸に刺激を与える食品

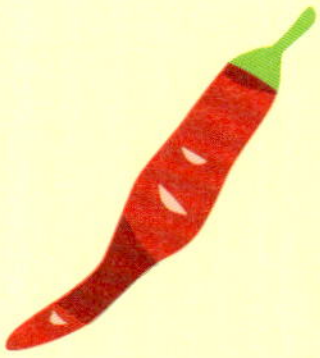

辛いもの

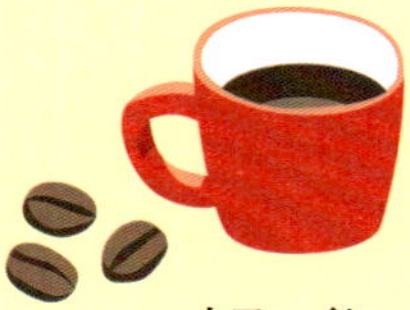

カフェイン

脂質をとりすぎないための

たんぱく質食品の選び方

92㌻のポイント4にもあるとおり、術後は脂質がうまく消化できずに下痢になることがあります。手術直後は脂質のとりすぎに注意しましょう。そのさい、たんぱく質食品で脂質の少ないもの、多いものを覚えておくと、調整しやすくなります。また揚げ物やバター、油、マヨネーズなども脂質が多いので気をつけましょう。

脂質の少ない食品

※数値は、100gあたりの脂質量

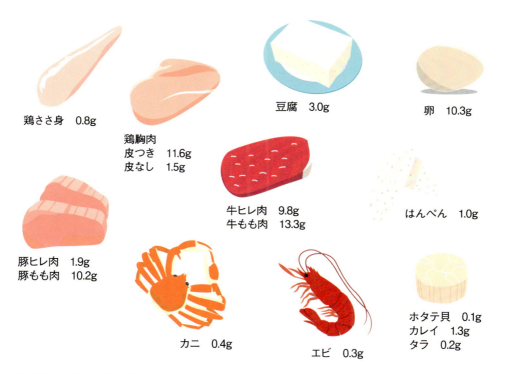

鶏ささ身　0.8g

鶏胸肉
皮つき　11.6g
皮なし　1.5g

豆腐　3.0g

卵　10.3g

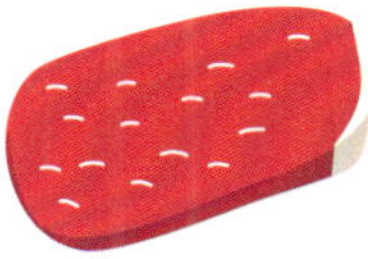

牛ヒレ肉　9.8g
牛もも肉　13.3g

はんぺん　1.0g

豚ヒレ肉　1.9g
豚もも肉　10.2g

カニ　0.4g

エビ　0.3g

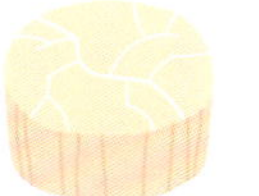

ホタテ貝　0.1g
カレイ　1.3g
タラ　0.2g

脂質の多い食品

※数値は、100gあたりの脂質量

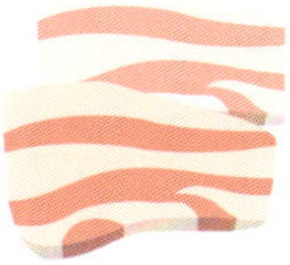

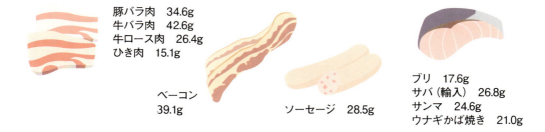

豚バラ肉　34.6g
牛バラ肉　42.6g
牛ロース肉　26.4g
ひき肉　15.1g

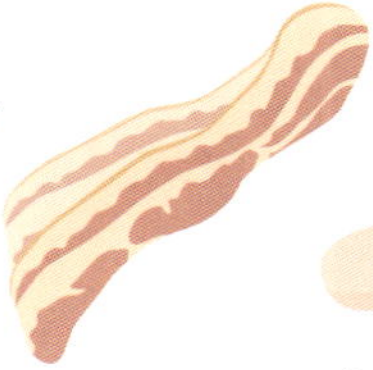

ベーコン
39.1g

ソーセージ　28.5g

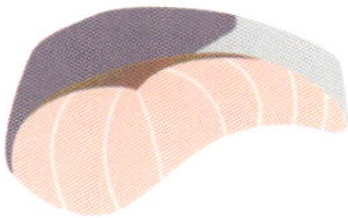

ブリ　17.6g
サバ（輸入）　26.8g
サンマ　24.6g
ウナギかば焼き　21.0g

退院1か月くらいまでの食事量

なにをどれくらい食べたらいいかをイラストで紹介します。1日合計1200～1500kcalを基準としていますが、食べられる量は個人差が大きいため、体調に合わせて調整しましょう。ただし、体重が減り続けてしまう場合は医師や管理栄養士に相談しましょう。

朝・昼・夕食 1日合計 ＝ 1000～1200kcal

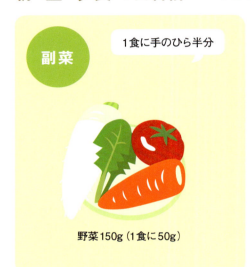

副菜

1食に手のひら半分

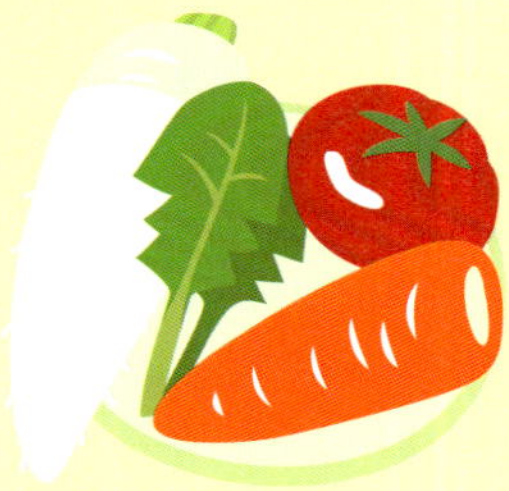

野菜150g（1食に50g）

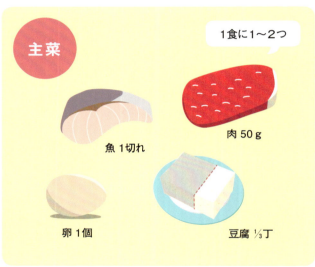

主菜

1食に1～2つ

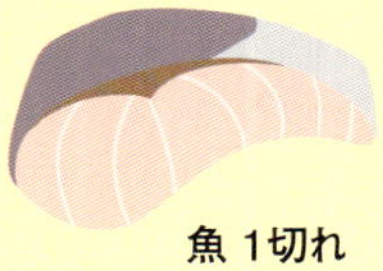

魚 1切れ

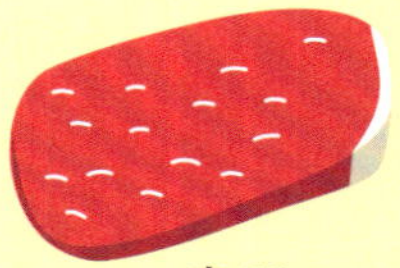

肉 50 g

卵 1個

豆腐 1/3丁

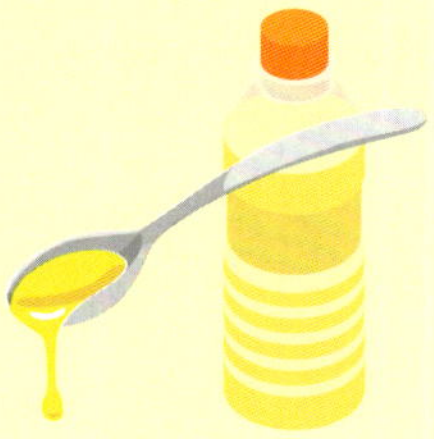

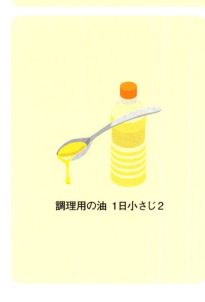

調理用の油 1日小さじ2

主食

1食に1つ

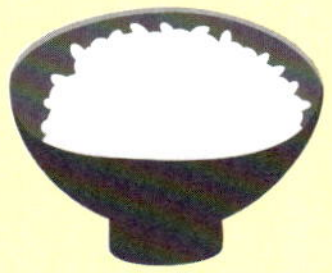

ごはん 100～120g

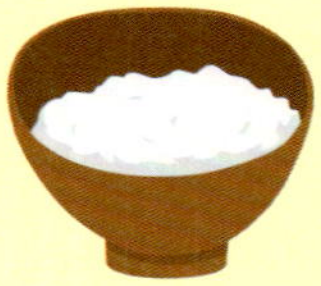

全がゆ 200g

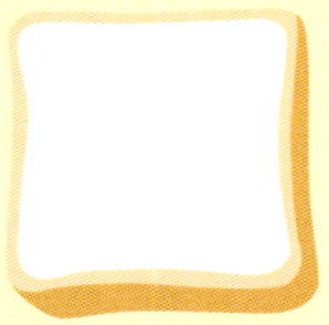

食パン6枚切り 1枚

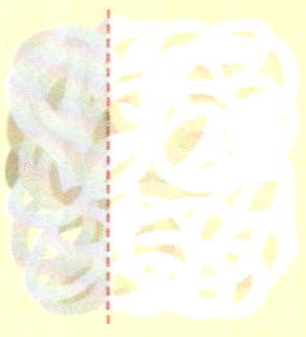

めん 2/3玉

1日5回食の配分

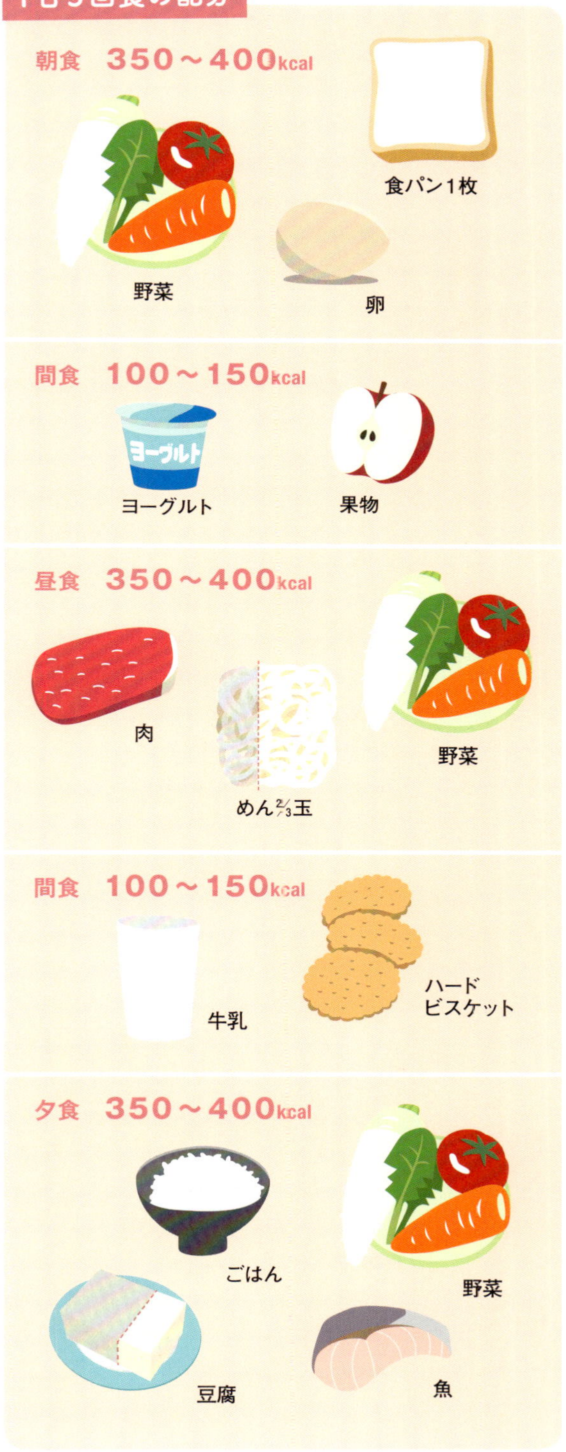
朝食 350～400kcal
食パン1枚
野菜
卵
間食 100～150kcal
ヨーグルト
ヨーグルト
果物
昼食 350～400kcal
肉
めん2/3玉
野菜
間食 100～150kcal
牛乳
ハード
ビスケット
夕食 350～400kcal
ごはん
野菜
豆腐
魚

間食 1日 200～300kcal

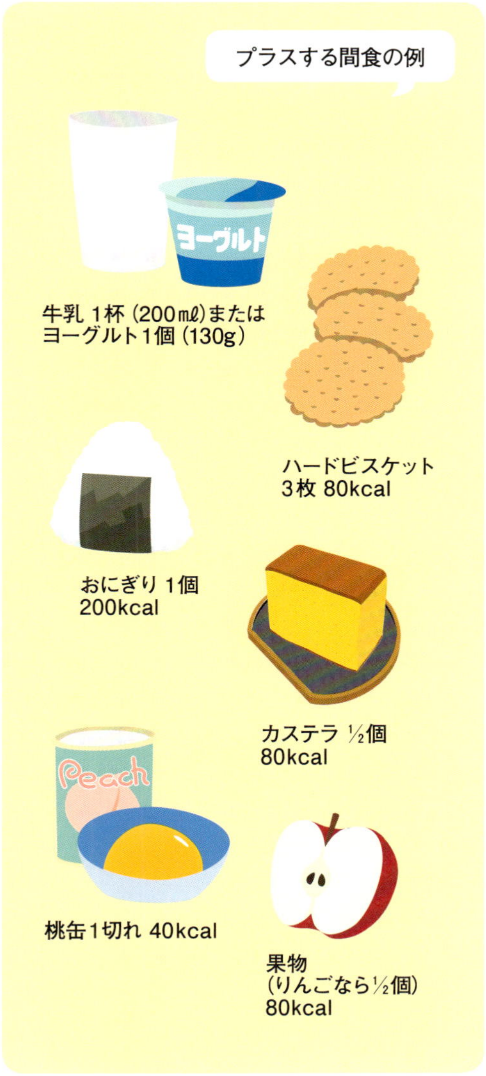
プラスする間食の例
ヨーグルト
牛乳 1杯（200mℓ）または
ヨーグルト1個（130g）
ハードビスケット
3枚 80kcal
おにぎり 1個
200kcal
カステラ 1/2個
80kcal
Peach
桃缶1切れ 40kcal
果物
（りんごなら1/2個）
80kcal

退院直後のおすすめ献立

退院直後は食べられる量に個人差があります。92～97ページで紹介した食事アドバイスに沿って、そんな時期にも食べやすい献立を紹介します。

98～115ページの料理の活用法

●食事の回数と量は

98～103ページで紹介する献立は、2回の間食をふくめた1日5回食です。間食の回数は、体調に合わせて1回にして1日4回食に、3回にして1日6回食に調整してもだいじょうぶです。

●術後の症状には

108～113ページでは、術後の症状に応じて食べやすくくふうしたメニューを紹介しています。

●化学療法による症状には

114～115ページでは、化学療法を受けているときに食べやすくくふうしたメニューを紹介しました。

●献立のバリエーションを広げたいときは

104～115ページの料理は単品で食べるだけでなく、99～103ページの献立の中の料理と入れかえてもけっこうです。また、膵臓がんと胆道がんの手術後の食事療法のポイントは共通するところがあります。60～71ページの料理から食べられそうな料理を選んでもかまいません。

術後の症状や症状が続く時期は人によって異なります。マイペースに進めましょう。食べやすい料理を1つでも多く見つけて、じょうずに栄養をとりましょう。

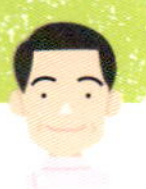

朝食 Breakfast menu

脂質 8.6g

卵雑炊
にんじんの白酢あえ
果物（メロン）

1人分 351kcal／塩分1.8g

卵雑炊

材料（1人分）

- 温かいごはん……100g
- だし……¾カップ
- 塩……ミニスプーン½
- しょうゆ……ミニスプーン1
- 卵……1個
- 小ねぎの小口切り……少量

1 なべにだしを煮立て、ごはんを入れて好みのかたさまで煮てから、塩としょうゆで味をととのえる。
2 卵を割りほぐして、静かに煮立っているところにまわし入れ、火を消してひと混ぜする。
3 器に盛り、小ねぎを散らす。

にんじんの白酢あえ

材料（1人分）

- にんじん……30g
- しょうゆ……ミニスプーン1
- 絹ごし豆腐……50g
- a
  - 白甘みそ……小さじ½
  - 砂糖……小さじ½
  - 塩……ミニスプーン½
  - 酢……小さじ½
  - 白すりごま……小さじ½

1 にんじんは細切りにし、やわらかくゆでて水けをきり、しょうゆをからめて下味をつける。
2 豆腐はキッチンペーパーに包んで水けを軽くきる。ボールにとってフォークなどでつぶしてなめらかにし、aを加えて味をととのえる。
3 にんじんは汁けをしっかりとふき、**2**に加えてあえ、器に盛る。

●メロン（1人分）……80g

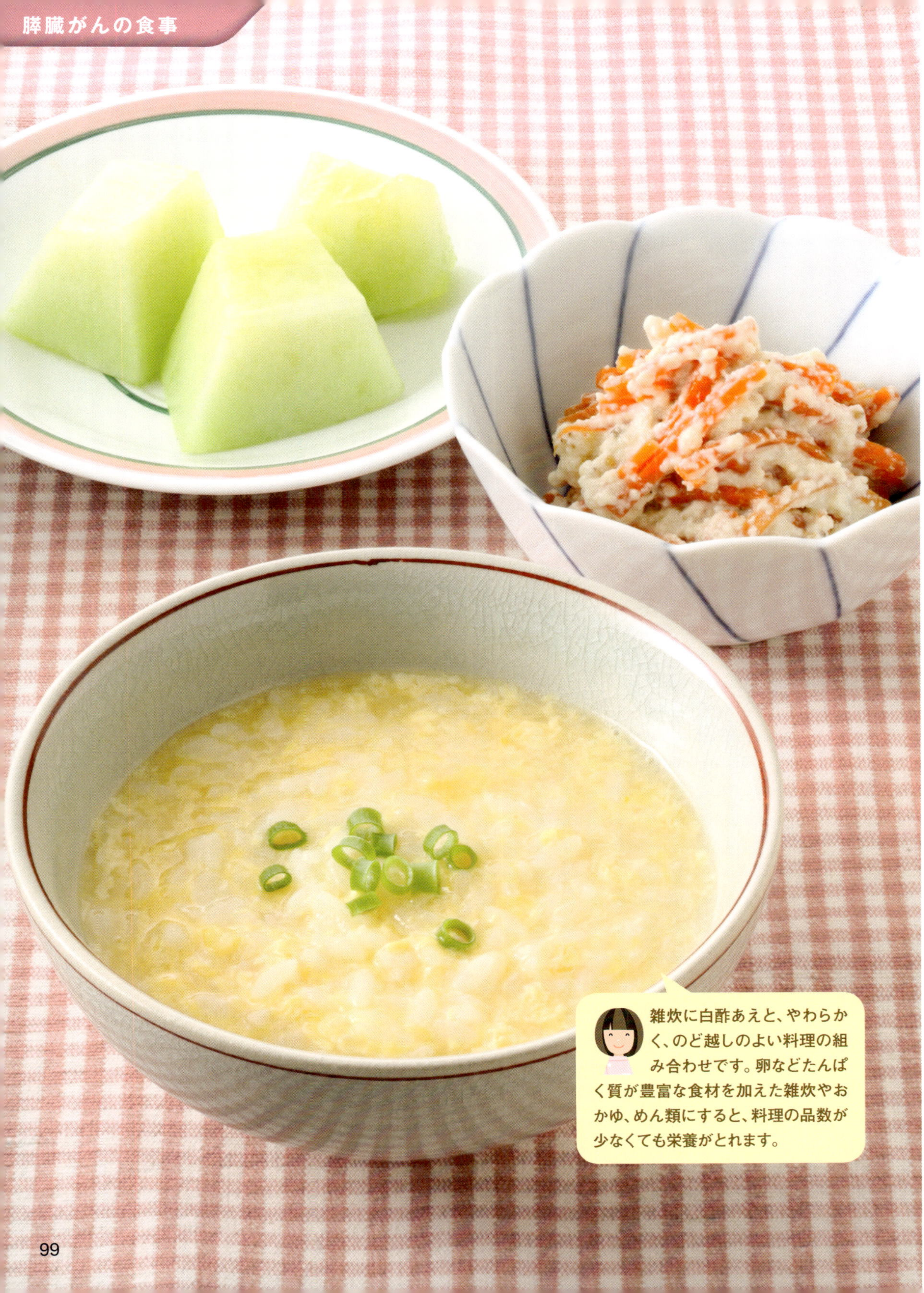

雑炊に白酢あえと、やわらかく、のど越しのよい料理の組み合わせです。卵などたんぱく質が豊富な食材を加えた雑炊やおかゆ、めん類にすると、料理の品数が少なくても栄養がとれます。

間食 (15:00)

脂質 0.1g

桃缶のクラッシュゼリー

1人分 65kcal／塩分0g

桃缶のクラッシュゼリー

材料（作りやすい量／４人分）

白桃缶……小1缶（170g）
a［粉ゼラチン……小さじ$1\frac{2}{3}$
a［水……大さじ2
白桃缶汁＋水……合わせて1カップ
グラニュー糖……小さじ1〜2
レモン汁……小さじ2
ミントの葉（あれば）……少量

1 ボールにaの水を入れてゼラチンをふり入れ、ふやかす。
2 桃は缶汁をきって小さく刻む。
3 なべに缶汁と水、グラニュー糖を合わせて煮立たせ、**1**を加えてとかし、火から下ろす。
4 桃とレモン汁を加え混ぜ、あら熱がとれたらタッパーなどに流し、冷蔵庫で冷やしかためる。
5 フォークの先でくずして器に盛り、あればミントを添える。

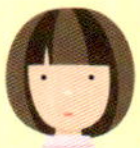

ゼリーは市販品でもだいじょうぶです。間食には果物のゼリーやコーヒーゼリー、あるいはヨーグルトやプリンでもよいですね。

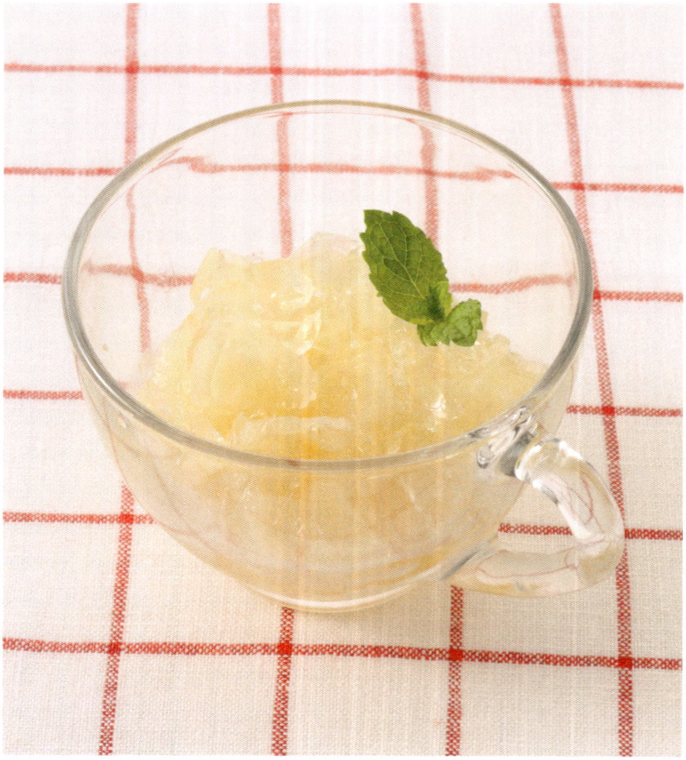

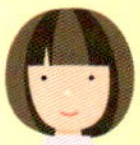

カステラは買いおきもでき、手軽に食べられるので、おやつにおすすめです。せんべいや水ようかん、まんじゅうもおすすめです。

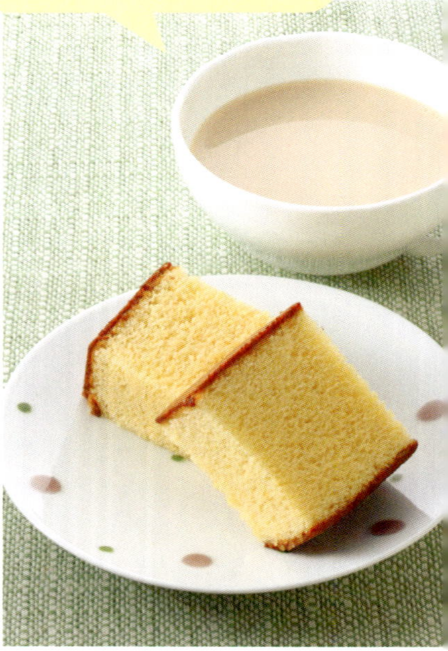

間食 (10:00)

脂質 7.7g

カステラ
ミルクティー

1人分 233kcal／塩分0.3g

●**カステラ**（1人分）……40g

ミルクティー

材料（1人分）

牛乳……$\frac{3}{4}$カップ
ティーバッグ……1袋

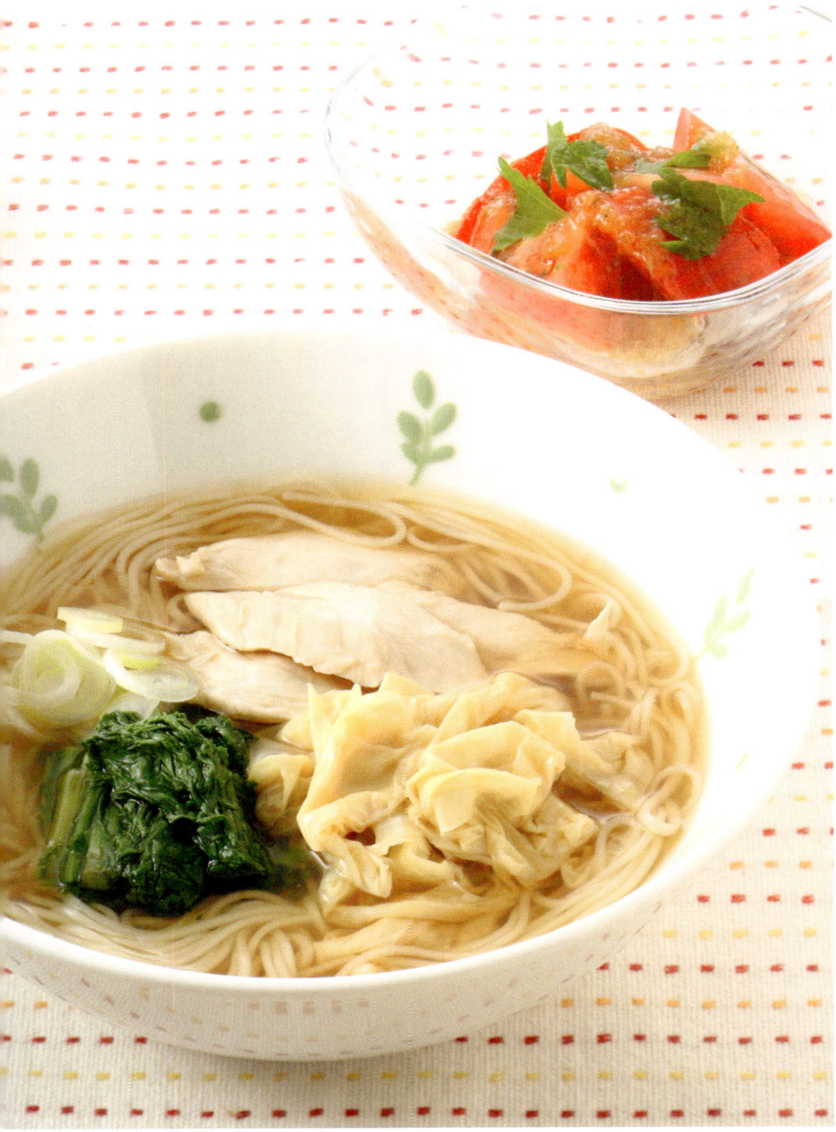

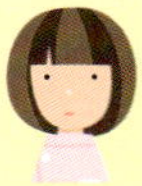

めん類はすすり込んで早食いしがちです。よくかんでゆっくり食べましょう。ささ身と湯葉を加えてたんぱく質を補給します。

昼食 Lunch menu

脂質 9.2g

ささ身と湯葉のにゅうめん
冷やしトマトの
おろし玉ねぎソース

1人分 373kcal／塩分3.7g

ささ身と湯葉の にゅうめん

材料（1人分）

そうめん（乾燥）……50g
鶏ささ身……1本（30g）
湯葉（生）……30g
春菊（葉先）……20g
ねぎ……2cm
めんつゆ（2倍希釈）……¼カップ
水……1カップ

1 そうめんは熱湯でやわらかめにゆで、流水で洗って水けをきる。
2 ささ身は筋を除いてそぎ切りにする。湯葉は食べよく切る。春菊は熱湯でゆでて3cm長さに切る。ねぎは小口切りにする。
3 なべにめんつゆと水を入れて煮立て、ささ身を加えて煮、色が変わったらそうめんと湯葉を加えてひと煮立ちさせる。
4 器に盛り、春菊とねぎをのせる。

調理メモ
湯葉は乾燥品を使うときは、ぬるま湯に浸してやわらかくもどし、水けをきつく絞ってなべに。そうめんより先に入れて煮る時間を長めにしましょう。

冷やしトマトの おろし玉ねぎソース

材料（1人分）

トマト……½個（60g）
a
- 玉ねぎのすりおろし……小さじ2
- しょうゆ……小さじ1
- 酢……小さじ1
- こしょう……少量
- オリーブ油……小さじ1

青じその葉……1枚

1 トマトは食べやすく切って器に盛る。
2 ボールにaを合わせて混ぜ、トマトにかけ、ちぎった青じそを散らす。

調理メモ
おろし玉ねぎソースは、簡単にポン酢しょうゆや塩にかえてもかまいません。

夕食 Dinner menu

脂質 3.4g

タラの中国風香味蒸し
里芋のそぼろあんかけ
豆腐とかぶのみそ汁
ごはん

1人分 383kcal／塩分2.8g

豆腐とかぶのみそ汁

材料（1人分）

絹ごし豆腐……20g
かぶ……¼個（25g）
かぶの葉……1本（5g）
だし……¾カップ
みそ……小さじ1

1 豆腐は1.5cm角に切る。
2 かぶは皮をむいて1.5cm角に、葉は小口切りにする。
3 なべにだしを煮立て、かぶを入れて火が通るまで煮る。
4 豆腐を加えてみそをとかし入れ、かぶの葉を加えてひと煮立ちさせ、火を消す。

●**ごはん**（1人分）……120g

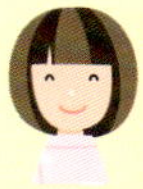

主菜の香味蒸しは、タラのほか、スズキやアマダイもおすすめです。副菜のそぼろあんかけは、じゃが芋やかぼちゃ、大根、なす、とうがんでもおいしく仕上がります。

里芋のそぼろあんかけ

材料（作りやすい量／3人分）

里芋……大3個（160g）
さやえんどう……3個
鶏ひき肉……40g
おろししょうが……小さじ½
サラダ油……小さじ½
a ┌だし……¾カップ
　│しょうゆ……小さじ2
　└砂糖・みりん……各小さじ1
水どきかたくり粉……大さじ½

1 里芋は一口大に切り、塩少量（分量外）をふって軽くもんでぬめりを洗い流す。さやえんどうは筋を除いて熱湯でゆで、斜めに切る。
2 なべに油を温め、鶏ひき肉とおろししょうがを入れ、たえず混ぜながらひき肉がポロポロになるまでいため、aを加える。
3 里芋を入れてふたをし、煮立ったら中火にして8～10分煮る。
4 里芋に火が通ったら水どきかたくり粉をまわし入れ、とろみがつくまで煮、器に盛ってさやえんどうを添える。

調理メモ

里芋は冷凍品を使うと下調理の手間が省けます。

タラの中国風香味蒸し

材料（1人分）

生タラ……小1切れ（80g）
塩……ミニスプーン⅕
昆布……3cm
ねぎ……10cm
三つ葉……3本
しょうがの薄切り……1枚
酒……小さじ1
a ┌しょうゆ……小さじ1
　│ゆずの搾り汁（または酢）
　│……小さじ1
　└みりん……小さじ½

1 タラは塩をふってしばらくおき、水けをふく。昆布はペーパーなどでふく。
2 ねぎは斜め薄切りにする。三つ葉は3cm長さに切り、しょうがはせん切りにする。
3 耐熱性の器に昆布を広げ、タラを置いて**2**をのせ、酒をふる。ラップをふんわりとかぶせて電子レンジで1分30秒～2分加熱する。
4 器に盛り、aの材料を混ぜ合わせてかける。

調理メモ

生タラは鮮度が落ちやすいので、購入した当日中に調理しましょう。1日おく場合は、塩と酒をふってキッチンペーパーに包んで冷蔵庫のチルド室に入れておくと鮮度を保てます。

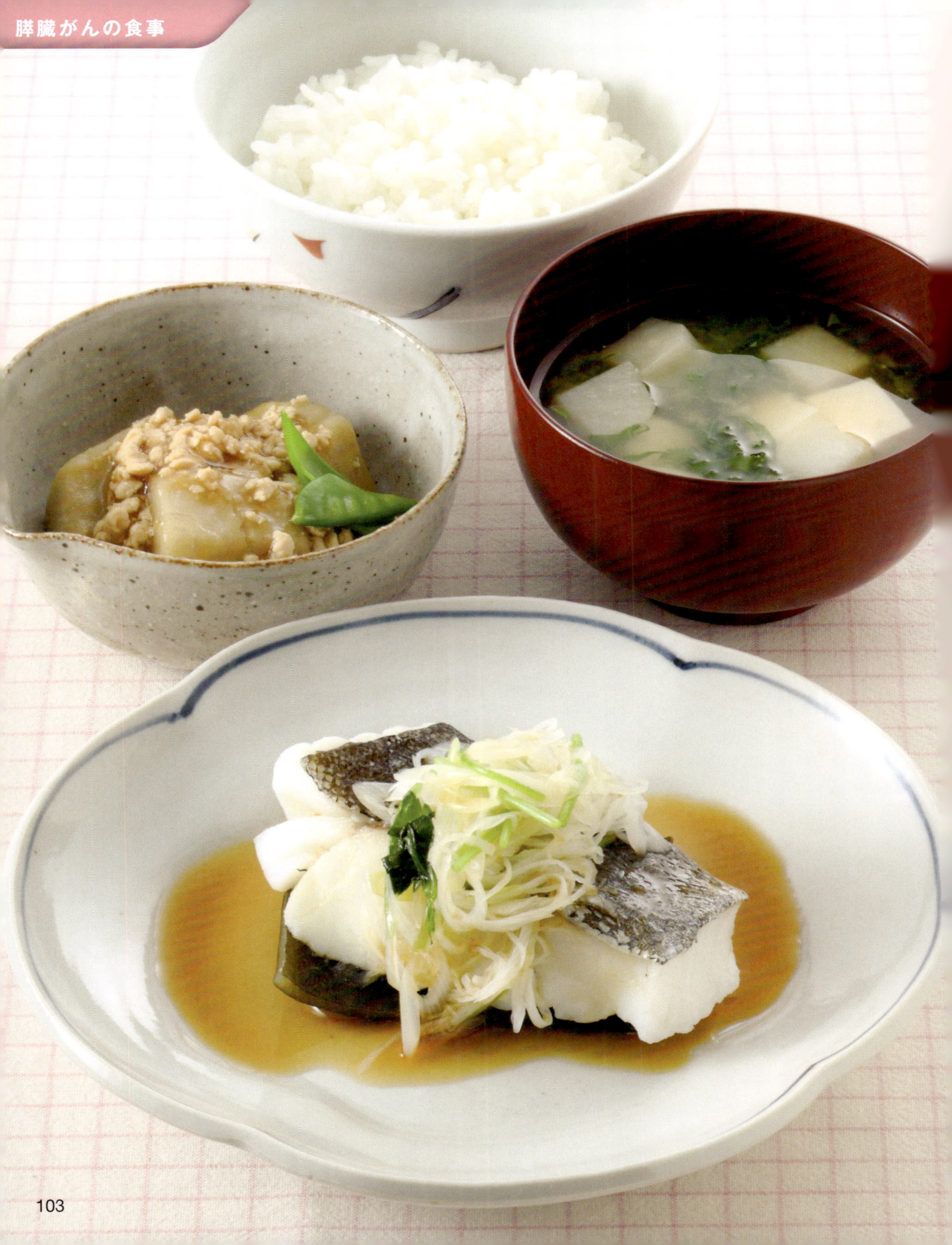

消化にやさしい主菜

調子がよくないときも安心して食べられるおかずを紹介します。分量は通常の１人分の盛りつけで紹介していますが、無理をして全量食べずに、食べられる量でかまいません。

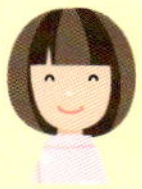

キンメダイは脂質をほどよく含み、蒸してもしっとりと口当たりよく、トマトの酸味でさっぱりと食べられます。スズキやアマダイを使ってもよいでしょう。

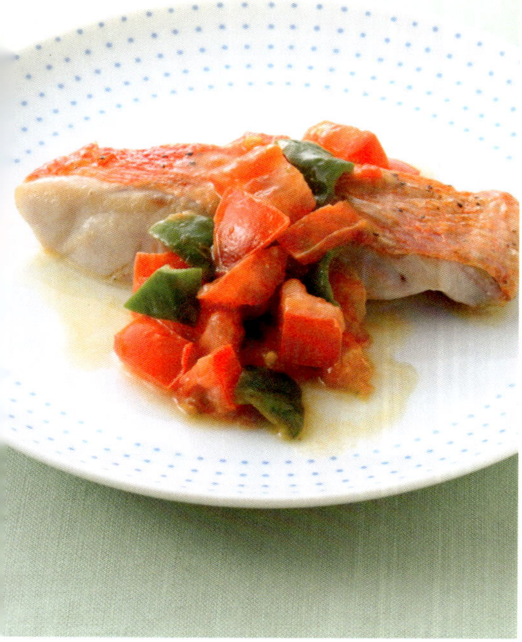

脂質　9.3g

キンメダイとトマトの白ワイン蒸し

材料（1人分）

キンメダイ……1切れ（80g）
a［塩……ミニスプーン⅕
　こしょう……少量
トマト……¼個（40g）
ピーマン……½個（15g）
にんにくの薄切り……1枚
オリーブ油……小さじ½
白ワイン……大さじ2
塩……ミニスプーン¼
こしょう……少量

1人分　162kcal／塩分0.6g

1 キンメダイはaをふってしばらくおき、水けをふく。
2 トマトとピーマンは1cm角に切る。
3 フライパンににんにくとオリーブ油を入れて火にかけ、香りが立ったら、キンメダイを皮目を下にして入れる。焼き色がついたら裏返して2を加え、白ワインを加えてふたをする。中火で蒸し焼きにし、キンメダイを押して弾力が出たら塩とこしょうで味をととのえる。

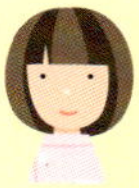

絹ごし豆腐を使っているのでふんわりとやわらかく、やさしい味わいです。

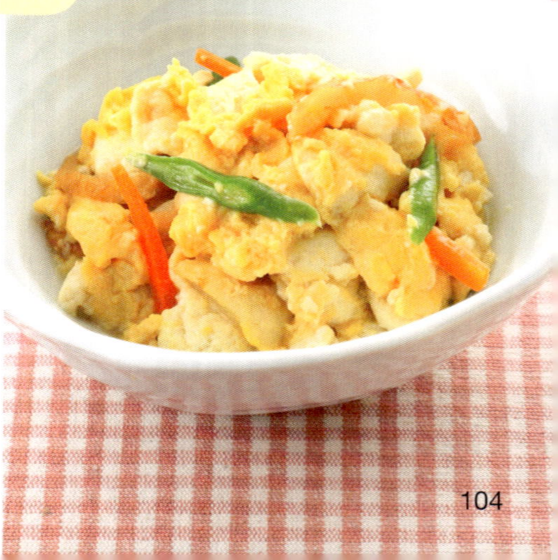

脂質　7.3g

やわらかいり豆腐

材料（作りやすい量／２人分）

絹ごし豆腐……½丁（150g）
ちくわ……1本（25g）
にんじん……10g
さやいんげん……2本（10g）
サラダ油……小さじ1
a［だし……大さじ5⅓
　しょうゆ……小さじ½
　みりん……大さじ½
　塩……ミニスプーン½
卵……1個

1人分　127kcal／塩分0.9g

1 豆腐はキッチンペーパーに包んでしばらくおき、水けを軽くきる。
2 ちくわは縦半分に切ってから斜め薄切りに、にんじんは細切りに、さやいんげんは斜め薄切りにする。
3 なべに油を熱して2をいため、野菜がしんなりしたら豆腐を加えてくずしながらいため合わせ、aを加えて汁けがなくなるまでいり煮する。
4 割りほぐした卵をまわし入れ、火を消して大きく混ぜる。

ロールキャベツは巻くのがたいへんですが、重ねるだけなので簡単です。電子レンジを利用することで洗いものも減らせます。

脂質 7.8g

ひき肉とキャベツの重ね蒸し

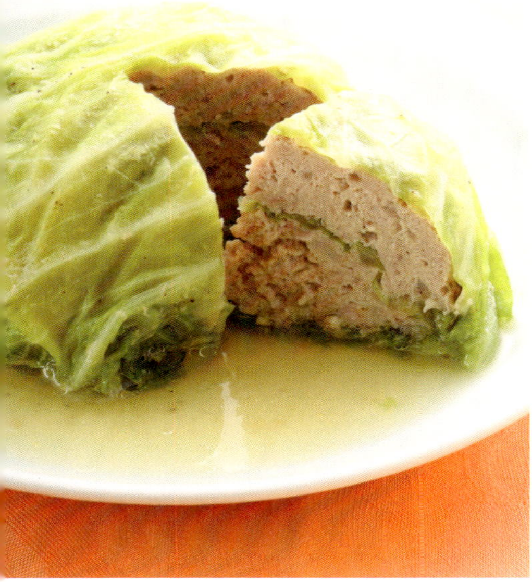

材料（作りやすい量／2人分）

キャベツ………3枚（240g）
豚赤身ひき肉…………120g
玉ねぎ……………………⅛個
a［塩……………ミニスプーン½
　 こしょう………………少量］
卵…………………………½個分
b［顆粒ブイヨン……小さじ½
　 酒…………………大さじ1
　 塩……………ミニスプーン½
　 こしょう………………少量］

1人分 166kcal／塩分0.9g

1 キャベツは大きいまま芯を平らにそぎ、熱湯でゆでてさます。
2 1でそいだキャベツの芯と玉ねぎはみじん切りにする。
3 ボールにひき肉とaを合わせて練り混ぜ、卵と2を加えて混ぜる。
4 直径12cmぐらいの耐熱ボールにキャベツを1枚敷き、3の半量を入れて平らにならす。キャベツ1枚をのせて残りの3を入れて平らにならし、残り1枚のキャベツをかぶせる。
5 bを混ぜて4に回しかけ、ラップをかぶせて電子レンジで5分加熱する。
6 あら熱がとれたら食べよく切って器に盛る。

脂質 11.8g

ふわふわカニ玉

とろろを加えてふわふわに焼き上げるので、軽い口当たりで食べられます。

材料（1人分）

卵………………………………1個
カニ風味かまぼこ…1本（10g）
長芋……………………………20g
ねぎの小口切り………2cm分
ごま油………………小さじ½
塩……………ミニスプーン⅕
こしょう…………………少量
サラダ油……………小さじ1
a［水………………大さじ1
　 顆粒鶏がらだしのもと
　 ………ミニスプーン½
　 しょうゆ…………小さじ1
　 砂糖………………小さじ½
　 酢…………………小さじ1
　 かたくり粉………小さじ⅓］

1人分 180kcal／塩分1.6g

1 かまぼこは短く切ってほぐす。長芋はすりおろす。
2 フライパンにごま油を熱してねぎをいため、とり出す。
3 ボールに卵を割りほぐし、1と2、塩、こしょうを混ぜる。
4 フライパンに油を熱し、3を流し入れて大きく混ぜて形を整え、縁がかたまってきたら裏返してさっと焼き、器に盛る。
5 aは耐熱容器に合わせてよく混ぜ、ラップなしで電子レンジで1分加熱する。よく混ぜて4にかける。

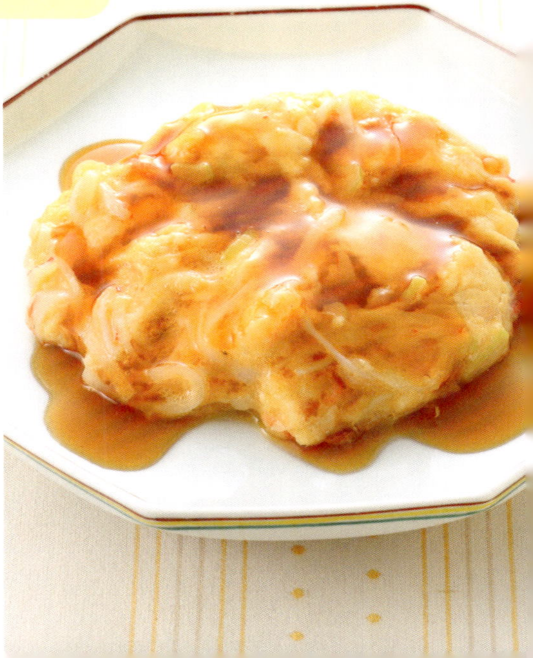

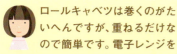

消化にやさしい
主食＆デザート

主食やデザートはエネルギーのおもな補給源ですが、ご紹介するのはたんぱく質もいっしょにとれるメニューです。食欲がないときは、まずは1品から試してみましょう。

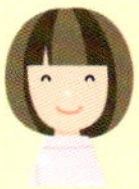

トマトのうま味を生かした洋風雑炊です。ハムをツナ缶に、生トマトはトマト缶やジュースを使ってもかまいません。

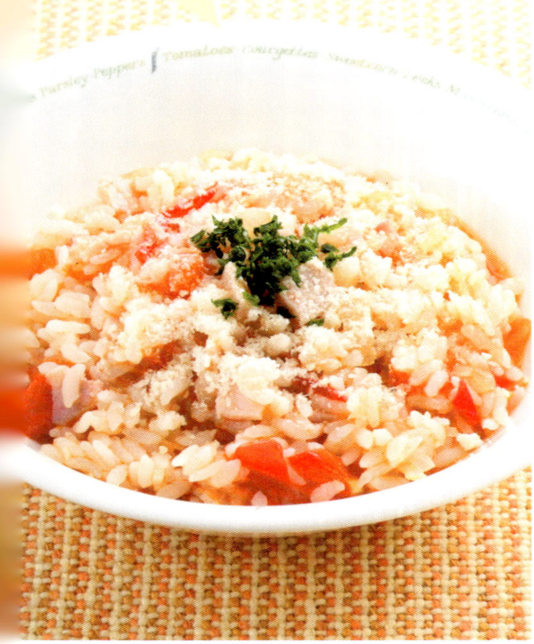

トマトリゾット

脂質 5.5g

材料（1人分）

ごはん……………………100g
トマト（完熟）……1/3個（50g）
ロースハム………1枚（20g）
玉ねぎのみじん切り…1/8個（25g）
にんにくのみじん切り……小さじ1/4
オリーブ油…………小さじ1/2
a［水………………1/2カップ
　 顆粒ブイヨン……小さじ1/4
塩…………ミニスプーン1/2弱
こしょう……………………少量
粉チーズ……………小さじ1/2
パセリのみじん切り……少量

1人分 253kcal／塩分1.2g

1 トマトとハムは1cm角に切る。
2 フライパンにオリーブ油とにんにくを入れて熱し、香りが立ったら玉ねぎをいため、透き通ったらトマトとハムを加えてさっといためる。
3 aを加えて煮立ったらごはんを加えてほぐしながら煮る。再び煮立ったら火を弱めて好みのかたさになるまで煮、塩とこしょうで調味する。
4 器に盛り、粉チーズとパセリを散らす。

脂質 8.0g

ハムとチーズのフレンチトーストサンド

材料（作りやすい量／2人分）

食パン（耳なし・12枚切り）
……………………………2枚
ロースハム………………1枚
スライスチーズ…………1枚
a［卵…………………1/2個
　 牛乳……………大さじ2
　 塩……ミニスプーン1/2弱
　 こしょう……………少量
バター……………小さじ1

1人分 142kcal／塩分1.0g

1 食パン2枚でハムとチーズをはさむ。
2 aをよく混ぜて平らな器に入れ、1を浸す。
3 フッ素樹脂加工のフライパンにバターをとかし、1を入れて両面こんがりと焼く。

調理メモ

焼いたあと冷凍保存できます。一口大に切り分けてラップに包み、密閉ポリ袋に入れて冷凍しましょう。2〜3週間はもちます。

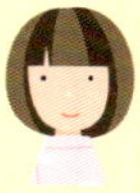

パサつきやすいパンがしっとり口当たりよく、食べやすくなります。はちみつやメープルシロップをかけてもおいしい味わいに仕上がります。

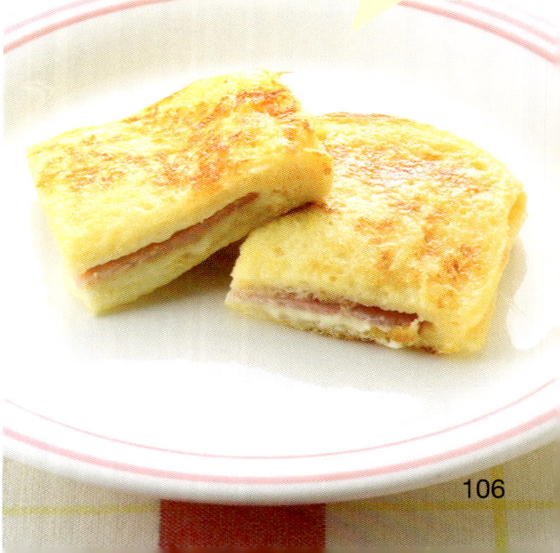

ゼラチンを控えてゆるめにかためたので、なめらかな口当たりです。

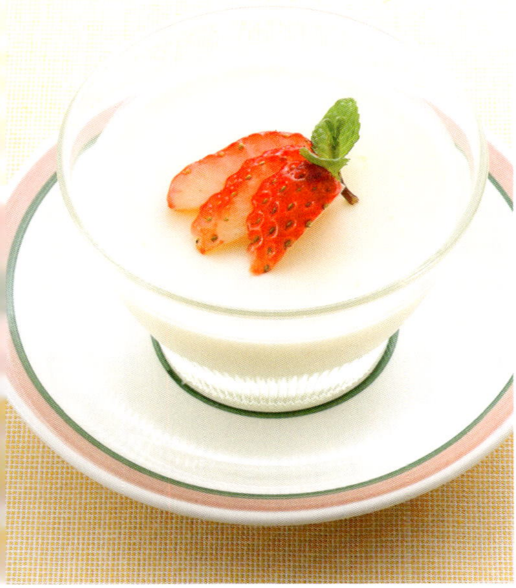

ふるふる牛乳かん

脂質 3.5g

材料（作りやすい量／4個分）

牛乳……………………1¾カップ
砂糖……………………………40g
粉ゼラチン（ふやかさないタイプ）
……………………………………5g
飾り用（1人分）
- いちご……………½個（5g）
- ミント（あれば）………少量

1個分 109kcal／塩分0.1g

1 なべに牛乳、砂糖を入れて火にかけ、煮立つ直前に火から下ろし、ゼラチンをふり込んでとかし、万能こし器でこす。
2 なべ底を氷水をあてながら、まんべんなく混ぜながら冷やし、とろみがついてきたら器に注ぎ、冷蔵庫で冷やしかためる。
3 いちごを薄切りにしてのせ、ミントを飾る。

バナナの甘味だけでおいしく食べられます。朝食にもおすすめで、ラップに包んで冷凍もできます。

脂質 4.9g

バナナとヨーグルトのホットケーキ

材料（作りやすい量／2人分）

ホットケーキミックス…………100g
バナナ…………… 1本（正味100g）
卵………………………………½個
a
- プレーンヨーグルト…… 大さじ3
- 牛乳……………………… 大さじ2

1人分 272kcal／塩分0.6g

1 バナナは薄い半月形に切る。
2 ボールに卵をときほぐし、aを加えてなめらかに混ぜ合わせる。ホットケーキミックスを加えてよく混ぜ、バナナを加えてざっと混ぜる。
3 フッ素樹脂加工のフライパンを熱して2の生地を丸く流し入れ、ふたをして弱火で両面をきつね色に蒸し焼く。

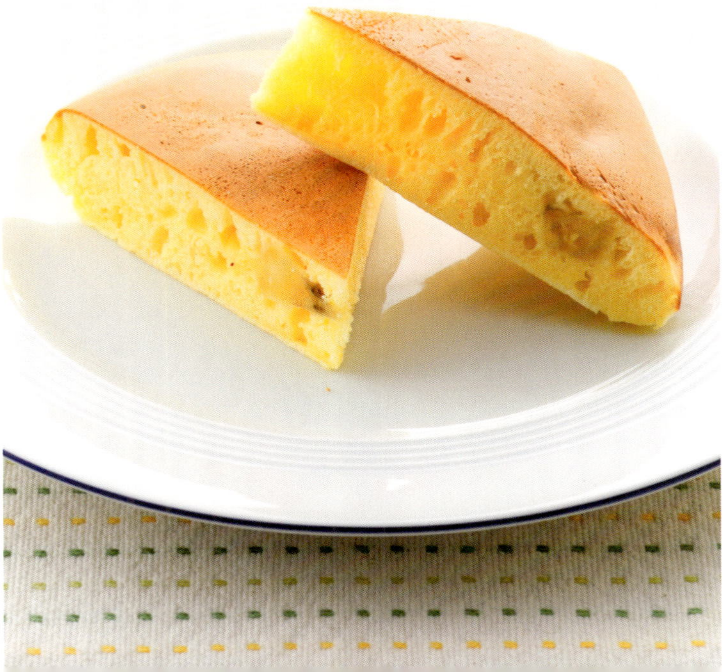

術後や化学療法中の症状をのりきるための 食事アドバイス

術後は胃のはりやもたれ、胸やけなどの症状が現れやすくなります。また、味を感じにくくなる味覚異常が起こる人もいます。加えて、化学療法を受ける場合は、副作用が起きて食事がとりにくくなることがあります。症状とじょうずにつき合って、少しでも食べられるように、ヒントとおすすめメニューを紹介します。

下痢のとき

消化のよいものを少しずつゆっくり食べましょう。脂質が少なめで温かく、水分がとれるスープや雑炊、めん類などがおすすめ。調理がつらいときは市販品をじょうずに利用しましょう（109ページ）。

脂質 2.2g

白菜とカニの豆乳スープ

材料（1人分）

白菜 ……… ½枚（40g）
カニ（ゆでたほぐし身）……… 20g
a ［水 ……… ½カップ弱
　 ［顆粒ブイヨン …… ミニスプーン1
豆乳（無調整）……… ½カップ
塩 ……… ミニスプーン⅓
こしょう ……… 少量

1人分 71kcal／塩分0.7g

1 白菜は1cm幅に切る。
2 なべにaと白菜、カニを入れてふたをして火にかける。煮立ったら火を弱めて白菜がやわらかくなるまで煮る。
3 豆乳を加え、塩とこしょうで味をととのえる。

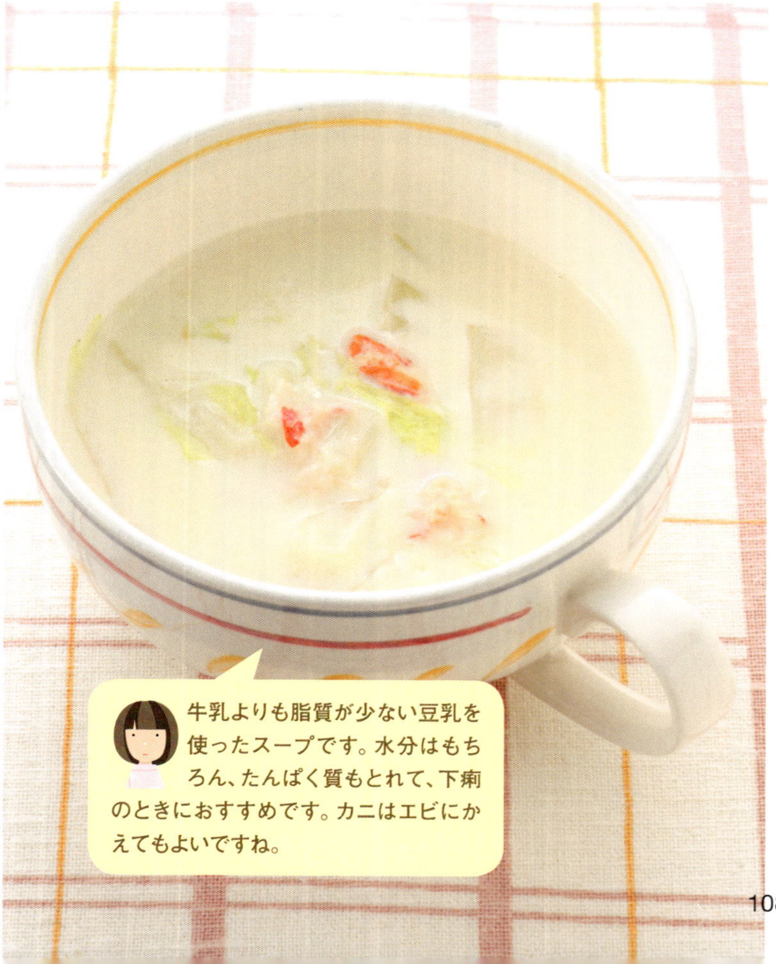

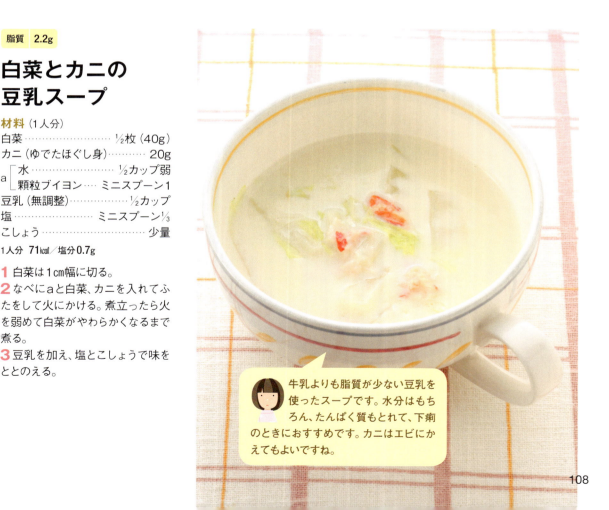

牛乳よりも脂質が少ない豆乳を使ったスープです。水分はもちろん、たんぱく質もとれて、下痢のときにおすすめです。カニはエビにかえてもよいですね。

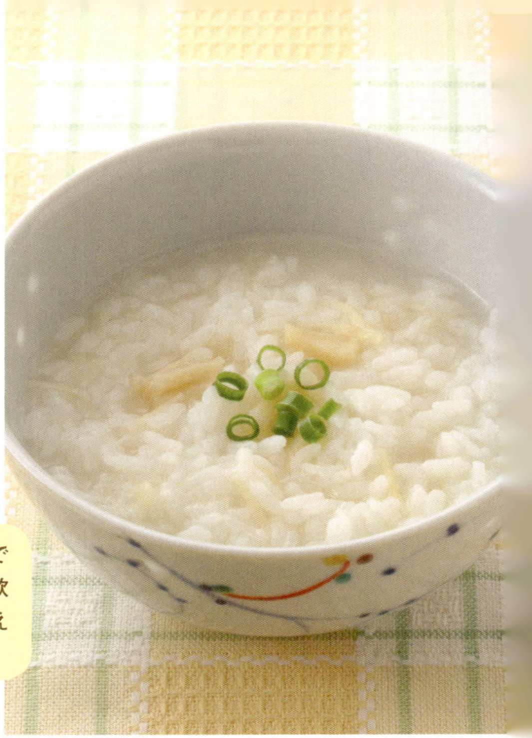

脂質　0.3g

ホタテ貝柱の中国風がゆ

材料（1人分）

温かいごはん……………80g
ホタテ貝柱（水煮缶）
……………缶汁とも15g
しょうがのせん切り
……………薄切り1枚分
a［水……………1カップ
　顆粒鶏がらだし
　……………ミニスプーン½］
塩……………ミニスプーン⅓
小ねぎ（小口切り）………少量

1人分　145kcal／塩分0.6g

1 なべにaを合わせてごはんを入れてほぐし、ホタテ貝を缶汁ごと入れ、しょうがを加えて火にかける。煮立ったら火を弱め、好みのかたさまで煮、塩で味をととのえる。
2 器に盛り、小ねぎを散らす。

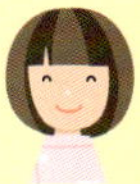

見た目はシンプルなおかゆですが、ホタテのうま味で食欲が増します。卵や豆腐を加えてもよいですね。

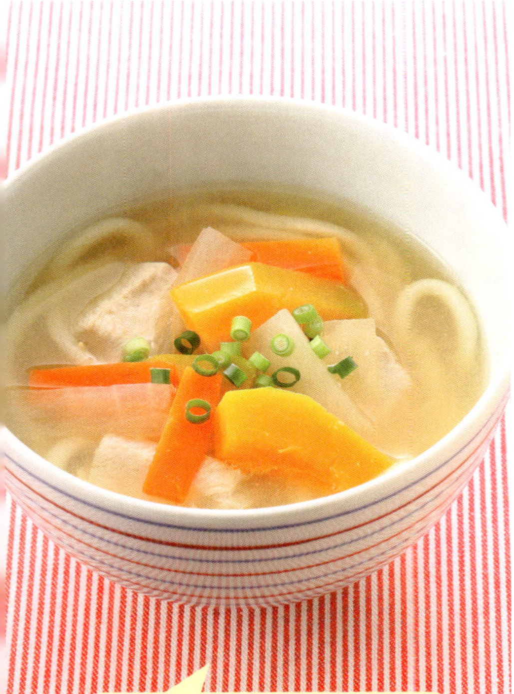

脂質　6.5g

かぼちゃほうとう風煮込みうどん

材料（1人分）

ゆでうどん……………150g
鶏胸肉……………40g
かぼちゃ……………40g
大根……………20g
にんじん……………15g
だし……………1¾カップ
みそ……………大さじ1
みりん……………小さじ1
小ねぎ（小口切り）………少量

1人分　328kcal／塩分3.1g

1 鶏肉はそぎ切りにする。
2 かぼちゃは皮をむいて4mm厚さに切る。大根とにんじんは3～4mm厚さの短冊切りにする。
3 なべにだしと**2**を入れて火にかけ、煮立ったら鶏肉を加えてふたをし、弱火にして野菜がやわらかくなるまで煮る。
4 ゆでうどんを加えて2～3分煮、みそとみりんで味をととのえる。器に盛って小ねぎを散らす。

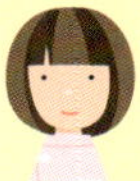

鶏肉や野菜も加えたみそ仕立てのうどんです。やさしい仕上がりで、下痢のときにも食べやすい一品です。

おすすめ市販品

下痢のときはスープ類やお茶づけや雑炊のもとが便利です。

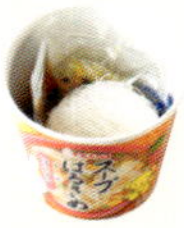

はるさめスープ

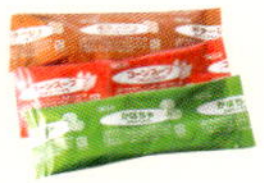

ポタージュのもと

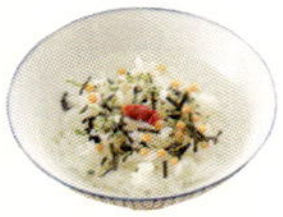

お茶づけ

胃もたれがあるとき

胃に負担を与えないよう、脂質や食物繊維を控えて、水分の多い汁物やゼリーがおすすめです。市販食品にも食べやすいものがあります（111ページ）。

症状があるときに、最も食べやすいのがゼリーです。レモンの酸味でむかつきのあるときもとり入れやすい一品です。はちみつの甘味でやさしい味わいです。

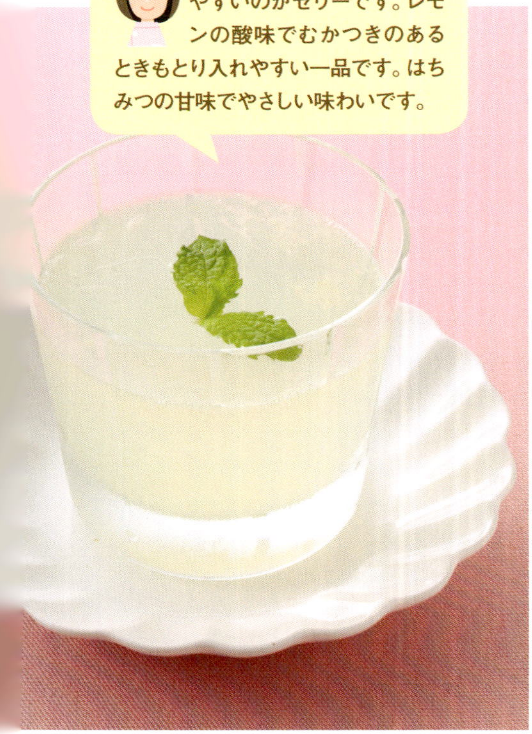

はちみつレモンゼリー

脂質 0g

材料（2個分）

a［粉ゼラチン……小さじ$\frac{2}{3}$
　 水……大さじ1
水……$\frac{4}{5}$カップ
砂糖……小さじ4
はちみつ……小さじ4
レモン汁……小さじ4
ミントの葉（あれば）……適宜

1個分 70kcal／塩分0g

1 aの水にゼラチンをふり入れ、ふやかしておく。
2 なべに水と砂糖を入れて煮立て、1を入れて溶かす。透き通ったら火を消してはちみつとレモン汁を加えてよく混ぜ、あら熱をとる。
3 器に流して冷蔵庫で冷やしかため、あればミントを添える。

脂質 3.3g

じゃが芋のポタージュ

材料（作りやすい量／4人分）

じゃが芋……2個（300g）
玉ねぎ……$\frac{1}{4}$個（50g）
バター……10g
a［水……1カップ
　 顆粒ブイヨン……小さじ$\frac{1}{2}$
牛乳……1カップ
塩……小さじ$\frac{1}{4}$
こしょう……少量
砂糖……ひとつまみ
クルトン（市販品）……適宜

1人分 94kcal／塩分0.4g

1 じゃが芋は一口大に切り、水にさらす。玉ねぎは繊維を断ち切る方向に薄切りにする。
2 なべにバターをとかして玉ねぎを焦がさないよう透き通るまでいためる。じゃが芋を加えてさっといため合わせ、aを加えてふたをし、煮立ったら弱火にして10～15分煮る。
3 あら熱をとってミキサーに入れて攪拌する。
4 なべに戻して牛乳を加え、塩、こしょう、砂糖で味をととのえる。
5 器に盛ってクルトンを浮かべる。

じゃが芋は消化にやさしくエネルギーも摂取できます。かぼちゃやさつま芋でもいいですね。

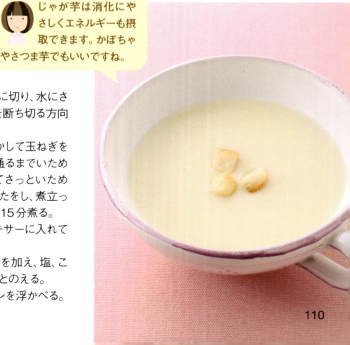

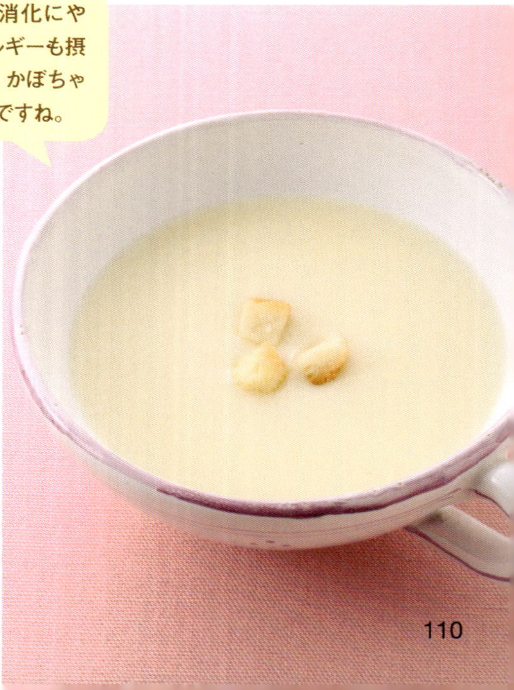

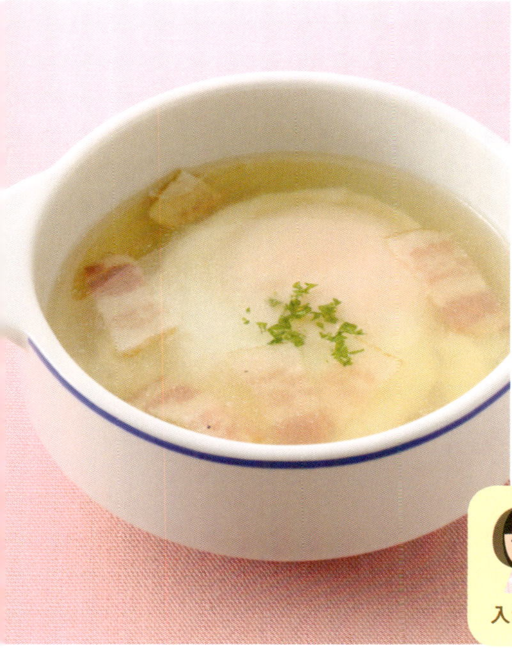

脂質　9.6g

落とし卵のスープ

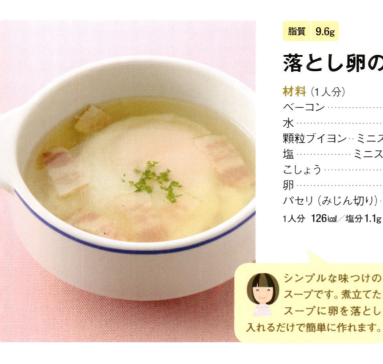

材料（1人分）

ベーコン……¼枚
水……¾カップ
顆粒ブイヨン‥ミニスプーン1
塩……ミニスプーン½
こしょう……少量
卵……1個
パセリ（みじん切り）……少量

1人分　126kcal／塩分1.1g

1 ベーコンは1cm幅に切る
2 なべに水とブイヨン、ベーコンを入れて火にかけ、煮立ったら浮く脂をすくいとり、塩とこしょうで味をととのえる。
3 卵を割って落とし入れ、半熟状に火を通す。
4 器に盛り、パセリをふる。

調理メモ

ベーコンはだしとして使いますが、ハムやソーセージでも。盛りつけるときは省いてもかまいません。

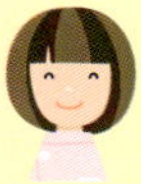

シンプルな味つけのスープです。煮立てたスープに卵を落とし入れるだけで簡単に作れます。

脂質　0.1g

ふわふわ魚ボールのすまし汁

材料（1人分）

白身魚のすり身（またはエビのすり身）……20g
山芋（冷凍品でもよい）……10g
a［酒……小さじ½
　 塩……少量
だし……¾カップ
うす口しょうゆ……ミニスプーン1
塩……少量
三つ葉……1本

1人分　33kcal／塩分0.7g

1 ボールにすり身を入れ、山芋をすりおろして加え、aを加えてなめらかになるまで混ぜ合わせる。
2 なべにだしを煮立て、1をスプーンで一口大にすくって入れる。火が通って浮き上がったら、うす口しょうゆと塩で味をととのえる。
3 器に盛り、2cm長さに切った三つ葉を散らす。

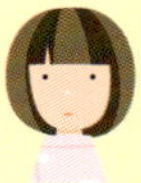

胃もたれが落ちついてきたら、ゆでたそうめんやうどんなどを加えると、主食も兼ねた一品になり、エネルギー補給に役立ちます。

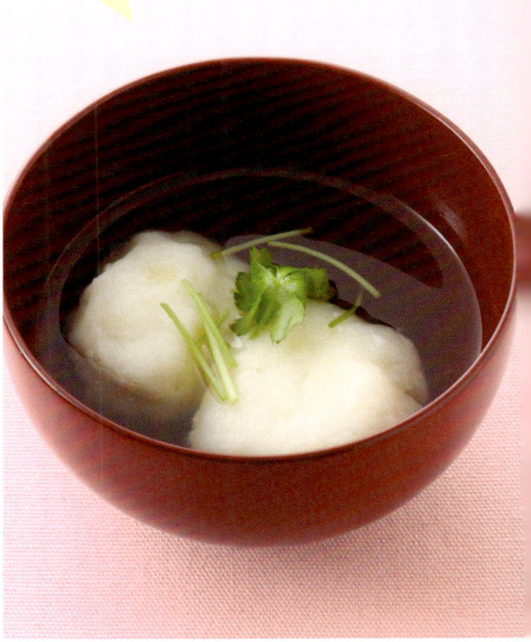

おすすめ市販品

胃もたれがあるときは、冷ややっこや卵料理が食べやすくて便利です。

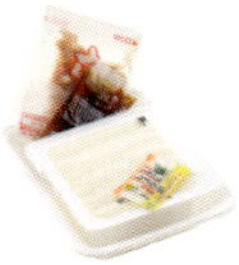

冷ややっこ

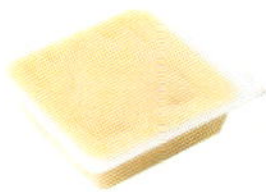

卵豆腐

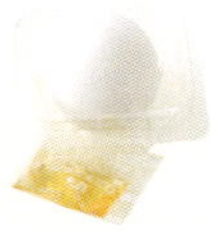

温泉卵

どうしても食べられない、食欲不振のとき

障害になる強い症状がないのに、どうしても食べる気がしない、ということがあります。そんなときでも、これなら食べられた、という患者さんの声をヒントに、おすすめメニューを紹介します。
おすすめは味や食べやすさで4つに分けましたが、分類にかかわらず、一目見て食べられそうと思ったら積極的に試してみてください。

ヒント1 さっぱりとした味で、胃にもたれない料理

油脂を使わない和風の主食類がおすすめです。めん類やお茶づけ、雑炊は、水分が多いのでのど越しもよく、いっそう食べやすいでしょう。また果物もさっぱりとしておすすめです。

〈おすすめメニュー例〉

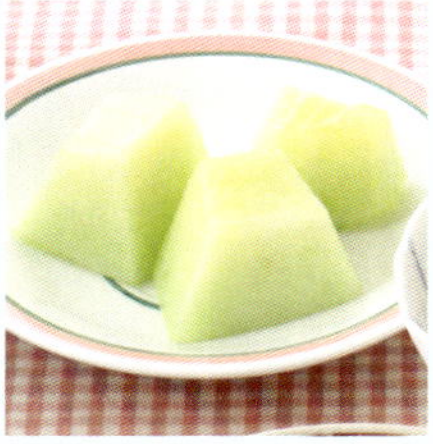

果物

季節のもの、好みの果物を食べやすく切って用意しておくと便利です。なにもほしくないというときも、果物ならと一口食べられることも。

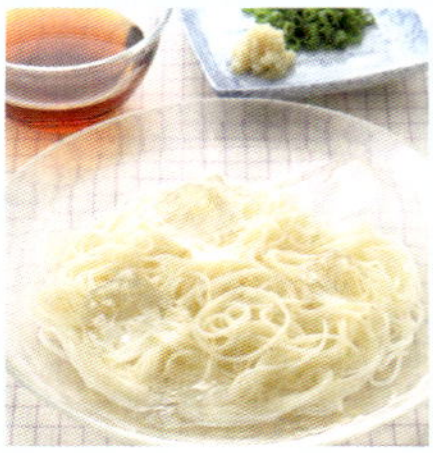

そうめん

めん類なら食べられそうという声をよくお聞きします。うどんやそばでもいいですね。具はとろろや温泉卵などお好みのものを。

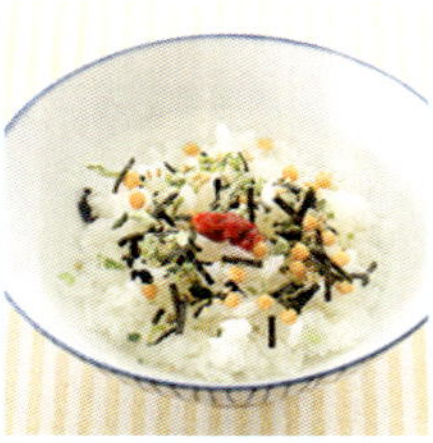

お茶づけ

梅干しや塩昆布などを加えるなど、食べやすい味つけにアレンジしてみてください。梅雑炊（35ページ）もおすすめです。

ヒント2 つるっとのど越しがよく、消化のよいもの

のど越しがよくつるっと食べられて口どけのよい水ようかんやプリン、ゼリーなどが食べやすいようです。甘味が苦手なかたには、豆腐や卵料理がおすすめです。

〈おすすめメニュー例〉

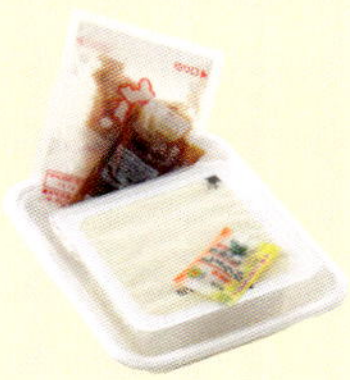

冷ややっこ

卵豆腐や茶わん蒸し、温泉卵などもおすすめ。冷たいほうがにおいがないのでより食べやすいようです。

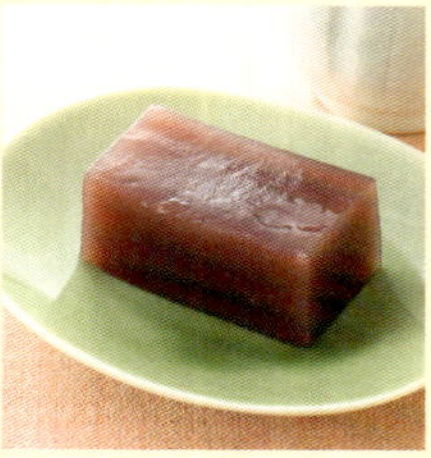

水ようかん

くず桜、水まんじゅう、麩まんじゅうのほか、わらびもち、あんみつやくずきりなども食べやすいでしょう。

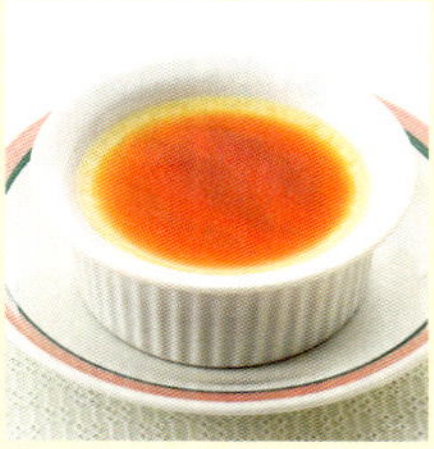

プリン

手作りのものでも市販品でもかまいません。卵でたんぱく質がとれ、一口食べるだけでも栄養補給できます。ゼリーもおすすめです。

ヒント3 シンプルな味つけのもの

食欲のないときも、目にも舌にもなじみのある料理なら、箸をつける意欲が沸くようです。特に、食材も味つけもシンプルな和風のお総菜がおすすめです。

〈おすすめメニュー例〉

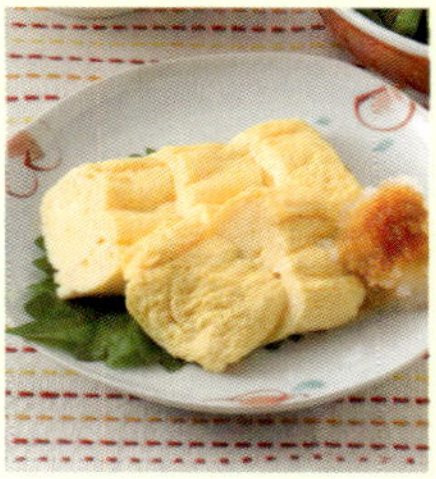

卵焼き

だしをたっぷり入れて半熟状に焼き上げるとだし巻き卵（117㌻）や砂糖をきかせた甘い味つけの卵焼きなど、お好きな味つけにしてみてください。

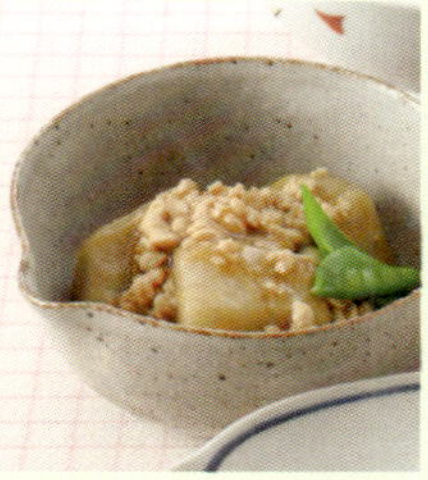

里芋のそぼろあんかけ

（102㌻）

とうがんのそぼろ煮、かぼちゃの煮物、大根の煮物もおすすめです。

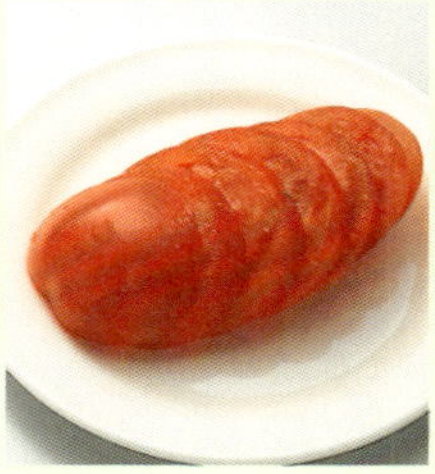

冷やしトマト

材料も味つけもシンプルなものが負担にならず、食べやすいことも。シラスおろし（60㌻）、焼きなす（61㌻）などもおすすめです。

ヒント4 食べられるときに好きなだけつまめるもの

食欲のないときは、決まった時間に食事をとるのがむずかしくなります。気が向いたときに好きなだけ食べられるものを用意しておくと安心です。

〈おすすめメニュー例〉

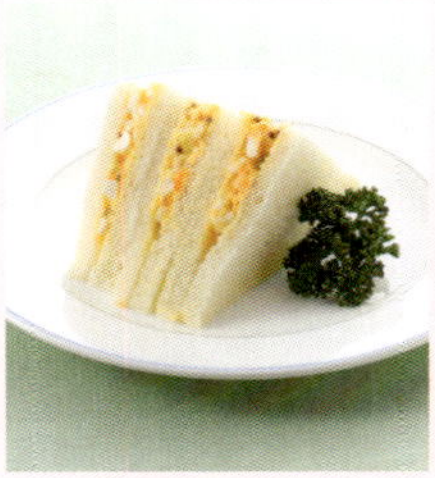

一口サンドイッチ

卵サンドのほか、ハム、きゅうり、トマト、ジャムなど、シンプルな具で作り、一口大に切っておきます。

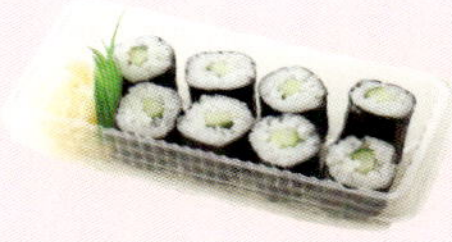

巻きずし

かんぴょう巻き、かっぱ巻き、納豆巻きなど、細巻きがおすすめです。また、太巻きやいなりずしが喜ばれることもあります。

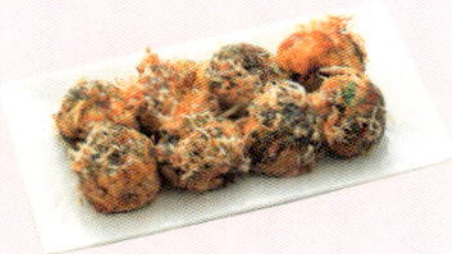

たこ焼き

ソースのにおいが食欲をそそるかもしれません。冷凍食品のたこ焼きなら、1個ずつ、好きなだけ食べられます。

●上記のほか、せんべいやカステラ、蒸しパンなどのお菓子も常備しやすくおすすめです。冷凍食品の焼きおにぎり、肉まんなども役立ちます。

化学療法を受けたとき

化学療法を受けることで、その副作用から食事がとりにくくなることがあります。症状をのりきるヒントとおすすめメニューを紹介します。おもな症状のうち、胃もたれや胸やけは110～111㌻の「胃もたれがあるとき」を、下痢は108～109㌻の「下痢のとき」を参考にしてください。

味覚異常があるとき

味覚異常にはさまざまな症状があります。症状に合わせて食べやすい料理を見つけましょう。

症状1

味を感じないとき

カレーなどの強く濃厚な味にしたり、おろししょうがやマスタードなどの辛味を添えたり、酢や梅肉、レモン汁などの酸味を添えると、味がくっきりして食が進みます。

〈おすすめメニュー例〉

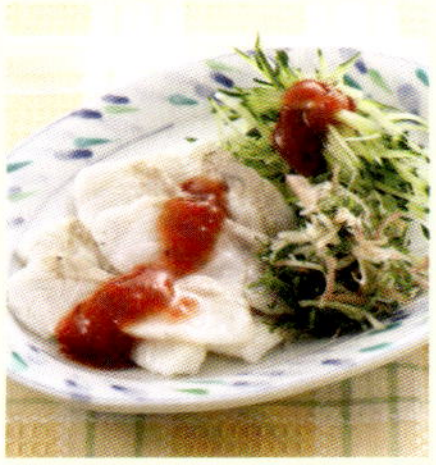

スズキのくずたたき・梅肉だれ（66㌻）

梅肉の味が舌にストレートにのるので、味を感じにくいときにもおすすめ。冷たい料理でにおいも感じにくく、においが気になるかたにもおすすめです。

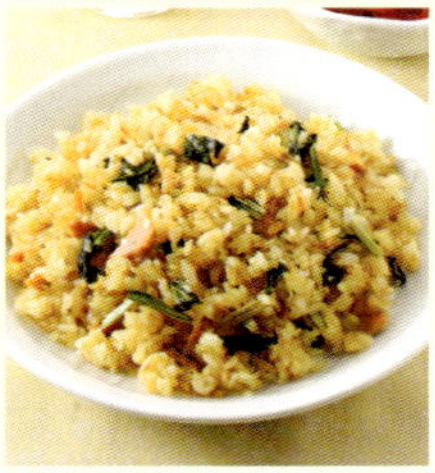

カレーチャーハン

（25㌻）

カレー味が刺激となり、味を感じにくいときでも食べやすい一品です。

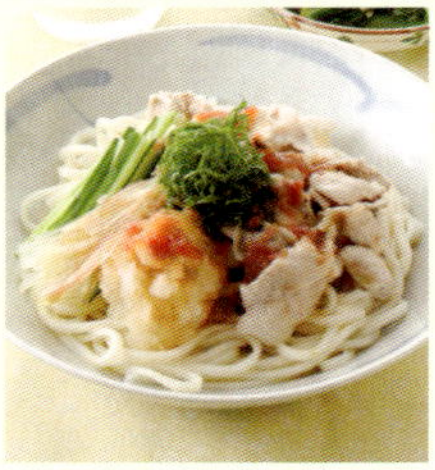

豚しゃぶとせん切り野菜の冷やしうどん

（118㌻）

冷たいめん類はのど越しがよく、味覚を感じにくいときでもとり入れやすい料理です。

症状2

味を不快に感じるとき

複数の食材を使う煮物や汁物を避けて、味つけも調理法もシンプルなものを選びます。塩焼き魚、冷ややっこ、青菜のお浸しのようなメニューが食べやすいでしょう。

〈おすすめメニュー例〉

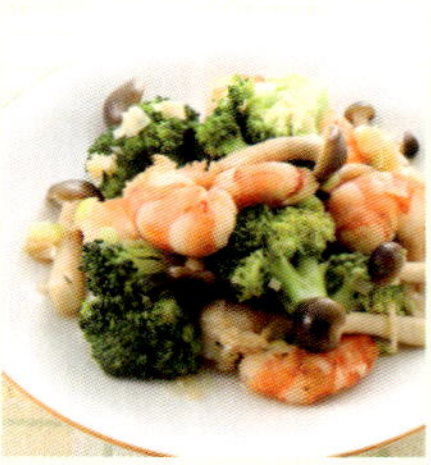

エビとブロッコリーのねぎ塩いため（31㌻）

シンプルな塩味です。調味料が混ざった複雑な味を不快に感じるかたにおすすめです。

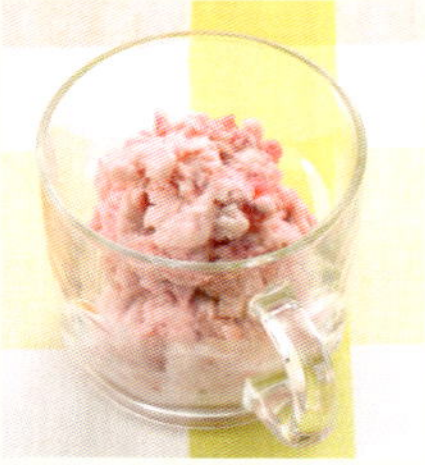

いちごミルクのフローズンヨーグルト

（71㌻）

甘いデザートは塩味や苦味を強く感じてしまうかたにおすすめです。

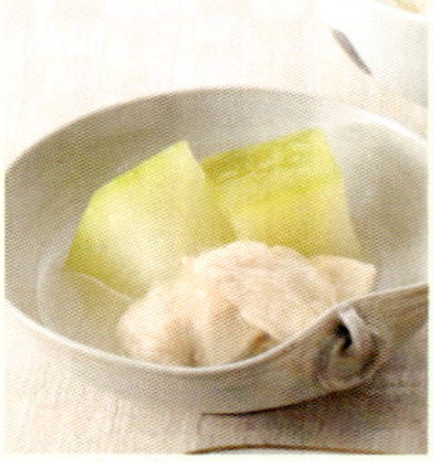

とうがんと鶏肉のうま煮（62㌻）

うす味に仕立てます。食べるさいに好みの調味料を加えることで、食べやすくアレンジできます。

口内炎があるとき

酸味や辛味、強い塩味などは炎症を刺激するので避けます。うす味で水分の多い食事を心がけ、固形物は飲み込みやすいよう、やわらかく火を通したり、小さく刻む、すりおろす、とろみをつけるなどのくふうをしましょう。

〈おすすめメニュー例〉

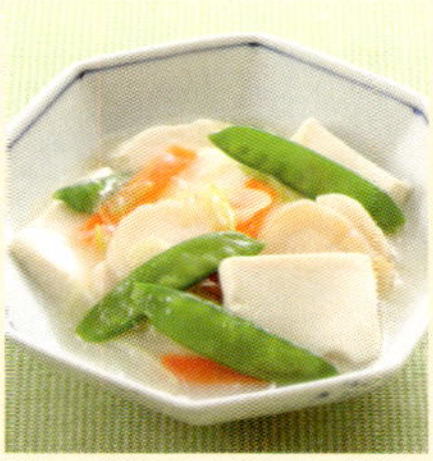

豆腐とホタテ貝柱の中国風うま煮 (67㌻)

煮汁にとろみをつけたので、のど越しよく食べられます。野菜は刻んでやわらかく煮ると食べやすくなります。

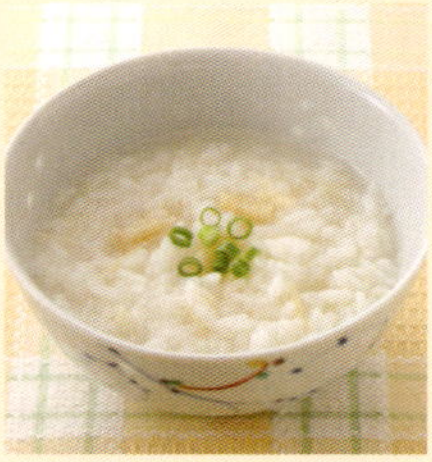

ホタテ貝柱の中国風がゆ (109㌻)

貝柱のうま味のおかげで、刺激となりやすい調味料を減らしてもおいしく食べられます。

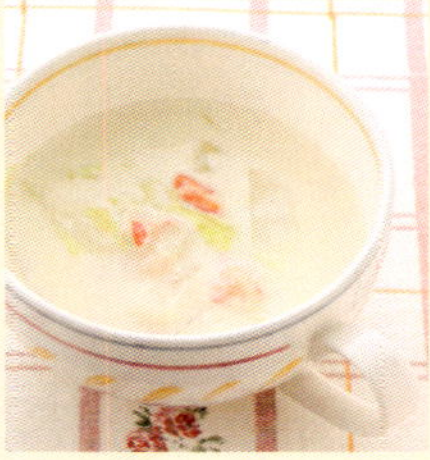

白菜とカニの豆乳スープ (108㌻)

粘膜の再生に必要なたんぱく質がとりやすいスープです。熱くても冷たくても刺激となるため、人肌くらいの温度で食べるのがおすすめです。

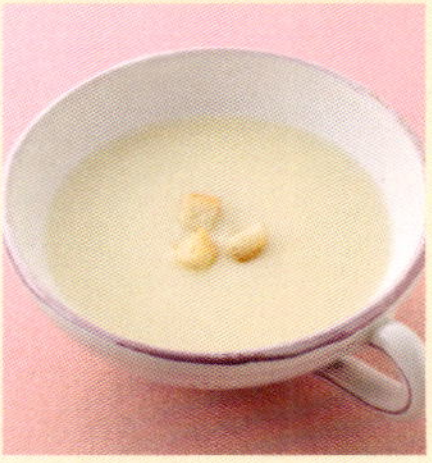

じゃが芋のポタージュ (110㌻)

エネルギー補給にも役立ちます。ポタージュならかまずに食べられるため、口内炎への刺激が避けられます。

吐きけのあるとき

吐きけは、制吐剤を利用することでコントロールできることもあります。症状があるときは雑炊やゼリー、アイスクリーム、果物など、さっぱりしているものがおすすめです。

〈おすすめメニュー例〉

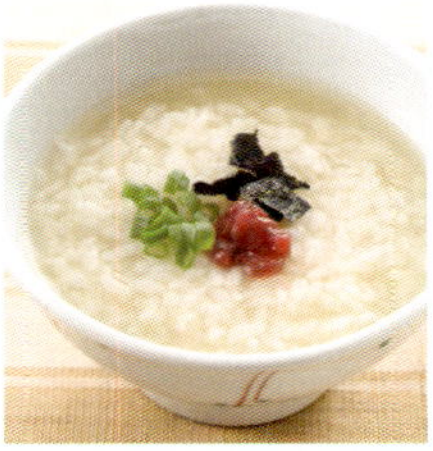

梅雑炊 (35㌻)

梅味はさっぱりと食べられ、吐きけがあるときでも食べやすい味つけです。

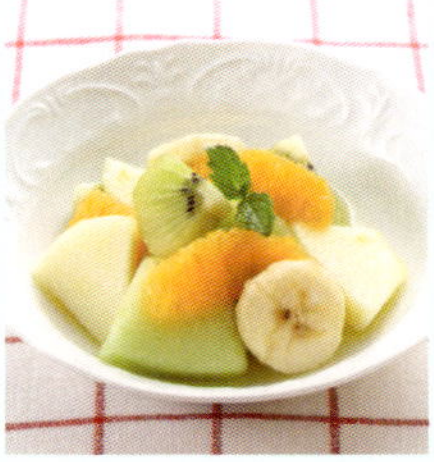

フルーツマリネ (71㌻)

数種類の果物を少しずつ合わせてマリネにしておくと、気分のよいときに食べられて便利です。

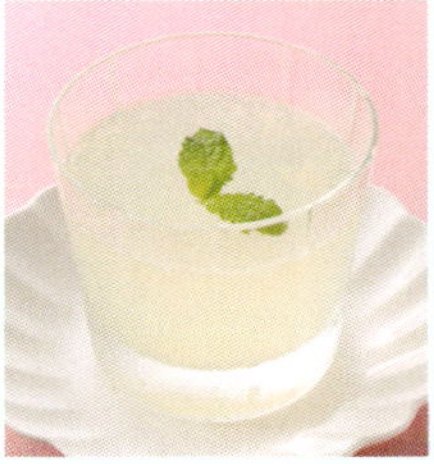

はちみつレモンゼリー (110㌻)

すっきりと食べやすいゼリーです。甘味が気になるときは、はちみつを少なくすると、食べやすくなります。このほか、桃缶のクラッシュゼリー(100㌻)もおすすめです。

社会復帰後の食事アドバイス

術後３か月をすぎると、術後の症状にも慣れてきて、自分に合った食事のペースがつかめるようになってきたのではないでしょうか。少しずつ元の食事量を目指して増やしていきましょう。
※胆道がんと膵臓がんの食事のポイントは共通するところがあります。

●脂質の適量

1日 1500 kcal 食べられる場合	1日 30g前後
	このうち調理に使う油 大さじ１（12g）

※消化吸収能力は個人差があります。油脂の量を増やしたら胃もたれがぶり返した、下痢をしたなど、体調に変化がある場合は、油脂の量を控えましょう。

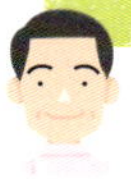

食事量が少ないときは間食を続けましょう

少しずつ、手術前の元の食事量に戻していきますが、術後の体力が回復しきれていないかたや化学療法を受けているかたもいるかもしれません。症状が続いていたりと、食事量が増やしにくいときは間食を続けましょう。

また、体調が良ければ少しずつ食事量を増やしましょう。胃もたれや下痢などの症状が起こらないようなら、消化機能が回復したしるしです。術後の回復には個人差があります。マイペースに進めましょう。

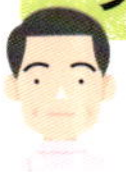

食べる楽しみを広げましょう

手術の直後は不溶性食物繊維や脂質のとりすぎに注意しましたが、消化機能の回復に合わせて少しずつ元の量に戻していきます。胃もたれや下痢などの症状に注意しながら増やしましょう。もちろん外食もだいじょうぶ。食事を楽しんでください。症状がひどくなるようなら、いったん少なくするなど体調に合わせます。

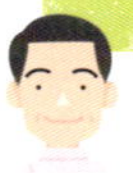

ゆっくりよくかむことは続けます

手術後は消化機能が低下します。また、膵臓がんの手術では胃と腸をつなぎ合わせることがあるので、胃や腸に負担をかけないことがたいせつです。ゆっくりよくかむことで腸への負担を軽減できます。体調が戻り、元の食事量に増えても、ゆっくりよくかむことは続けます。

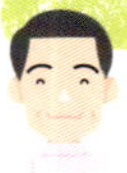

食べられないときは高血糖を気にしなくてだいじょうぶです

膵臓からはインスリンやグルカゴンといった血糖値をコントロールするホルモンが分泌されているため、術後はその分泌に影響が出て、血糖値が不安定になりやすい場合があります。

ただ、術後は食事の量が少なくなるかたが多く見られます。高血糖を気にするあまり、食事内容を制限しないようにしましょう。食事の量が少ないときは、血糖値を気にせず、食べられるものを食べてだいじょうぶです。

社会復帰後のおすすめ献立

食べられる量に個人差が大きくなる時期です。体調を見ながら回復に合わせて進めましょう。

朝食 Breakfast menu

脂質 7.0g

だし巻き卵
さやいんげんのしょうがじょうゆ
キャベツと麩のみそ汁
ごはん

1人分 331kcal／塩分2.5g

だしをたっぷり加えて作ったやわらかい卵焼きです。好みでシラスやサクラエビを混ぜ込んで焼いてもよいですね。

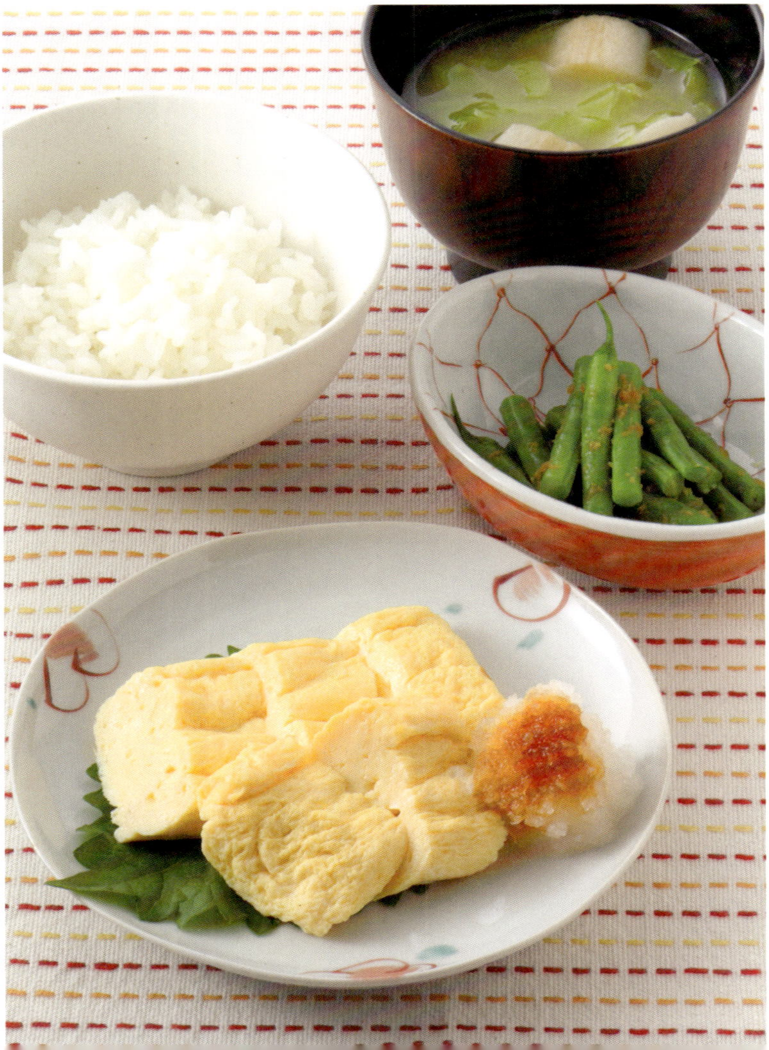

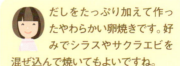

だし巻き卵

材料（1人分）

- 卵……1個
- a
  - だし……大さじ1
  - うす口しょうゆ……ミニスプーン1
  - みりん……小さじ½
  - 塩……ミニスプーン⅕
- サラダ油……少量
- おろし大根……25g
- しょうゆ……小さじ½
- 青じその葉……1枚

1 ボールに卵を割りほぐし、aを加えて混ぜ合わせる。
2 フライパンを熱し、油をなじませる。1の半量を流し入れ、半熟状に焼けたら手前に巻き、あいたところに油をなじませて巻いた卵を奥に移し、残りの1を流して同様に巻く。熱いうちに形を整える。
3 食べやすく切って青じそを敷いて器に盛り、おろし大根を添えてしょうゆを垂らす。

さやいんげんのしょうがじょうゆ

材料（1人分）

- さやいんげん……30g
- a
  - しょうゆ……小さじ⅔
  - おろししょうが……ミニスプーン

1 さやいんげんは熱湯でやわらかめにゆで、ざるにあげてさます。
2 3～4㎝長さに切ってボールに入れ、aを加えてあえ、器に盛る。

キャベツと麩《ふ》のみそ汁

材料（1人分）

- キャベツ（短冊切り）……¼枚（15g）
- 玉麩（乾燥）……3個
- だし……¾カップ
- みそ……小さじ1

1 麩は水でもどして水けを絞る。
2 なべにだしを温めて1とキャベツを加えて煮、みそをとき入れる。

●**ごはん**（1人分）……120g

昼食 Lunch menu

脂質 10.7g

豚しゃぶとせん切り野菜の
冷やしうどん
小松菜とサクラエビのあえ物
バナナヨーグルト

1人分 492kcal／塩分4.2g

豚しゃぶとせん切り野菜の冷やしうどん

材料（1人分）

うどん（乾燥）……70g（ゆでて170g）
豚ももしゃぶしゃぶ用薄切り肉50g
きゅうり……5cm（20g）
青じその葉……2枚
みょうが……½個（7g）
梅干し……1個（種を抜いて8g）
a［めんつゆ（2倍希釈）……大さじ2
　 水……¼カップ
おろし大根……25g

1 なべにたっぷりと湯を沸かし、豚肉を1切れずつ入れて色が変わったら冷水にとり、ざるにあげて水けをきる。残りの湯にうどんを入れて好みのかたさにゆで、冷水で洗ってざるにあげる。

2 きゅうり、青じそ、みょうがはせん切りにし、青じそとみょうがは水にさらして水けをきる。

3 梅干しは細かくたたき、aと合わせる。

4 器にうどんを盛り、豚肉、きゅうり、みょうが、おろし大根をのせ、青じそを天盛りにし、**3**を回しかける。

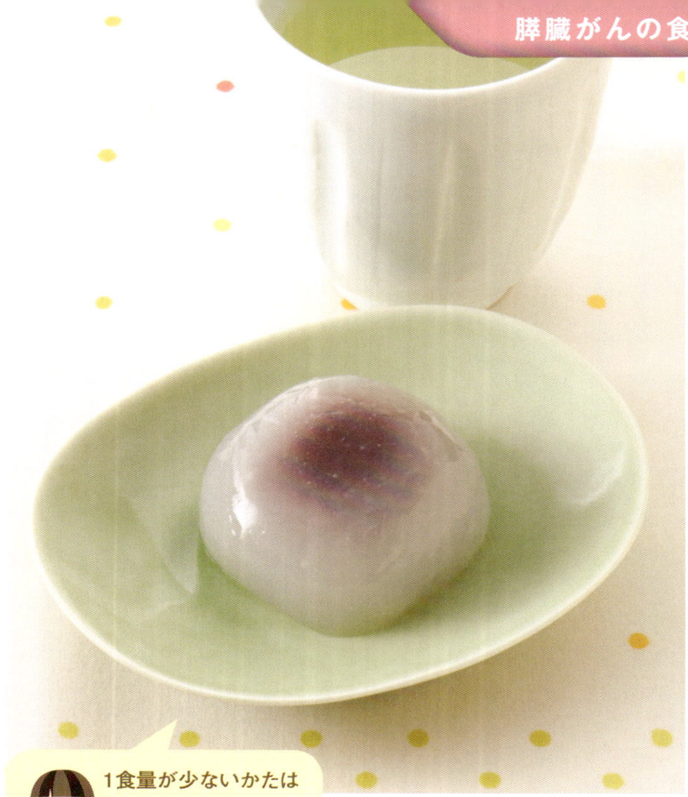

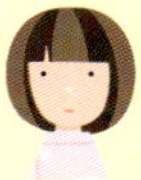

1食量が少ないかたは間食を続けましょう。写真の水まんじゅうのほか、外出先で食べるなら、ゼリー飲料やヨーグルト、ビスケットもおすすめです。

間食（10:00）

脂質 0.1g

水まんじゅう　1個（50g）
日本茶　適量

1人分 112kcal／塩分0.1g

間食（15:00）

脂質 0.1g

みかん　1個

1人分 34kcal／塩分0g

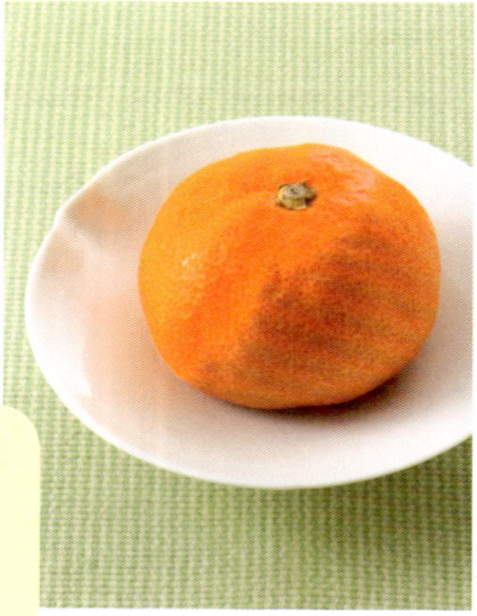

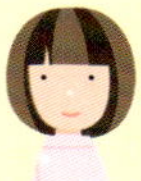

果物はビタミンCや水溶性食物繊維がとれて、間食におすすめです。季節のものや、好みの果物をとり入れてください。

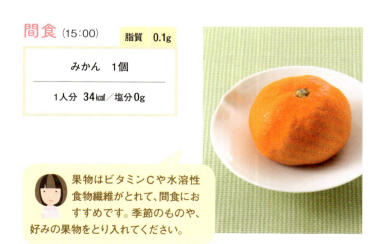

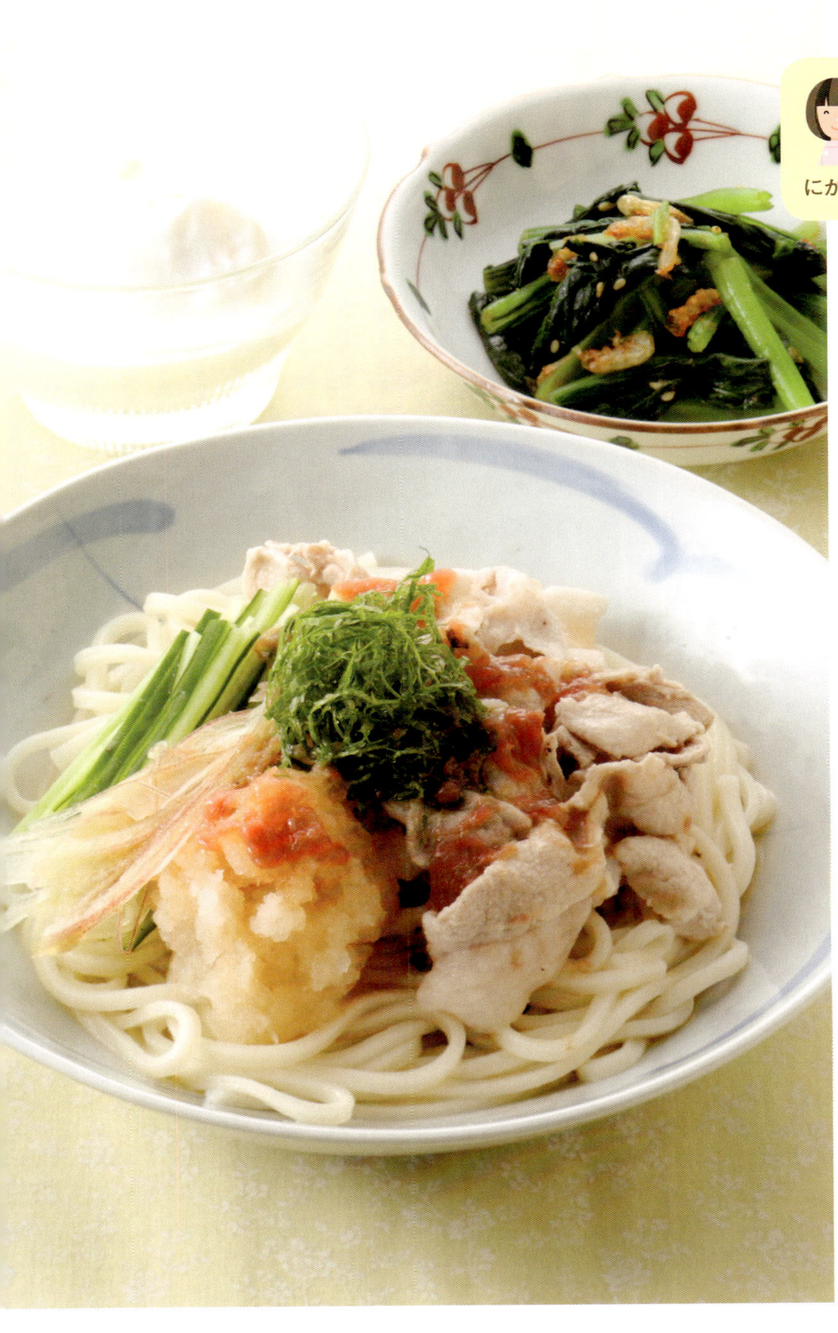

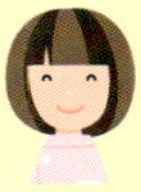

梅干しの酸味やしそやみょうがの香味野菜の香りも加えて食欲を応援します。うどんはそうめんやそばにかえてもよいですね。

小松菜とサクラエビのあえ物

材料（作りやすい量／3人分）

小松菜……60g
サクラエビ……小さじ1
いり白ごま……ミニスプーン1
a しょうゆ……小さじ$\frac{2}{3}$
a みりん……小さじ$\frac{1}{3}$
a ごま油……小さじ$\frac{1}{4}$

1 小松菜は熱湯でゆでて水にとって絞り、3㎝長さに切る。

2 ボールにaを合わせてよく混ぜ、小松菜、サクラエビ、ごまを加えてあえる。

調理メモ

サクラエビはなければ削りガツオや刻みのりにかえても合います。

バナナヨーグルト

材料（1人分）

プレーンヨーグルト……100g
バナナ……30g
オリゴ糖シロップ……大さじ1

バナナは食べやすく切ってヨーグルトであえ、器に盛り、オリゴ糖シロップをかける。

夕食 *Dinner menu*

脂質 19.2g

豆腐ハンバーグの
照り焼きソース
ミックスポテトサラダ
せん切り野菜のスープ
ごはん

1人分 551kcal／塩分3.3g

せん切り野菜のスープ

材料（1人分）

玉ねぎ（薄切り）……………… 20g
にんじん（せん切り）…………… 10g
大根（せん切り）……………… 20g
a［水 ……………………… ¾カップ
　 顆粒ブイヨン…… ミニスプーン1
塩 ………………… ミニスプーン1
こしょう ……………………… 少量
パセリのみじん切り …………… 少量

1 なべにaを合わせて煮立て、野菜をすべて加えてやわらかく煮る。塩とこしょうで味をととのえる。
2 器に盛り、パセリを散らす。

●**ごはん**（1人分）………… 120g

ミックスポテトサラダ

材料（作りやすい量／3人分）

じゃが芋 ……………………… 150g
にんじん ……………………… 20g
a［塩 ……………… ミニスプーン1
　 こしょう ………………… 少量
　 酢 ……………………… 小さじ½
　 砂糖 …………… ミニスプーン1
きゅうり（小口切り）…… ¼本（25g）
塩 ……………………………… 少量
玉ねぎ（薄切り）……… ⅛個（25g）
ロースハム（いちょう切り）…… 1枚
マヨネーズ ……………… 大さじ1
サラダ菜 ………………………… 2枚

1 じゃが芋は一口大に切り、にんじんはいちょう切りにする。
2 なべに水（分量外）とじゃが芋を入れて火にかけ、煮立ったら火を弱めてじゃが芋に火が通るまでゆで、途中でにんじんを加えていっしょにゆでる。
3 **2**をざるにあげて湯をきり、じゃが芋をなべに戻し、弱火にかけて水けを飛ばして粉吹き芋にし、フォークなどでじゃが芋をつぶす。aを加えて下味をつける。
4 きゅうりは塩をふってしんなりしたら水けを絞る。玉ねぎは水にさらして水けをふく。
5 ハムと**3**のじゃが芋とにんじん、**4**を混ぜ合わせ、マヨネーズであえる。器にサラダ菜を敷いて盛る。

調理メモ

じゃが芋をつぶしておけば、冷蔵庫に入れても口当たりが変わりにくいので、翌日までおいしく食べられます。

豆腐ハンバーグの照り焼きソース

材料（1人分）

牛赤身ひき肉 …………………… 60g
a［塩 ……………… ミニスプーン½
　 こしょう ………………… 少量
　 もめん豆腐 ……………… 60g
玉ねぎのみじん切り … ⅛個分（25g）
卵 ……………………………… 大さじ1
サラダ油 …………………… 小さじ½
b［しょうゆ・みりん …… 各小さじ1
　 砂糖 …………… ミニスプーン1
　 酒 ……………………… 小さじ1
　 しょうが汁 ……………… 小さじ½
　 水 ……………………… 大さじ1
なす（輪切り）………… 2枚（20g）
ピーマン（細切り）……… ½個（15g）

1 豆腐はキッチンペーパーに包んで10分ほどおき、水けを絞る。
2 玉ねぎは耐熱容器に広げて電子レンジで50秒ほど加熱する。
3 ボールにひき肉とaを合わせて粘りが出るまで練り、**1**と**2**、卵を加えてさらに練り混ぜる。
4 フライパンに油を熱し、**3**を丸めて小判形に整えて入れ、両面に焼き色をつける。ふたをして2～3分蒸し焼きにし、器に盛る。あいたフライパンでなすとピーマンをいためてハンバーグに添える。
5 フライパンの汚れをふきとり、bを入れてとろみがつくまで煮つめ、ハンバーグにかける。

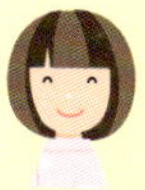

ハンバーグは牛赤身肉と豆腐で作り、ポテトサラダはハムでうま味、きゅうりでかさを補い、マヨネーズを控えめにした脂質控えめの献立です。体調がよければ、ハンバーグは牛豚の合びき肉で作ってもかまいません。

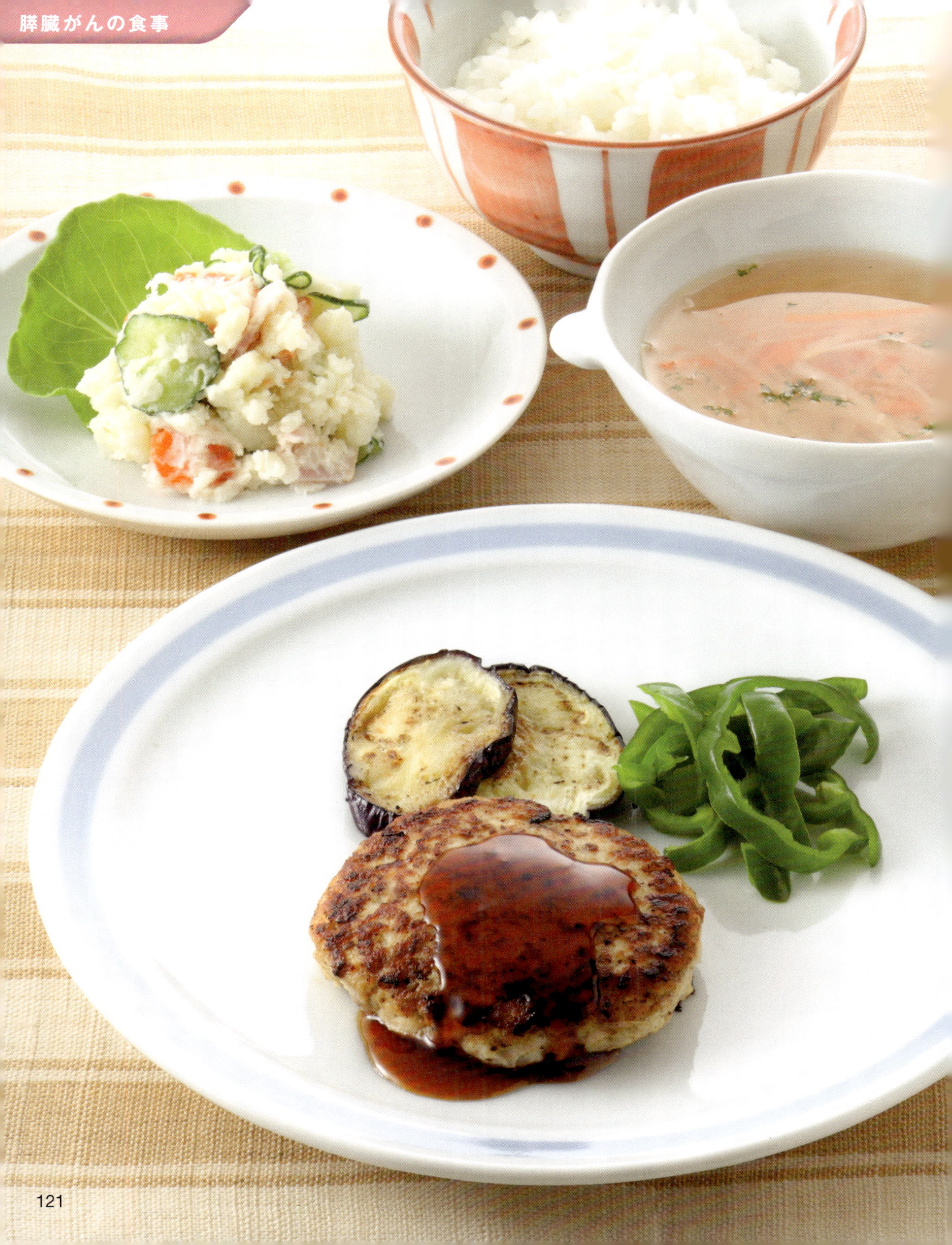

消化にやさしい お弁当作りのポイント

退院直後や体調が不安定なときは、体調に合わせて調整しやすいお弁当がおすすめです。脂質や野菜が少なめで消化のしやすいお弁当を紹介します。

ポイント1

脂質の少ない肉や魚を選びましょう。

脂質をとりすぎると胃もたれや下痢の原因となることがあります。豚肉や牛肉はヒレ、ももなどの赤身肉、鶏肉はささ身、皮なし胸肉、魚はタラ、カレイ、タイなどの白身魚など、脂質の少ない食材を選びましょう。

ただ、低脂肪の肉や魚をお弁当にすると、かたくなったり、パサついたりしがちです。下味をつけて水分を含ませ、アルミ箔などで包んで加熱すれば、ふっくらジューシーに焼き上がります。

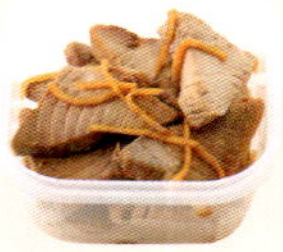

カツオのしぐれ煮（124ページ）
青背魚の中でも脂質少なめのカツオを甘辛く煮たもの。作りおきもできて重宝です。

ポイント2

調理法や味つけをくふうしましょう

脂質控えめにするために、揚げ物は避けましょう。調理法は焼く、煮る、ゆでるなどがおすすめです。油を使う場合は、香りのよいオリーブ油やごま油を使うと、控えめの量でも存在感が出て満足できます。

味つけはマリネやナムル、ポテトサラダなど、油のこくを利用するものは脂質が多くなります。食べる量を控えるかお浸し、酢の物など、油なしで調味するものがおすすめです。

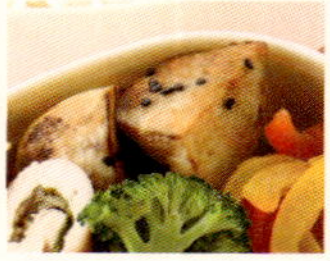

里芋のオリーブ油焼き（123ページ）
香りの良いオリーブ油を少量使って焼いたもの。仕上げに黒ごまをふってアクセントに。

ポイント3

体調が悪いときは野菜は少なめに

食物繊維を含んだ野菜は消化に少し負担がかかります。体調が悪いときは、やわらかく加熱したり、小さめに刻むなどして、消化しやすく調理し、量も控えめにしましょう。

体調が悪いときの野菜としては、食物繊維が少なめで消化がよく、エネルギー源にもなるじゃが芋、里芋、かぼちゃがおすすめです。

ポイント4

分けて食べられるようにしましょう

体調が悪いときは1回に食べる量を少なめにして、小分けに食べましょう。

そこで、お弁当を2回に分けて食べるか、昼にとるお弁当を控えめにすませ、間食に小さなおにぎりや、ヨーグルト、ビスケットなどを用意するといいでしょう。

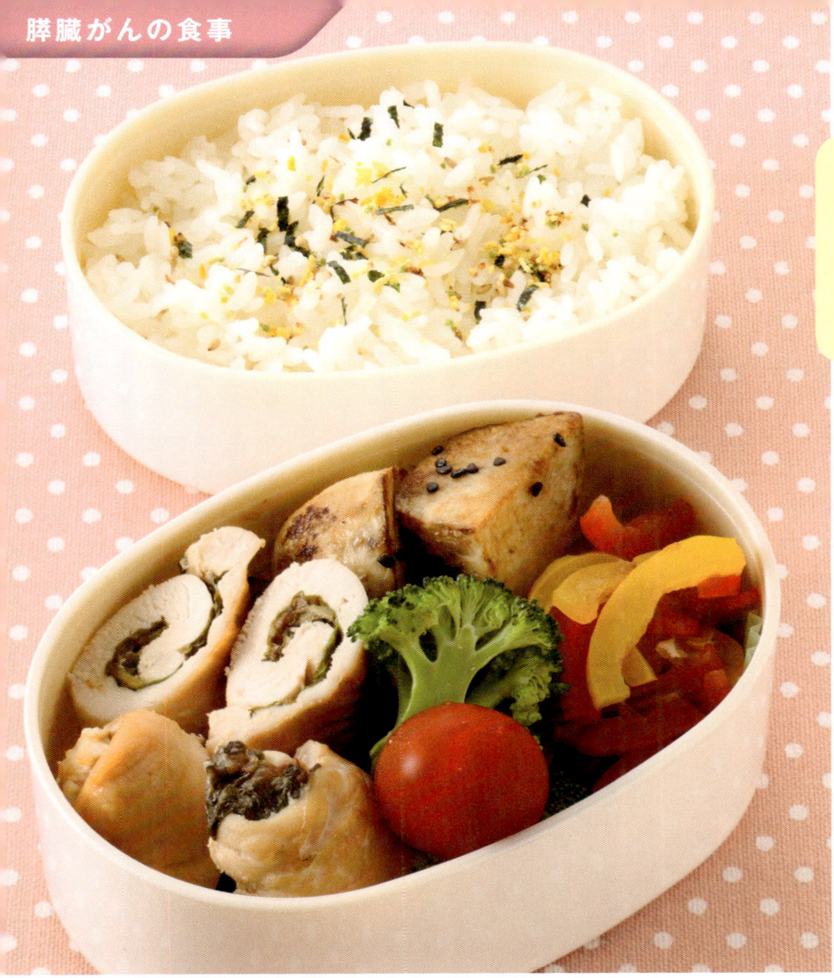

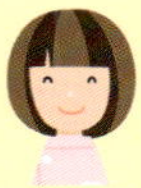

鶏ささ身は肉の中で最も低脂肪、しかも高たんぱく質です。胸肉にくらべて肉質がやわらかいので消化がよく、臭みもなく、お弁当にも最適です。ピカタやパン粉焼きもおすすめ。じょうずに使いこなしましょう。

おすすめお弁当　脂質 3.8g

鶏ささ身の梅じそ巻き
パプリカのおかかあえ
里芋のオリーブ油焼き
ふりかけごはん

1人分 395㎉／塩分2.2g

鶏ささ身の梅じそ巻き

材料（1人分）

鶏ささ身……小2本（80g）
a［しょうゆ……小さじ½
　 みりん……小さじ½
梅干し……½個（種を抜いて4g）
青じその葉……2枚
ブロッコリー……10g
ミニトマト……1個

1 ささ身は筋を除き、厚みに切り目を入れて開き、aをからめておく。
2 梅干しは果肉をたたく。
3 ささ身を広げて青じそをのせ、**2**を塗り、くるくると巻き、アルミ箔で巻く。
4 **3**を高温に熱したオーブントースターで約15分焼く。押してみて弾力が出たらとり出してあら熱がとれるまでおき、食べやすい大きさに切る。
5 ブロッコリーは小房にしてゆで、水けをきってさまし、ミニトマトとともに**4**に添えて弁当箱に詰める。

里芋のオリーブ油焼き

材料（1人分）

里芋……60g（皮つき80g）
オリーブ油……小さじ½
a［しょうゆ……小さじ⅔
　 みりん……小さじ⅔
黒いりごま……少量

1 里芋は皮つきのまま洗ってラップに包み、電子レンジで1分30秒〜2分加熱する。あら熱がとれたら皮をむき、一口大に切る。
2 フライパンにオリーブ油を熱し、里芋を入れてこんがりと焼き、aをからめて黒ごまをふる。

調理メモ
じゃが芋に替えてもおいしいです。

パプリカのおかかあえ

材料（1人分）

パプリカ（赤）……⅛個（25g）
パプリカ（黄）……⅛個（25g）
a［ポン酢じょうゆ……小さじ1
　 削りガツオ……¼袋

1 パプリカは8㎜幅に切る。
2 耐熱容器に入れてラップをふんわりかぶせ、電子レンジ（600W）で1分30秒加熱する。
3 あら熱がとれたらaであえる。

ふりかけごはん

材料（1人分）

ごはん……120〜150g
のりたま（市販品）……適量

［作りおきのできる］消化のよいおかず

作りおきができて、脂質控えめ、消化に負担のないおかずです。お弁当だけでなく、ふだんの食事にも活用してください。

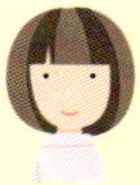

カツオは青背魚の中では脂質が少なめ。しょうがをきかせて甘辛に煮たしぐれ煮は、お弁当のおかずにはもちろん、ほぐしてごはんのお供にもなります。

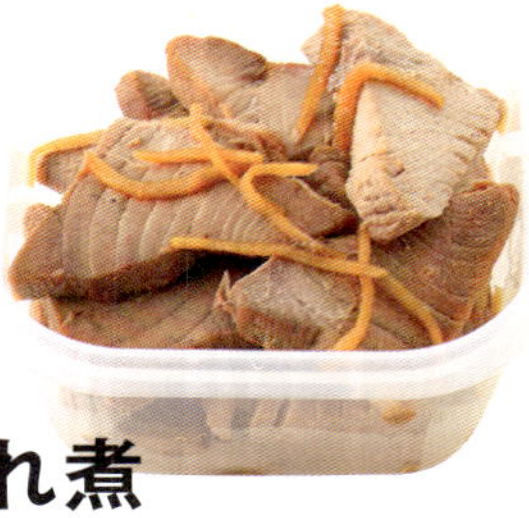

脂質 1.0g

カツオのしぐれ煮

材料（でき上がり250g）

- カツオ……200g
- しょうが……½かけ
- a
  - しょうゆ…大さじ1½
  - 酒……大さじ2
  - 砂糖……大さじ1
  - みりん……大さじ1
  - 水……大さじ2

全量 309kcal／塩分4.1g

1 カツオは薄くそぎ切りにしてざるに並べ、熱湯をまわしかけて霜降りにする。
2 しょうがは太めのせん切りにする。
3 なべにaを合わせて煮立て、カツオとしょうがを入れる。クッキングシートに空気穴をあけてかぶせて落としぶたにし、弱めの中火にして汁けがなくなるまで煮る。

作りおきメモ
あら熱がとれたら密閉容器に移し替え、冷蔵庫に。3～4日はもちます。

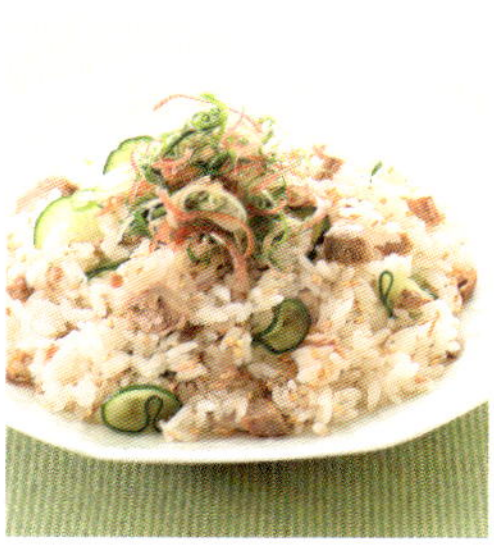

アレンジ例：
カツオの簡単ちらしずし

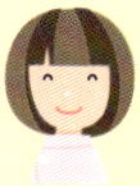

手軽に作れて、保存がききます。たんぱく質も豊富。ほぐしてサンドイッチの具やサラダ、いため物、めん類、スープの具など幅広く使えます。

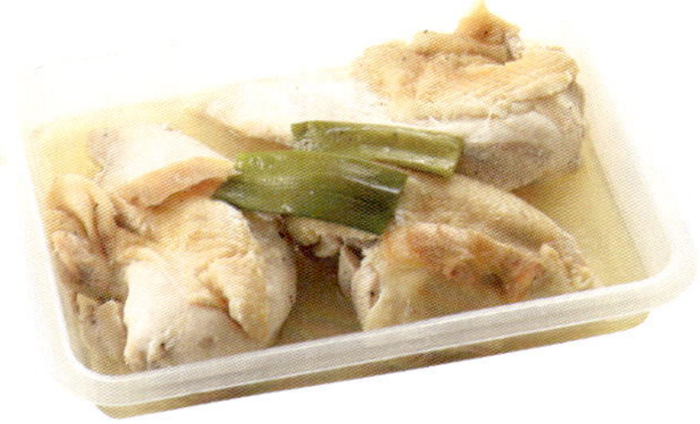

脂質 25.5g

蒸し鶏

材料（でき上がり540g）

- 鶏もも肉…3枚（660g）
- 塩……小さじ½
- こしょう……少量
- 酒……大さじ2
- しょうがの薄切り……2枚
- ねぎの青い葉……5cm

1枚分 423kcal／塩分1.0g

1 鶏肉は余分な脂肪と筋を除いて水けをふきとり、塩とこしょうをすり込む。
2 耐熱容器に鶏肉を並べ、酒、しょうが、ねぎをのせ、ラップをふんわりかけて電子レンジで8分加熱する。
3 レンジからとり出してラップをぴったりかぶせ、そのままさめるまでおく。

作りおきメモ
香味野菜と蒸し汁ごと密閉容器に入れ、冷蔵庫で3日はもちます。冷凍する場合は、鶏肉だけを冷凍用密閉ポリ袋に。

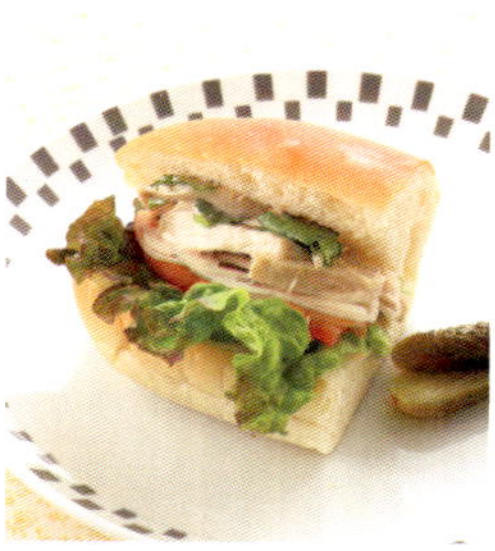

アレンジ例：
蒸し鶏のサンドイッチ

家で食べる昼食に作りおきしておくと便利

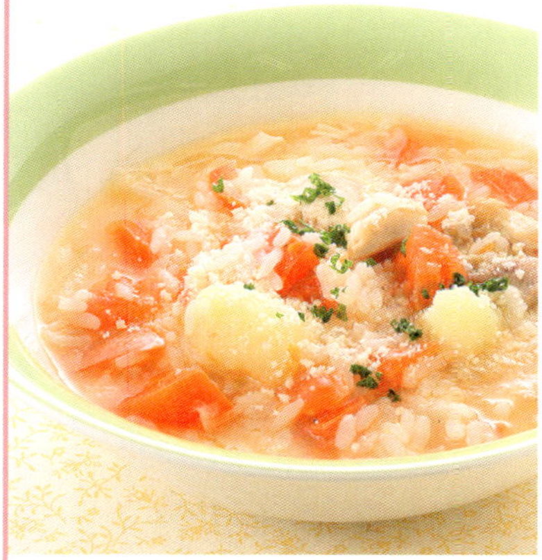

◎アレンジメニュー

脂質 10.3g

トマトリゾット

材料（1人分）
ごはん……100g
ポトフの具……½人分（125g）
ポトフの汁……¾カップ
トマト（1㎝角切り）…¼個（50g）
にんにく（みじん切り）……スライス1枚分
オリーブ油……小さじ1
塩……ミニスプーン½
こしょう……少量
粉チーズ……小さじ1

1人分 335㎉／塩分1.4g

1 なべに、にんにくとオリーブ油を入れて火にかけ、香りが立ったらトマトを入れてさっといためる。
2 1にポトフの具を入れて木べらで食べやすい大きさにほぐす。ポトフの汁を加えてごはんを入れ、2分煮、塩とこしょうで味を調える。
3 器に盛り、粉チーズをふる。

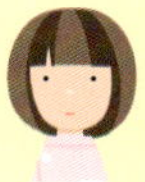

肉と野菜、スープが同時にでき、うすい塩味だけなので、アレンジしやすいのも魅力です。具だくさんスープとして楽しむほか、ごはんやうどん、マカロニなどを加えて煮込んでも。トマトソースや牛乳を加えて味を変えてもよいでしょう。

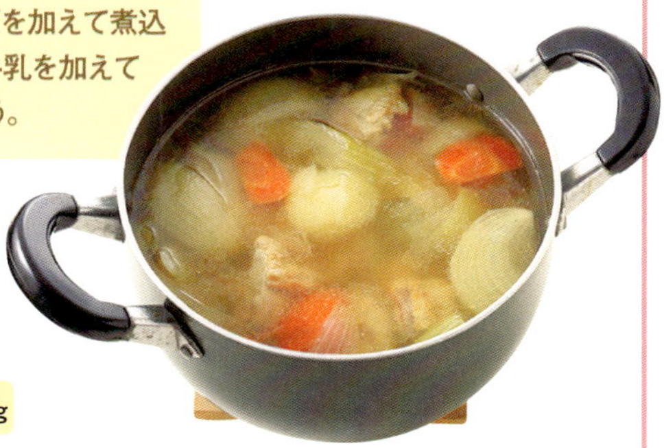

ポトフ

脂質 10.2g

材料（作りやすい量／6人分）
鶏もも肉……2枚（400g）
にんじん（乱切り）……1½本（150g）
玉ねぎ（くし形切り）……大1½個（370g）
セロリ（斜め切り）½本（60g）
じゃが芋（4つ切り）……3個（300g）
サラダ油……小さじ1
顆粒ブイヨン……小さじ1
ローリエ……1枚
水……6カップ
塩……小さじ1
こしょう……少量

1人分 213㎉／塩分1.1g

1 鶏肉は余分な脂肪と筋を除いて一口大に切る。
2 厚手の深なべに油の半量を熱し、鶏肉を入れて表面をきつね色に焼き、とり出す。
3 なべに残った脂をふきとり、残りのサラダ油を入れて熱し、にんじん、玉ねぎ、セロリを入れていためる。鶏肉を戻し、水と顆粒ブイヨン、ローリエ、じゃが芋を加える。煮立ったらアクを除いてふたをし、弱火で15～20分煮る。
4 野菜に火が通ったら塩とこしょうで味をととのえる。

作りおきメモ
室温に置く場合は1日1回は火を通しましょう。気温が20度以上の時季は冷蔵庫に。3日もちます。

掲載料理の栄養成分値一覧

亜鉛 mg	銅 mg	ビタミンA（レチノール当量） µg	ビタミンD µg	ビタミンE（α-トコフェロール） mg	ビタミンK µg	ビタミンB_1 mg	ビタミンB_2 mg	ナイアシン mg	ビタミンB_6 mg	ビタミンB_{12} µg	ビタミンC mg	n-3系多価不飽和脂肪酸 g	n-6系多価不飽和脂肪酸 g	コレステロール mg	水溶性食物繊維 g	不溶性食物繊維 g	食塩相当量 g
1.7	0.17	144	0.3	1.2	14	0.16	0.22	2.6	0.25	1.2	24	0.10	0.70	34	0.6	1.8	1.1
1.9	0.26	86	0.2	1.6	75	0.39	0.21	3.1	0.30	0.2	11	0.46	3.58	32	0.6	2.9	1.2
1.0	0.07	110	1.0	1.5	40	0.07	0.30	0.3	0.14	0.5	41	0.10	0.83	233	0.2	0.9	0.3
0.6	0.06	238	0.3	3.2	18	0.09	0.21	1.0	0.18	0.3	28	0.04	0.26	13	0.6	1.7	0.7
0.5	0.07	0	0	0.3	0	0.04	0.03	0.8	0.02	0	2	0.05	0.56	0	0.3	1.2	0.8
0	0.03	1	0	0.1	0	0.01	0.01	0.1	0.02	0	3	0	0.01	0	0.2	0.8	0
2.1	**0.23**	**349**	**1.3**	**5.1**	**58**	**0.21**	**0.55**	**2.2**	**0.36**	**0.8**	**74**	**0.19**	**1.66**	**246**	**1.3**	**4.6**	**1.8**
1.6	0.25	82	1.1	0.5	65	0.08	0.08	4.2	0.19	0.4	13	0.10	3.50	12	0.2	1.5	1.0
0.1	0.05	48	0	0.5	4	0.04	0.03	0.5	0.07	0	21	0	0.01	0	0.2	0.6	0.8
0.5	0.07	35	0	0.1	1	0.08	0.15	0.2	0.08	0.1	15	0.01	0.08	12	0.1	0.7	0.1
2.2	**0.37**	**165**	**1.1**	**1.1**	**70**	**0.20**	**0.26**	**4.9**	**0.34**	**0.5**	**49**	**0.11**	**3.59**	**24**	**0.5**	**2.8**	**1.9**
0.8	0.11	29	26.6	1.3	5	0.22	0.28	8.7	0.59	4.7	6	0.80	0.89	56	0.2	2.1	0.9
0.2	0.06	10	0	0.3	13	0.06	0.03	0.4	0.06	0	4	0	0.03	0	0.3	1.0	0.2
0.3	0.07	11	0	2.1	36	0.06	0.07	1.1	0.09	0.1	8	0.91	4.57	1	0.3	2.0	0.9
1.1	0.18	0	0	0	0	0.04	0.02	0.4	0.04	0	0	0	0.18	0	0	0.5	0
2.4	**0.42**	**50**	**26.6**	**3.7**	**54**	**0.38**	**0.40**	**10.6**	**0.78**	**4.8**	**18**	**1.71**	**5.67**	**57**	**0.8**	**5.6**	**2.0**
1.5	0.21	246	0.1	1.7	46	0.19	0.19	5.1	0.47	0.3	39	0.09	1.41	69	1.4	2.3	0.7
3.2	0.11	144	0.6	0.6	12	0.11	0.22	5.2	0.24	1.1	7	0.14	1.05	43	0.3	2.1	0.8
2.0	0.26	9	0	0.3	12	0.71	0.23	3.6	0.40	0.2	7	0.13	0.28	39	1.1	6.9	0.9
1.7	0.25	52	0.9	1.5	45	0.32	0.27	3.7	0.27	0.9	42	0.63	4.17	136	0.6	2.1	0.9
0.7	0.08	34	1.4	2.3	13	0.11	0.19	4.6	0.46	0.6	77	0.85	1.51	54	0.3	0.9	1.1
1.4	0.30	41	0.4	2.3	97	0.16	0.17	3.4	0.23	0.5	75	0.04	1.68	90	0.5	3.1	1.0
0.2	0.05	198	0	3.1	16	0.05	0.06	0.9	0.15	0	27	0.02	0.16	0	0.6	1.7	0.2
0.4	0.03	297	0.4	1.1	4	0.09	0.06	5.2	0.07	1.8	5	0.21	0.46	35	0.3	0.8	0.6
0.5	0.04	2	0.4	0.2	52	0.07	0.06	1.7	0.10	0.1	26	0.18	1.26	0	0.3	1.6	0.5
0.3	0.09	45	0	0.3	0	0.05	0.02	0.3	0.07	0	17	0.01	0.78	0	0.5	1.4	0.6
0.6	0.09	15	0.1	0.4	7	0.11	0.04	1.4	0.05	0	8	0.06	0.71	8	0.3	1.3	1.1
0.6	0.11	3	0	0	1	0.04	0.03	1.6	0.04	0.5	0	0	0.10	0	0.1	0.4	1.2
0.2	0.04	2.6	0	0.1	10	0.02	0.02	0.4	0.03	0.1	1	0.02	0.19	0	0.2	0.7	1.4
0.9	0.18	0	0	0.6	20	0.06	0.03	0.1	0.07	0	0	0.60	4.16	0	0.2	0.4	0.6
0.5	0.10	276	0	0.9	109	0.07	0.10	0.6	0.10	0	15	0.05	0.71	0	0.5	1.5	0.6
0.5	0.06	43	0.5	0.3	12	0.04	0.14	1.5	0.08	0.7	2	0.09	0.60	116	0.2	0.5	1.1
1.1	0.18	0	0	0	0	0.04	0.02	0.4	0.04	0	0	0	0.18	0	0	0.5	0
0.1	0.04	2	0	0.1	0	0.03	0.01	0.1	0.03	0	2	0	0.01	0	0.2	0.2	0
3.1	**0.56**	**321**	**0.5**	**1.9**	**141**	**0.24**	**0.30**	**2.7**	**0.32**	**0.7**	**19**	**0.74**	**5.66**	**116**	**1.1**	**3.1**	**2.3**
0.6	0.07	41	5.6	1.4	8	0.17	0.27	6.8	0.31	2.7	2	2.35	0.27	50	0.1	0.4	0.9
0.9	0.10	88	1.3	1.2	22	0.11	0.26	3.3	0.11	0.3	5	0.32	1.86	118	0.3	1.9	0.7
0.2	0.03	5	0	0.3	35	0.03	0.03	0.4	0.07	0	24	0.02	0.01	0	0.4	0.9	0.5

- 「日本食品標準成分表2010」(文部科学省) に基づき、栄養計算ソフト『栄養Pro, Ver.2.30』(女子栄養大学出版部) で算出しています。
- 食品成分のデータがない場合は、それに近い食品 (代用品) で算出しました。
- 煮物の煮汁や汁めんのめんつゆは、可食分を考慮して計算しました。
- 水分量については、調理前の分量で算出したため、加熱調理による蒸発分や水もどしによる吸水分など、調理による増減は考慮していません。目安量としてとらえてください。

ページ	料理名	栄養価の単位	エネルギー kcal	水分 g	たんぱく質 g	脂質 g	炭水化物 g	ナトリウム mg	カリウム mg	カルシウム mg	マグネシウム mg	リン mg	鉄 mg
	肝臓がんの食事												
	●入院前												
17	ホタテ貝柱の和風チャウダー	1人分	222	261.8	14.5	8.9	21.1	423	698	89	51	264	0.9
17	野菜たっぷり麻婆豆腐	1人分	251	330.1	16.5	14.0	14.6	460	636	156	63	225	1.9
	●退院直後												
24	卵とブロッコリーのチーズ焼き	1人分	102	69.1	8.6	6.4	2.0	111	167	62	13	136	1.2
	かぼちゃの簡単ポタージュ	1人分	150	197.2	4.7	6.1	19.2	276	447	126	27	126	0.4
	ジャムトースト	1人分	188	30.4	5.7	2.7	35.3	302	70	19	13	52	0.4
	果物 (りんご)	1人分	38	59.4	0.1	0.1	10.2	0	77	2	2	7	0
	朝食合計	1人分	**478**	**356.1**	**19.1**	**15.3**	**66.7**	**689**	**761**	**209**	**55**	**321**	**2.0**
25	カレーチャーハン	1人分	448	189.4	11.4	9.0	76.8	385	334	68	32	147	1.6
	ミニトマトのマリネ	1人分	28	59.7	0.8	0.1	7.3	307	185	9	10	19	0.3
	パイナップルヨーグルト	1人分	88	130.5	3.9	3.1	11.6	48	245	125	19	105	0.1
	昼食合計	1人分	**564**	**379.6**	**16.1**	**12.2**	**95.7**	**740**	**764**	**202**	**61**	**271**	**2.0**
27	生ザケのソテー　和風きのこソース	1人分	174	128.0	19.7	8.8	5.3	370	510	19	34	255	0.9
	オクラとたたき長芋の甘酢あえ	1人分	39	64.7	1.4	0.2	8.5	74	230	24	17	25	0.3
	なすとししとうの揚げ浸し	1人分	158	144.5	1.8	13.5	8.5	358	283	21	23	46	0.4
	ごはん (180g)	1人分	302	108.0	4.5	0.5	66.8	2	52	5	13	61	0.2
	夕食合計	1人分	**673**	**445.2**	**27.4**	**23.0**	**89.1**	**804**	**1075**	**69**	**87**	**387**	**1.8**
28	鶏肉のトマトシチュー	1人分	264	319.5	14.1	12.9	22.8	257	880	39	47	192	1.2
29	牛肉の野菜巻き	1人分	239	146.5	11.7	17.4	9.5	314	435	20	24	145	0.9
29	豚肉と白いんげん豆の白ワイン煮	1人分	177	194.2	18.9	2.7	18.8	359	664	58	52	244	2.0
30	ゴーヤーチャンプルー	1人分	250	220.4	18.1	16.1	8.0	374	496	151	55	261	2.1
31	アジとパプリカの揚げ南蛮漬け	1人分	159	140.7	15.6	6.8	8.2	436	428	30	35	188	0.8
31	エビとブロッコリーのねぎ塩いため	1人分	114	131.7	14.3	4.6	5.5	394	455	68	42	203	0.9
32	かぼちゃと玉ねぎのビネガー風味	1人分	89	61.1	1.3	2.2	16.4	96	290	12	17	30	0.4
32	にんじんのタラコしりしり	1人分	43	49.5	2.7	1.8	4.2	217	147	14	5	50	0.1
33	キャベツとしめじの煮浸し	1人分	55	107.0	3.1	2.9	5.5	184	228	52	24	64	0.7
33	ごぼうとれんこんのきんぴら	1人分	61	53.6	1.5	1.9	10.2	241	238	29	21	49	0.5
35	ハムサンド	1人分	198	47.6	7.5	5.8	28.9	430	123	24	17	92	0.5
35	梅雑炊	1人分	173	212.3	3.1	0.3	38.1	484	149	11	16	57	0.2
35	わかめうどん	1人分	122	177.3	3.7	0.5	24.9	551	40	14	11	32	0.4
	●社会復帰後												
37	厚揚げの網焼き	1人分	123	65.2	8.9	9.0	1.3	231	117	193	47	127	2.2
	ほうれん草とにんじんのごまあえ	1人分	44	57.6	1.9	1.8	6.0	239	358	62	43	47	1.2
	玉ねぎのかき玉みそ汁	1人分	64	197.9	4.9	3.2	3.9	427	184	32	17	88	0.8
	ごはん (180g)	1人分	302	108.0	4.5	0.5	66.8	2	52	5	13	61	0.2
	果物 (ぶどう)	1人分	47	66.8	0.3	0.1	12.6	1	104	5	5	12	0.1
	朝食合計	1人分	**580**	**495.5**	**20.5**	**14.6**	**90.6**	**900**	**815**	**297**	**125**	**335**	**4.5**
38	ブリのカレー風味照り焼き	1人分	194	59.2	15.5	12.4	3.6	369	325	14	25	103	1.2
	アスパラときのこの卵いため	1人分	105	84.6	6.3	7.8	4.4	261	291	48	13	127	0.9
	白菜のレモン酢あえ	1人分	19	72.3	0.8	0.1	4.4	213	160	34	9	26	0.2

亜鉛 mg	銅 mg	ビタミンA（レチノール当量） µg	ビタミンD µg	ビタミンE（α-トコフェロール） mg	ビタミンK µg	ビタミンB_1 mg	ビタミンB_2 mg	ナイアシン µg	ビタミンB_6 mg	ビタミンB_{12} µg	ビタミンC mg	n-3系多価不飽和脂肪酸 g	n-6系多価不飽和脂肪酸 g	コレステロール mg	水溶性食物繊維 g	不溶性食物繊維 g	食塩相当量 g
1.1	0.18	0	0	0	0	0.04	0.02	0.4	0.04	0	0	0	0.20	0	0	0.6	0
0.1	0.02	74	0	0.3	0	0.07	0.02	0.2	0.04	0	26	0	0.01	0	0.2	0.2	0
2.9	**0.40**	**208**	**6.9**	**3.2**	**65**	**0.42**	**0.60**	**11.1**	**0.57**	**3.0**	**57**	**2.69**	**2.35**	**168**	**1.0**	**4.0**	**2.1**
4.0	0.15	57	0.6	1.9	14	0.16	0.26	6.0	0.41	1.1	23	0.16	1.60	55	0.6	2.0	1.5
0.3	0.08	9	0.1	0.2	10	0.03	0.05	0.3	0.05	0.1	8	0.02	0.82	2	0.1	0.9	0.8
0.1	0.01	4	0	0	21	0.01	0.01	0.1	0.01	0	1	0.03	0.03	0	0	0.2	1.0
1.1	0.18	0	0	0	0	0.04	0.02	0.4	0.04	0	0	0	0.18	0	0	0.5	0
5.5	**0.42**	**70**	**0.7**	**2.1**	**45**	**0.24**	**0.34**	**6.8**	**0.51**	**1.2**	**32**	**0.21**	**2.63**	**57**	**0.7**	**3.6**	**3.3**
1.6	0.11	43	0.1	1.0	41	0.63	0.19	4.4	0.29	0.2	36	0.11	0.84	40	0.2	1.4	1.2
0.1	0.09	11	0	0.8	0	0.06	0.02	0.4	0.14	0	15	0.01	0.06	4	0.3	0.9	0
0.1	0.04	78	0	0.2	9	0.02	0.02	0.4	0.05	0.1	7	0	0	0	0.3	0.7	0.9
1.1	0.18	1	0	0	0	0.04	0.02	0.4	0.04	0	0	0	0.18	0	0	0.5	0
2.9	**0.42**	**133**	**0.1**	**2.0**	**50**	**0.75**	**0.25**	**5.6**	**0.52**	**0.3**	**58**	**0.12**	**1.08**	**44**	**0.8**	**3.5**	**2.1**
0.2	0.02	57	0.1	0.2	2	0.04	0.04	0.9	0.04	0.2	1	0.06	0.27	2	0.3	1.3	0.9
0.4	0.08	130	0	0.6	69	0.05	0.07	0.4	0.07	0	11	0.04	1.18	0	0.3	1.1	0.3
0.1	0.03	51	0	0.1	20	0.02	0.02	0.2	0.05	0	12	0	0	0	0.3	0.7	0.6
0.5	0.05	35	0	0.3	1	0.06	0.16	0.4	0.19	0.1	7	0.01	0.08	12	0	0.4	0.1
1.7	0.08	11	0.1	0.7	25	0.74	0.18	5.1	0.29	0.2	13	0.19	1.63	54	0.1	0.5	0.9
0.7	0.20	36	0	0.2	18	0.14	0.07	1.0	0.10	0.2	4	0.24	1.64	0	0.2	0.5	0.7
0.1	0.01	4	1.4	0	0	0.02	0.01	0.3	0.04	0.1	7	0.01	0	7	0.3	0.5	0.7
0.2	0.06	0	0	0.1	1	0.05	0.03	1.9	0.11	0.5	12	0.04	0.19	0	0.3	0.7	0.9
0.9	0.15	0	0	0	0	0.03	0.02	0.3	0.03	0	0	0	0.15	0	0	0.5	0
1.9	**0.42**	**40**	**1.4**	**0.3**	**19**	**0.24**	**0.13**	**3.5**	**0.28**	**0.8**	**23**	**0.29**	**1.98**	**7**	**0.8**	**2.2**	**2.3**
1.4	0.19	153	1.0	1.2	62	0.12	0.33	1.5	0.14	0.6	9	0.14	1.30	231	0.7	2.1	3.3
0.2	0.06	7	0	0.3	9	0.05	0.05	0.5	0.05	0	4	0	0	1	0.3	1.7	0.6
0.1	0.03	1	0	0.2	0	0.02	0.01	0.2	0.02	0	37	0.01	0.02	0	0.3	0.5	0
1.7	**0.28**	**161**	**1.0**	**1.7**	**71**	**0.19**	**0.39**	**2.2**	**0.21**	**0.6**	**50**	**0.15**	**1.32**	**232**	**1.3**	**4.3**	**3.9**
0.1	0.02	3	0	0.1	0	0.02	0.04	0.2	0.01	0	0	0.01	0.17	2	0.3	0.1	0.1
0.9	0.05	78	0.6	0.3	5	0.09	0.32	0.3	0.07	0.6	2	0.09	0.53	25	0.1	0.4	0.2
1.0	**0.07**	**81**	**0.6**	**0.4**	**5**	**0.11**	**0.36**	**0.5**	**0.08**	**0.6**	**2**	**0.10**	**0.70**	**27**	**0.4**	**0.5**	**0.3**
0.8	0.04	9	10.4	1.2	6	0.04	0.31	2.2	0.15	2.5	2	0.19	0.06	57	0	0.3	1.5
0.2	0.02	2	0	0.1	4	0.03	0.04	3.8	0.17	0.2	24	0.01	0.05	19	0.2	0.5	1.1
0.1	0.05	8	0	0.1	10	0.02	0.02	0.3	0.04	0	11	0	0	0	0.2	0.7	0.5
0.9	0.15	0	0	0	0	0.03	0.02	0.3	0.03	0	0	0	0.15	0	0	0.5	0
2.0	**0.26**	**19**	**10.4**	**1.4**	**20**	**0.12**	**0.39**	**6.6**	**0.39**	**2.7**	**37**	**0.20**	**0.26**	**76**	**0.4**	**2.0**	**3.1**
1.5	0.10	34	0	0.5	18	0.62	0.20	3.5	0.32	0.2	12	0.02	0.21	39	0.2	0.8	1.4
3.0	0.19	83	0	0.9	98	0.14	0.20	4.1	0.31	0.9	18	0.25	1.78	35	0.4	1.7	1.1
1.0	0.1	117	1.0	1.3	13	0.08	0.30	0.6	0.13	0.7	10	0.11	0.99	236	0.3	1.1	0.9
0.4	0.05	132	6	0.9	22	0.03	0.14	2.5	0.19	1.2	5	0.52	0.08	40	0.2	0.6	2.3
0.9	0.24	171	0	1.3	85	0.07	0.09	1.4	0.19	0.4	26	0.02	0.84	60	0.4	1.3	0.8
1.1	0.18	73	0	0.6	20	0.12	0.08	0.9	0.13	0.5	8	0.26	2.06	9	0.2	0.9	1.3
0.5	0.05	2	0.1	0.2	10	0.11	0.07	1.2	0.17	0.1	48	0.02	0.17	5	0.3	1.4	1.0
1.2	0.24	40	0.2	1.0	61	0.10	0.17	2.0	0.15	0.7	20	0.06	0.09	85	0.3	1.0	1.0
0.4	0.06	254	0	3.9	31	0.07	0.12	1.1	0.19	0	32	0.22	0.77	10	0.7	2.0	0.4

ページ	料理名	栄養価の単位	エネルギー kcal	水分 g	たんぱく質 g	脂質 g	炭水化物 g	ナトリウム mg	カリウム mg	カルシウム mg	マグネシウム mg	リン mg	鉄 mg
	黒ごまごはん（180g）	1人分	303	108.0	4.5	0.6	66.8	2	53	7	13	62	0.2
	果物（みかん）	1人分	36	69.9	0.6	0.1	9.2	1	120	12	8	12	0.1
	昼食合計	1人分	**657**	**394.0**	**27.7**	**21.0**	**88.4**	**846**	**949**	**115**	**68**	**330**	**2.6**
39	牛肉とトマトのオイスターいため	1人分	249	226.1	18.4	13.9	13.1	605	723	25	42	222	1.7
	もやしとカニかまの中国風酢の物	1人分	45	93.8	2.7	2.1	4.2	334	111	25	13	37	0.3
	海藻ミックスのスープ	1人分	8	178.2	0.4	0.1	1.6	376	27	13	7	11	0.2
	ごはん（180g）	1人分	302	108	4.5	0.5	66.8	2	52	5	13	61	0.2
	夕食合計	1人分	**604**	**606.1**	**26.0**	**16.6**	**85.7**	**1317**	**913**	**68**	**75**	**331**	**2.4**
41	れんこん入りつくね	1人分	160	108.1	14.8	5.1	12.6	479	501	25	32	181	0.9
	さつま芋のバターソテー	1人分	91	34.1	0.6	1.7	18.5	17	236	20	13	23	0.4
	和風ミックスピクルス	1人分	22	78.1	0.7	0.1	4.7	373	162	17	10	23	0.2
	青のりごはん（180g）	1人分	303	108.0	4.5	0.5	66.8	5	53	6	14	62	0.3
	お弁当合計	1人分	**576**	**328.3**	**20.6**	**7.4**	**102.6**	**874**	**952**	**68**	**69**	**289**	**1.8**
42	切り干し大根とちくわの煮物	1人分	48	68.7	1.9	0.9	8.6	335	291	42	18	38	0.8
43	ミックスナムル	1人分	39	52.9	1.3	3.0	2.5	125	214	35	26	28	0.8
43	キャベツときゅうりとにんじん、大根の浅漬け	1人分	14	60.8	0.6	0.1	3.2	220	149	20	9	17	0.2
	胆道がんの食事												
	●入院前												
55	バナナとヨーグルトのスムージー	1人分	131	121.6	4.0	3.1	24.7	48	314	122	25	111	0.1
55	豚もも肉の塩麹焼き	1人分	188	94.4	17.0	10.2	5.4	355	362	15	24	171	0.7
	●退院直後												
60	豆腐の野菜あんかけ	1人分	86	208.3	6.8	3.8	6.5	265	288	62	63	122	1.1
	シラスおろし	1人分	17	61.5	1.2	0.1	2.9	286	160	21	11	31	0.2
	じゃが芋のみそ汁	1人分	45	193.4	1.9	0.4	8.8	346	270	16	18	48	0.4
	ごはん（150g）	1人分	252	90.0	3.8	0.5	55.7	2	44	5	11	51	0.2
	朝食合計	1人分	**400**	**553.2**	**13.7**	**4.8**	**73.9**	**899**	**762**	**104**	**103**	**252**	**1.9**
61	落とし卵と麩の煮込みうどん	1人分	359	467.5	16.3	6.9	55.1	1314	318	60	46	186	2.3
	焼きなす	1人分	23	87.7	1.3	0.1	5.1	228	217	18	18	34	0.3
	果物（いちご）	1人分	20	54.0	0.5	0.1	5.1	0	102	10	8	19	0.2
	昼食合計	1人分	**402**	**609.2**	**18.1**	**7.1**	**65.3**	**1542**	**637**	**88**	**72**	**239**	**2.8**
62	ビスケット	1人分	72	0.4	1.2	1.8	12.9	51	23	53	4	16	0.1
	ホットきな粉ミルク	1人分	151	180.5	7.9	8.5	10.8	85	367	232	28	211	0.2
	間食合計	1人分	**223**	**180.9**	**9.1**	**10.3**	**23.7**	**136**	**390**	**285**	**32**	**227**	**0.3**
62	カレイの煮つけ	1人分	97	195.8	16.6	1.1	5.4	603	339	43	32	181	0.4
	とうがんと鶏肉のうま煮	1人分	44	127.8	6.4	0.5	3.9	447	247	15	14	71	0.2
	かぶときゅうりの甘酢あえ	1人分	20	70.9	0.5	0.1	4.4	193	161	18	8	21	0.2
	ごはん（150g）	1人分	252	90.0	3.8	0.5	55.7	2	44	5	11	51	0.2
	夕食合計	1人分	**413**	**484.5**	**27.3**	**2.2**	**69.4**	**1245**	**791**	**81**	**65**	**324**	**1.0**
64	豚ヒレ肉のソテー　おろしりんごソース	1人分	122	114.7	14.9	2.7	9.4	533	407	29	33	171	1.1
65	牛すき煮	1人分	201	283.7	16.3	10.2	11.4	421	566	153	55	213	2.3
65	卵とチーズと夏野菜のココット	1人分	150	150.1	10.9	8.9	6.0	369	280	55	19	159	1.3
66	スズキのくずたたき　梅肉だれ	1人分	96	86.0	12.4	2.6	5.7	908	334	25	28	142	0.4
67	エビと青梗菜のにんにく風味いため	1人分	72	144.6	8.4	2.3	4.7	321	400	132	34	122	1.3
67	豆腐とホタテ貝柱の中国風うま煮	1人分	123	250.4	9.9	5.1	9.3	507	333	57	62	160	1.0
68	カリフラワーとハムのスープ	1人分	47	221.9	3.9	1.9	4.5	410	268	18	14	84	0.4
68	白菜とエビの中国風クリーム煮	1人分	121	302.8	12.8	3.4	10.4	393	467	169	38	217	0.5
69	かぼちゃのヨーグルトサラダ	1人分	116	95.9	2.8	4.1	17.2	148	412	56	24	71	0.5

亜鉛 mg	銅 mg	ビタミンA(レチノール当量) µg	ビタミンD µg	ビタミンE(α-トコフェロール) mg	ビタミンK µg	ビタミンB_1 mg	ビタミンB_2 mg	ナイアシン µg	ビタミンB_6 mg	ビタミンB_{12} µg	ビタミンC mg	n-3系多価不飽和脂肪酸 g	n-6系多価不飽和脂肪酸 g	コレステロール mg	水溶性食物繊維 g	不溶性食物繊維 g	食塩相当量 g
0.3	0.05	14	0.7	1.1	32	0.04	0.06	4.6	0.18	0.7	19	0.49	3.77	11	0.3	1.0	1.3
0.3	0.01	33	0.1	0.2	1	0.04	0.11	0.1	0.03	0.1	5	0.01	0.07	9	0	0.1	0.1
0	0.03	12	0	0.2	0	0.02	0.01	0.1	0.02	0	3	0.01	0.05	4	0.2	1.0	0
0.1	0.06	5	0	0.4	0	0.04	0.02	0.3	0.11	0	24	0.01	0.01	0	0.3	0.9	0
0.3	0.02	23	0	0.2	1	0.04	0.12	0.2	0.03	0.1	16	0.01	0.07	8	0.1	0.2	0.1
1.6	0.13	96	0.5	1.4	13	0.10	0.22	1.1	0.07	0.8	3	0.33	1.85	135	0.4	1.6	1.7
0.5	0.05	107	0.2	0.6	69	0.11	0.14	0.9	0.09	0.2	15	0.05	0	10	0.2	0.6	1.0
0.1	0.04	6	0	0.2	0	0.06	0.02	0.2	0.04	0	24	0	0	0	0.2	0.3	0
2.2	0.22	209	0.7	2.2	82	0.27	0.38	2.2	0.20	1.0	42	0.38	2.04	145	0.8	2.5	2.7
2.7	0.38	81	0.1	1.1	56	0.30	0.15	3.4	0.27	0.5	22	0.20	1.34	65	0.4	1.9	2.2
0.1	0.07	14	0	0.3	2	0.02	0.01	0.3	0.04	0.1	6	0.01	0.82	5	0.1	0.7	0.9
0.4	0.01	33	0	0.1	1	0.04	0.14	0.1	0.04	0.1	1	0.01	0.08	12	0	0	0.1
3.2	0.46	128	0.1	1.5	59	0.36	0.30	3.8	0.35	0.7	29	0.22	2.24	82	0.5	2.6	3.2
0.9	0.04	20	5.6	0.6	8	0.09	0.30	7.9	0.39	4.2	23	1.38	0.83	48	0.2	0.5	1.4
0.3	0.06	12	0	0.6	18	0.06	0.07	0.5	0.06	0	6	0.03	0.18	0	0.2	0.8	0.3
0.4	0.09	102	0	0.2	2	0.08	0.05	1.8	0.19	0.2	24	0.08	0.40	0	0.6	1.0	1.4
0.9	0.15	0	0	0	0	0.03	0.02	0.3	0.03	0	0	0	0.15	0	0	0.5	0
2.5	0.34	134	5.6	1.4	28	0.26	0.44	10.5	0.67	4.4	53	1.49	1.56	48	1.0	2.8	3.1
0.6	0.07	29	7.2	1.8	45	0.10	0.10	6.6	0.36	2.6	33	0.40	0.75	28	0.3	1.3	1.6
0.2	0.06	68	0.2	0.1	0	0.05	0.04	0.8	0.10	0.1	14	0.04	1.04	4	0.3	0.5	0.9
0.3	0.05	140	0	0.9	108	0.05	0.09	0.7	0.07	0.2	14	0.05	0.02	2	0.3	0.8	0.6
0.9	0.15	0	0	0	0	0.03	0.02	0.3	0.03	0	0	0	0.15	0	0	0.5	0
2.0	0.33	237	7.4	2.8	153	0.23	0.25	8.4	0.56	2.9	61	0.49	1.96	34	0.9	3.1	3.1
0.2	0.05	19	0	1.4	5	0.07	0.04	0.7	0.13	0.1	58	0.14	1.02	0	0.2	1.2	0.7
0.4	0.02	29	0.1	0.3	33	0.05	0.06	5.9	0.26	0.1	4	0.04	0.79	43	0	0.1	0.6
1.0	0.10	89	26.1	2.1	53	0.15	0.32	5.6	0.55	5.0	7	0.97	1.90	165	0.1	0.4	0.6
0.9	0.11	104	0.6	1.0	15	0.13	0.15	1.3	0.09	0.3	7	0.38	1.87	129	0.3	0.7	0.8
0.7	0.06	40	6.4	3.0	17	0.33	0.14	4.8	0.36	1.1	11	1.86	1.39	66	0.2	0.6	0.7
1.5	0.38	14	0.1	0.7	433	0.17	0.26	3.4	0.24	0.2	4	0.36	2.71	0	2.0	4.8	2.4
1.3	0.14	83	1.0	0.6	7	0.07	0.26	1.6	0.08	0.9	0	0.09	0.92	231	0	0.3	1.0
0.4	0.12	204	0	0.2	7	0.07	0.04	0.4	0.08	0	1	0.11	1.00	0	0.3	0.9	0.8
0.2	0.04	2	0	0.2	0	0.05	0.02	0.4	0.08	0	14	0	0	0	0.2	0.2	0
1.9	0.30	289	1.0	1.0	14	0.19	0.32	2.4	0.24	0.9	15	0.20	2.01	231	0.5	1.4	1.8
0.2	0.04	19	0	0.3	2	0.01	0.17	0.1	0.01	0.1	0	0.03	0.30	64	0.2	0.1	0.1
0.7	0.03	59	0.5	0.1	12	0.06	0.25	0.3	0.06	0.5	2	0.03	0.16	19	0	0	0.2
0.9	0.07	78	0.5	0.4	14	0.07	0.42	0.4	0.07	0.6	2	0.06	0.46	83	0.2	0.1	0.3
1.3	0.31	78	0	0.8	61	0.13	0.13	4.7	0.27	0.2	5	0.30	2.14	20	0.6	1.6	2.8
0.2	0.03	36	0	0.9	11	0.04	0.03	0.5	0.08	0	10	0.02	0.28	0	0.3	0.6	0.9
1.5	0.34	114	0	1.7	72	0.17	0.16	5.2	0.35	0.2	15	0.32	2.42	20	0.9	2.2	3.7
0.1	0.03	1	0	0.5	0	0.01	0.01	0.2	0.01	0	3	0	0	0	0.3	0.4	0
0.1	0.03	1	0	0.5	0	0.01	0.01	0.2	0.01	0	3	0	0	0	0.3	0.4	0
0.5	0.04	16	0.8	0.7	8	0.10	0.10	1.3	0.08	1.0	4	0.06	0.01	47	0	0.3	1.3
0.3	0.09	7	0	0.5	5	0.06	0.05	1.9	0.19	0.2	5	0.06	0.40	10	0.4	0.9	0.6

ページ	料理名	栄養価の単位	エネルギー	水分	たんぱく質	脂質	炭水化物	ナトリウム	カリウム	カルシウム	マグネシウム	リン	鉄
			kcal	g	g	g	g	mg	mg	mg	mg	mg	mg
69	かぶとツナのそぼろ煮	1人分	133	211.9	7.6	7.7	9.6	500	385	38	25	102	0.6
70	ヨーグルトゼリー	1個分	90	92.5	3.4	2.5	13.6	37	141	90	10	76	0.1
70	簡単焼きりんご	1人分	66	68.3	0.2	1.7	13.8	15	89	4	3	8	0
71	フルーツマリネ	1人分	59	76.1	0.7	0.1	16.0	2	205	12	11	19	0.2
71	いちごミルクのフローズンヨーグルト	1人分	74	69.0	2.8	2.4	10.5	40	170	96	12	83	0.1
	●社会復帰後												
73	フレッシュサンドイッチ	1人分	328	84.9	14.6	13.7	35.5	668	180	150	27	251	1.2
	ほうれん草とハムのミルクスープ	1人分	65	183.7	4.1	3.5	4.6	400	294	73	26	98	0.6
	果物（オレンジ）	1人分	23	53.2	0.6	0.1	5.9	1	84	13	7	14	0.2
	朝食合計	1人分	**416**	**321.8**	**19.3**	**17.3**	**46.0**	**1069**	**558**	**236**	**60**	**363**	**2.0**
74	中華丼	1人分	459	375.8	17.6	7.2	78.0	884	497	74	50	234	1.0
	春雨とトマトのスープ	1人分	59	190.5	0.9	2.1	9.3	362	99	79	11	24	0.3
	オリゴ糖入りヨーグルト	1人分	85	90.2	3.6	3.0	12.1	48	170	120	12	100	0
	昼食合計	1人分	**603**	**656.5**	**22.1**	**12.3**	**99.4**	**1294**	**766**	**273**	**73**	**358**	**1.3**
75	サワラのなべ照り焼き	1人分	174	98.6	17.1	8.8	5.8	567	485	17	35	198	0.9
	アスパラの酢みそかけ	1人分	31	44.5	1.5	0.3	5.8	127	131	14	8	35	0.5
	じゃが芋と麩の煮物	1人分	101	164.6	3.1	1.2	19.8	547	410	17	26	64	0.6
	ごはん（150g）	1人分	252	90.0	3.8	0.5	55.7	2	44	5	11	51	0.2
	夕食合計	1人分	**558**	**397.7**	**25.5**	**10.8**	**87.1**	**1243**	**1070**	**53**	**80**	**348**	**2.2**
77	カジキのチリソースいため	1人分	140	108.3	15.2	3.3	12.3	611	394	19	32	194	0.8
	じゃが芋のきんぴら	1人分	81	58.2	3.0	2.7	11.7	356	223	15	16	45	0.5
	ほうれん草のお浸し	1人分	14	39.8	1.9	0.2	1.6	239	300	21	31	32	1.0
	ゆかりごはん（150g）	1人分	252	90.0	3.8	0.5	55.7	18	44	5	11	51	0.2
	お弁当合計	1人分	**487**	**296.3**	**23.9**	**6.7**	**81.3**	**1224**	**961**	**60**	**90**	**322**	**2.5**
78	れんこんの塩きんぴら	1人分	69	90.2	1.3	2.9	10.6	259	285	13	12	46	0.3
78	鶏ハム	1人分	111	46.9	10.8	6.6	0.9	243	174	9	17	101	0.2
79	生ザケのチーズピカタ	1人分	224	87.4	22.8	10.9	6.4	225	400	69	31	268	1.4
79	マカロニサラダ	1人分	201	48.4	8.8	9.1	19.6	322	156	26	23	126	1.0
	膵臓がんの食事												
	●入院前												
91	タイのグリル　カレーヨーグルトソース	1人分	231	106.7	19.0	14.2	5.6	294	540	39	37	233	0.6
91	納豆なめこの冷やしそば	1人分	326	294.8	17.5	6.2	51.9	948	493	49	93	280	2.8
	●退院直後												
98	卵雑炊	1人分	255	251.6	9.8	6.0	37.8	387	201	36	20	154	1.1
	にんじんの白酢あえ	1人分	62	76.1	3.3	2.5	6.9	330	179	51	34	63	0.7
	果物（メロン）	1人分	34	70.2	0.9	0.1	8.2	6	272	6	10	17	0.2
	朝食合計	1人分	**351**	**397.9**	**14.0**	**8.6**	**52.9**	**723**	**652**	**93**	**64**	**234**	**2.0**
100	カステラ	1人分	128	10.2	2.5	1.8	25.3	22	32	12	3	38	0.4
	ミルクティー	1人分	105	135.3	5.2	5.9	7.6	65	244	171	17	147	0
	間食（10時）合計	1人分	**233**	**145.5**	**7.7**	**7.7**	**32.9**	**87**	**276**	**183**	**20**	**185**	**0.4**
101	ささ身と湯葉のにゅうめん	1人分	314	400.4	20.9	5.1	43.8	1122	371	66	53	208	2.0
	冷やしトマトのおろし玉ねぎソース	1人分	59	76.7	1.1	4.1	4.8	344	174	12	11	30	0.3
	昼食合計	1人分	**373**	**477.1**	**22.0**	**9.2**	**48.6**	**1466**	**545**	**78**	**64**	**238**	**2.3**
100	桃缶のクラッシュゼリー	1人分	65	88.2	1.4	0.1	14.9	6	57	2	3	6	0.1
	間食（15時）合計	1人分	**65**	**88.2**	**1.4**	**0.1**	**14.9**	**6**	**57**	**2**	**3**	**6**	**0.1**
102	タラの中国風香味蒸し	1人分	76	91.9	14.7	0.2	4.0	531	398	40	31	201	0.3
	里芋のそぼろあんかけ	1人分	73	112.8	4.2	1.8	10.4	253	434	11	19	57	0.5

亜鉛 mg	銅 mg	ビタミンA(レチノール当量) µg	ビタミンD µg	ビタミンE(α-トコフェロール) mg	ビタミンK µg	ビタミンB1 mg	ビタミンB2 mg	ナイアシン µg	ビタミンB6 mg	ビタミンB12 µg	ビタミンC mg	n-3系多価不飽和脂肪酸 g	n-6系多価不飽和脂肪酸 g	コレステロール mg	水溶性食物繊維 g	不溶性食物繊維 g	食塩相当量 g
0.2	0.07	12	0	0.2	20	0.05	0.04	1.7	0.06	0.5	9	0.07	0.44	0	0.1	0.7	0.9
0.7	0.12	0	0	0	0	0.02	0.01	0.2	0.02	0	0	0	0.12	0	0	0.4	0
1.7	**0.32**	**35**	**0.8**	**1.4**	**33**	**0.23**	**0.20**	**5.1**	**0.35**	**1.7**	**18**	**0.19**	**0.97**	**57**	**0.5**	**2.3**	**2.8**
0.3	0.05	74	1.6	2.0	5	0.05	0.05	2.6	0.31	0.9	18	1.11	0.33	48	0.2	0.6	0.6
0.8	0.15	78	0.6	0.7	19	0.11	0.17	0.7	0.08	0.5	1	0.35	2.14	119	0.1	0.3	0.9
1.6	0.09	28	0.3	0.5	97	0.60	0.22	4.0	0.35	0.3	51	0.07	0.93	98	0.6	1.8	0.9
0.9	0.08	85	1.1	1.2	15	0.06	0.26	0.3	0.09	0.6	3	0.39	3.02	233	0.1	0.4	1.6
1.0	0.15	26	0.1	0.7	4	0.18	0.06	1.9	0.16	0.1	20	0.04	0.51	9	0.3	0.9	1.2
0.8	0.05	59	0.4	0.4	3	0.09	0.13	0.9	0.04	0.5	5	0.07	0.58	74	0.1	0.3	1.0
0.4	0.02	35	0.3	0.2	2	0.04	0.14	0.2	0.04	0.3	15	0.02	0.10	11	0.1	0.2	0.1
0.6	0.09	41	0.3	0.6	3	0.10	0.18	0.7	0.24	0.2	8	0.06	0.70	78	0.5	1.0	0.6
1.2	0.22	3	0	0.8	28	0.06	0.05	1.1	0.13	2.0	8	0.17	0.91	11	0.3	0.4	0.7
0.9	0.09	0	0	0.2	0	0.02	0.02	0.3	0.03	0.4	0	0.01	0.08	9	0	0.3	0.6
0.8	0.18	247	0	2.4	27	0.14	0.15	8.7	0.37	1.1	21	0.16	1.43	32	1.0	3.1	3.1
0.1	0.01	1	0	0	0	0.01	0	0	0.01	0	5	0	0	0	0	0	0
0.3	0.07	26	0.1	0.1	1	0.07	0.08	0.8	0.14	0.1	22	0.02	0.09	9	0.4	0.5	0.4
0.9	0.05	84	1.0	0.6	8	0.08	0.25	0.4	0.06	0.6	4	0.12	1.15	236	0	0	1.1
0.1	0.02	3	0.6	0.1	2	0.03	0.03	1.4	0.03	0.5	1	0.02	0	8	0.1	0.1	0.7
0.8	0.05	91	1.0	0.7	15	0.04	0.25	0.3	0.07	0.5	3	0.13	0.99	231	0.1	0.3	1.0
0.1	0.02	15	0	0.1	18	0.02	0.04	0.2	0.03	0	2	0	0	0	0.1	0.7	0.6
0.1	0.03	1	0	0.1	12	0.02	0.03	1.5	0.04	0.5	6	0.04	0.19	0	0.1	0.5	0.9
0.7	0.12	0	0	0	0	0.02	0.01	0.2	0.02	0	0	0	0.12	0	0	0.4	0
1.7	**0.22**	**107**	**1.0**	**0.9**	**45**	**0.10**	**0.33**	**2.2**	**0.16**	**1.0**	**11**	**0.17**	**1.30**	**231**	**0.3**	**1.9**	**2.5**
0.2	0.04	0	0	0	1	0.01	0.01	0	0	0	0	0.01	0.02	0	0.1	1.1	0.1
0	0.01	0	0	0	0	0	0.06	0.2	0.01	0	7	0	0	0	0	0	0
0.2	**0.05**	**0**	**0**	**0**	**1**	**0.01**	**0.07**	**0.2**	**0.01**	**0**	**7**	**0.01**	**0.02**	**0**	**0.1**	**1.1**	**0.1**
1.4	0.15	26	0.1	0.5	23	0.51	0.15	4.0	0.22	0.2	7	0.05	1.00	34	0.8	1.5	3.5
0.2	0.08	156	0	0.6	126	0.06	0.09	0.7	0.08	0.1	23	0.05	0.56	7	0.3	1.0	0.6
0.5	0.04	35	0	0.3	1	0.06	0.15	0.3	0.15	0.1	6	0.01	0.08	12	0	0.3	0.1
2.1	**0.27**	**217**	**0.1**	**1.4**	**150**	**0.63**	**0.39**	**5.0**	**0.45**	**0.4**	**36**	**0.11**	**1.64**	**53**	**1.1**	**2.8**	**4.2**
0.1	0.02	69	0	0.3	0	0.07	0.02	0.2	0.04	0	25	0	0.01	0	0.2	0.2	0
0.1	**0.02**	**69**	**0**	**0.3**	**0**	**0.07**	**0.02**	**0.2**	**0.04**	**0**	**25**	**0**	**0.01**	**0**	**0.2**	**0.2**	**0**
3.3	0.19	32	0.3	1.0	21	0.13	0.23	3.2	0.35	1.0	15	0.37	2.35	106	0.4	1.1	1.5
0.2	0.07	58	0.1	0.5	14	0.08	0.04	1.0	0.13	0	22	0.21	0.77	7	0.4	0.7	0.6
0.1	0.02	69	0	0.1	1	0.01	0.01	0.1	0.06	0	4	0	0	0	0.3	0.5	1.2
0.7	0.12	0	0	0	0	0.02	0.01	0.2	0.02	0	0	0	0.12	0	0	0.4	0
4.3	**0.40**	**159**	**0.4**	**1.6**	**36**	**0.24**	**0.29**	**4.5**	**0.56**	**1.0**	**41**	**0.58**	**3.24**	**113**	**1.1**	**2.7**	**3.3**
0.6	0.04	37	0	0.6	42	0.1	0.13	9.7	0.53	0.1	17	0.01	0.09	54	0.2	0.7	0.9
0.1	0.02	27	0.1	1.7	3	0.03	0.05	1.0	0.16	0.3	80	0.01	0	2	0.2	0.5	0.5
0.2	0.09	0	0	0.5	1	0.04	0.02	0.7	0.10	0	4	0.01	0.17	0	0.5	0.9	0.6
0.7	0.12	0	0	0	0	0.02	0.01	0.2	0.02	0	0	0	0.12	0	0	0.4	0.2
1.6	**0.27**	**64**	**0.1**	**2.8**	**46**	**0.19**	**0.21**	**11.6**	**0.81**	**0.4**	**101**	**0.03**	**0.38**	**56**	**0.9**	**2.5**	**2.2**
1.3	0.07	70	0.2	0.4	77	0.16	0.20	23.3	1.00	0.4	5	0.18	3.21	174	0	0.1	1.0
1.9	0.24	10	8.0	0.6	0	0.28	0.39	38.4	1.58	16.8	0	0.24	0.04	120	0	0.2	4.1
1.4	0.12	196	0.1	0.4	38	0.12	0.15	4.2	0.35	0.3	26	0.11	1.40	66	0.9	1.5	1.1
1.5	0.19	126	0.1	1.0	23	0.11	0.12	2.7	0.25	0.3	21	0.10	1.15	35	0.7	1.5	1.4

ページ	料理名	栄養価の単位	エネルギー kcal	水分 g	たんぱく質 g	脂質 g	炭水化物 g	ナトリウム mg	カリウム mg	カルシウム mg	マグネシウム mg	リン mg	鉄 mg
	豆腐とかぶのみそ汁	1人分	32	197.5	2.4	1.0	3.6	348	226	38	23	54	0.6
	ごはん（120g）	1人分	202	72.0	3.0	0.4	44.5	1	35	4	8	41	0.1
	夕食合計	1人分	**383**	**474.2**	**24.3**	**3.4**	**62.5**	**1133**	**1093**	**93**	**81**	**353**	**1.5**
104	キンメダイとトマトの白ワイン蒸し	1人分	162	136.6	14.8	9.3	3.9	221	403	33	67	411	0.5
104	やわらかいり豆腐	1人分	127	148.6	9.0	7.3	6.2	343	218	54	42	135	1.3
105	ひき肉とキャベツの重ね蒸し	1人分	166	180.0	15.7	7.8	8.3	347	490	65	35	182	1.1
105	ふわふわカニ玉	1人分	180	100.9	9.0	11.8	8.0	633	212	50	17	126	1.3
106	トマトリゾット	1人分	253	243.4	7.0	5.5	42.6	472	234	28	19	134	0.4
106	ハムとチーズのフレンチトーストサンド	1人分	142	41.1	7.5	8.0	9.5	400	90	84	10	150	0.4
107	ふるふる牛乳かん	1個分	109	99.3	3.8	3.5	16.2	39	172	103	12	90	0.1
107	バナナとヨーグルトのホットケーキ	1人分	272	87.9	7.4	4.9	50.4	232	381	105	28	166	0.6
108	白菜とカニの豆乳スープ	1人分	71	227.6	7.6	2.2	4.9	278	333	43	41	102	1.4
109	ホタテ貝柱の中国風がゆ	1人分	145	260.5	3.8	0.3	30.4	228	64	10	12	53	0.2
109	かぼちゃほうとう風煮込みうどん	1人分	328	560.8	16.0	6.5	50.4	1204	690	54	59	196	1.4
110	はちみつレモンゼリー	1個分	70	99.6	0.9	0	18.0	4	12	1	1	2	0.1
110	じゃが芋のポタージュ	1人分	94	133.3	2.5	3.3	13.9	172	325	50	17	66	0.3
111	落とし卵のスープ	1人分	126	196.5	8.1	9.6	0.6	432	97	30	9	123	1.1
111	ふわふわ魚ボールのすまし汁	1人分	33	175.1	4.3	0.1	4.0	261	166	12	11	50	0.1
	●社会復帰後												
117	だし巻き卵	1人分	99	85.5	7.3	6.2	3.0	409	160	38	13	112	1.1
	さやいんげんのしょうがじょうゆ	1人分	10	31.4	0.9	0	2.0	228	97	16	10	19	0.3
	キャベツと麸のみそ汁	1人分	20	165.5	1.5	0.4	2.8	346	148	17	13	34	0.3
	ごはん（120g）	1人分	202	72.0	3.0	0.4	44.5	1	35	4	8	41	0.1
	朝食合計	1人分	**331**	**354.4**	**12.7**	**7.0**	**52.3**	**984**	**440**	**75**	**44**	**206**	**1.8**
118	水まんじゅう	1人分	110	22.5	1.6	0.1	25.7	23	11	5	5	15	0.5
	日本茶	1人分	2	119.3	0.2	0	0.2	4	32	4	2	2	0.2
	間食（10時）合計	1人分	**112**	**141.8**	**1.8**	**0.1**	**25.9**	**26**	**43**	**8**	**7**	**17**	**0.7**
118	豚しゃぶとせん切り野菜の冷やしうどん	1人分	340	286.7	17.5	6.1	51.0	1359	388	39	35	172	1.1
	小松菜とサクラエビのあえ物	1人分	30	60.3	2.0	1.5	2.8	249	330	130	15	49	1.8
	バナナヨーグルト	1人分	122	114.1	3.9	3.1	22.5	48	278	122	22	108	0.1
	昼食合計	1人分	**492**	**461.1**	**23.4**	**10.7**	**76.3**	**1656**	**996**	**291**	**72**	**329**	**3.0**
118	みかん	1人分	34	65.6	0.5	0.1	8.6	1	113	11	8	11	0.1
	間食（15時）合計	1人分	**34**	**65.6**	**0.5**	**0.1**	**8.6**	**1**	**113**	**11**	**8**	**11**	**0.1**
120	豆腐ハンバーグの照り焼きソース	1人分	252	186.4	18.4	15.3	9.7	593	434	96	45	225	2.5
	ミックスポテトサラダ	1人分	80	69.5	1.8	3.4	10.9	224	283	12	15	44	0.4
	せん切り野菜のスープ	1人分	17	196.0	0.4	0.1	3.8	471	108	13	6	13	0.1
	ごはん（120g）	1人分	202	72.0	3.0	0.4	44.5	1	35	4	8	41	0.1
	夕食合計	1人分	**551**	**523.9**	**23.6**	**19.2**	**68.9**	**1289**	**860**	**125**	**74**	**323**	**3.1**
123	鶏ささ身の梅じそ巻き	1人分	101	85.8	19.3	0.8	3.4	372	441	16	34	195	0.4
	パプリカのおかかあえ	1人分	23	50.0	1.7	0.1	4.2	203	113	4	6	20	0.3
	里芋のオリーブ油焼き	1人分	61	55.0	1.2	2.1	10.0	228	400	8	14	40	0.4
	ふりかけごはん（120g）	1人分	210	72.1	3.5	0.8	45.3	72	35	17	8	41	0.1
	弁当合計	1人分	**395**	**262.9**	**25.7**	**3.8**	**62.9**	**875**	**989**	**45**	**62**	**296**	**1.2**
124	蒸し鶏	1枚分	423	162.3	43.0	25.5	1.0	401	672	11	52	376	0.7
124	カツオのしぐれ煮	全量	309	233.0	53.8	1.0	21.7	1629	989	32	104	608	4.3
125	ポトフ	1人分	213	373.1	12.5	10.2	17.1	438	589	29	32	157	0.7
125	トマトリゾット	1人分	335	343.0	10.1	10.3	48.7	536	441	50	30	145	0.7

付録　食事日記をつけましょう

退院後の体調管理のためにぜひおすすめしたいのが、食事の記録です。毎日、なにをどのくらい食べたかを、体調の変化とともに記録しておけば、回復状態が客観的にわかります。変化があったときにも気づきやすく、ふり返って反省する資料にもなります。気になることがあればメモをして、主治医に見せながら相談しましょう。

●本書のカバーの裏面に記入用紙の見本があります。コピーしてお使いください。

記入例

			6月1日（月）		6月2日（火）		月　日（　）	
食事内容	朝食	主食	ピザトースト	1枚	ごはん	半杯		
		主菜			納豆	1パック		
		副菜など	ミルクティー	1杯	野菜いため	小皿		
	間食	菓子 乳製品など	りんご	1切れ				
	昼食	主食	幕の内弁当	30%	天ぷらうどん	70%		
		主菜	〃	50%	〃	30%		
		副菜など	〃	50%				
	間食	菓子 乳製品など	ヨーグルト	1個	野菜ジュース	1缶		
	夕食	主食	ごはん	半杯	ごはん	半杯		
		主菜	サバのみそ煮	小1切れ	肉じゃが	小鉢		
		副菜など	ごまあえ、里芋煮物	少し	青菜お浸し	小皿		
		その他	ビール	1杯	オレンジ	1/4個		
	その他	栄養食品など			ビタミンゼリー	1個		
体調	体重		48	kg	48	kg		
	体温		36.4	℃	37.0	℃		
	排便		普通　軟便　下痢　なし		普通　軟便　下痢　なし		普	
	体調				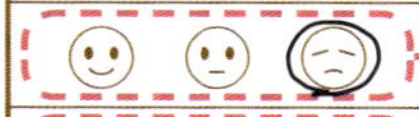			
	その他		夕食後、もたれた		少し熱っぽい			

3食はそれぞれ主食、主菜、副菜にざっと分けて、なにをどのくらい食べたかを記入します。食べた量は家庭料理なら器の大きさで示し、外食は1人分の●%くらいまで食べたかで示すと比較しやすいでしょう。

医師からすすめられたり、自分で購入した栄養食品をとった場合はこの欄に記入します。

体調について当てはまる状態のアイコンを○で囲みます。

気になる症状、医師に相談したいことなどを記入しましょう。

患者さんとそのご家族の皆さまへ

「退院したらなにを食べればいいの？」
「私の手術の場合は、どんな食事にすればいいの？」

入院中の患者さんからそのようなお声をたくさんお聞きしました。肝臓、胆道、膵臓の手術をされたかたに向けた食事の本は少なく、患者さんやそのご家族は退院後の生活を不安に感じていたことと思います。

手術後の症状は個人差が大きく、食事が進まないかたも多く見受けられます。控えめにしたほうがよいものはありますが、手術後に一口も食べてはいけないものはありません。たいせつなことは体調に合わせて量や食べ方をくふうすることです。術後すぐは食べられなくても、時間がたてば少しずつ手術後の体の状態に慣れていきます。回復を待ちながら、体調に合わせて食事を楽しんでください。

今回、本書に掲載の料理を考案するにあたり、実際に患者さんが退院後にどのような食事にされたか、体調が悪いときにどのようなくふうをされたのか、お伺いしました。ご協力いただいた皆さまに感謝を申し上げるとともに、本書がこれから手術を受けられるかたの参考となることを心から願っております。

高木久美
がん研有明病院栄養管理部
NST専門療法士

あとがき

本書は、肝臓がん、胆道がん、膵臓がんの患者さんとその関係のかたがたに向けて、がん治療中の食事や栄養のとり方について、少しでも役立てていただけるように、実際に治療にあたっている医師と管理栄養士を中心に作成されました。

食事のとり方や献立作りに悩んだとき、術後の症状に悩まされたときなど、ちょっとしたヒントがほしいときにご活用いただけるよう、ご利用いただくかたの視点に立って、なるべく親しみやすく実践しやすいものをと心がけました。実際に、入院前から退院直後、社会復帰後とそれぞれの時期に応じた、作りやすく食べやすい献立や料理を多く掲載しています。これらが、がんの治療に向きあう患者さんの食べる楽しみに、回復につながる材料にしていただければ幸いです。

そして今後、本書が、肝臓がん、胆道がん、膵臓がん領域の患者さんの食事療法の一つの道筋となりますよう願っております。

中濵孝志
がん研有明病院栄養管理部　副部長
がん病態栄養専門管理栄養士研修指導師

料理／金原桜子
撮影／菅原史子
相木　博（44～45、82、113ページ）
堀口隆志（44～45、82ページ）
ブックデザイン／原　玲子
イラスト／絵仕事　界屋（中山　昭）
スタイリング／渡辺孝子
校正／くすのき舎
編集協力／中島さなえ
栄養価計算／女子栄養大学出版部

公益財団法人がん研究会 有明病院
監　修 ● **比企直樹**
（元胃外科部長　栄養管理部部長
現在、北里大学医学部上部消化管外科学主任教授）
食事指導 ● **中濵孝志**（栄養管理部副部長
がん病態栄養専門管理栄養士研修指導師）
● **高木久美**
（栄養管理部　NST専門療法士）
医療解説 ● **井上陽介**（肝・胆・膵外科副部長）

● がん研有明病院とは

1934年、日本で最初にできたがん専門病院です。当初29床で発足し、現在は700床と規模を広げ、患者さん1人1人のために最高の診療を行なっています。

診療部門の一つ、栄養管理部は病棟に相談できる管理栄養士を配置し、入院患者さんの食や栄養のサポートを行なっています。

公益財団法人がん研究会 有明病院
ホームページ　http://www.jfcr.or.jp/hospital/

がん研有明病院の
肝臓がん・胆道がん・膵臓がん治療に向きあう食事

2015年11月25日 初版第1刷発行
2020年11月10日 初版第3刷発行

著　者 ● 比企直樹　中濵孝志　高木久美　井上陽介
発行者 ● 香川明夫
発行所 ● 女子栄養大学出版部
〒170-8481　東京都豊島区駒込3-24-3
電　話 ● 03-3918-5411（営業）
03-3918-5301（編集）
ホームページ ● http://www.eiyo21.com
振　替 ● 00160-3-84647
印刷・製本所 ● 大日本印刷株式会社
乱丁本・落丁本はお取り替えいたします。

ISBN978-4-7895-1834-5